K. Feyl, C. Lehner, R. Langer

Pathologie
in Frage und Antwort

Fragen und Fallgeschichten zur Vorbereitung
auf die mündliche Prüfung für den 2. und 3. Teil
des medizinischen Staatsexamens

1. Auflage

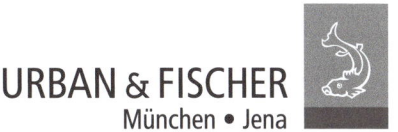

URBAN & FISCHER
München • Jena

Zuschriften und Kritik an:
Elsevier GmbH, Urban & Fischer, Lektorat Medizinstudenten, z.Hd. Andrea Wintermayr,
Karlstraße 45, 80333 München

Autorenverzeichnis

Kathrin Feyl
Urban & Fischer Verlag
Karlstr. 45
80333 München

Dr. med. Rupert Langer
Institut für Allgemeine Pathologie und
pathologische Anatomie der TU München
Trogerstr. 18
81675 München

Christian Lehner
Klinikum Rechts der Isar
Klinik für Anästhesiologie
Ismaninger Str. 22
81675 München

Wichtiger Hinweis für den Benutzer
Die Erkenntnisse in der Medizin unterliegen laufendem Wandel durch Forschung und klinische Erfahrungen. Herausgeber und Autoren dieses Werkes haben große Sorgfalt darauf verwendet, dass die in diesem Werk gemachten therapeutischen Angaben (insbesondere hinsichtlich Indikation, Dosierung und unerwünschten Wirkungen) dem derzeitigen Wissensstand entsprechen. Das entbindet den Nutzer dieses Werkes aber nicht von der Verpflichtung, anhand der Beipackzettel zu verschreibender Präparate zu überprüfen, ob die dort gemachten Angaben von denen in diesem Buch abweichen und seine Verordnung in eigener Verantwortung zu treffen. Wie allgemein üblich wurden Warenzeichen bzw. Namen (z.B. bei Pharmapräparaten) nicht besonders gekennzeichnet.

Bibliografische Information Der Deutschen Bibliothek
Die Deutsche Bibliothek verzeichnet diese Publikation in der Deutschen Nationalbibliografie;
detaillierte bibliografische Daten sind im Internet über http://dnb.ddb.de abrufbar.

Um den Textfluss nicht zu stören, wurde bei Patienten und Berufsbezeichnungen die grammatikalisch maskuline Form gewählt. Selbstverständlich sind in diesen Fällen immer Frauen und Männer gemeint.

Planung: Dr. Dorothea Hennessen
Lektorat: Andrea Wintermayr
Redaktion: Franziska Ernst
Herstellung: Christine Jehl
Satz: Jürgen Winnige
Zeichnungen: Stefan Elsberger
Druck und Bindung: Bosch-Druck, Landshut
Umschlaggestaltung: Spiesz-Design, Neu-Ulm
Titelfotografie: Eckhard Schulz, Fotodesign, München
Printed in Germany
ISBN 3-437-43260-5

Aktuelle Informationen finden Sie im Internet unter www.elsevier.com und www.urbanfischer.de/medizinstudium

Vorwort

Liebe Studentinnen und Studenten,

das Fach Pathologie im mündlichen Staatsexamen löst bei vielen Studenten anfänglich Schrecken aus, da es zu den „großen" Fächern der Medizin zählt bzw. das „große Fach" der Medizin ist. Die Pathologie ist die Basis aller klinischen Fächer und wichtig für das Verständnis von Krankheiten.

Dennoch können wir aus eigener Erfahrung sagen, dass eine gut Grundlage v. a. in den Fächern Innere Medizin und Chirurgie eigentlich schon die halbe Miete ist. Ergänzend zu diesem Basiswissen sollten kurz vor der Prüfung die wichtigsten pathologischen Themen des mündlichen Examens aufgefrischt werden.

Wir haben versucht, einen guten Überblick über die häufigsten Fragestellungen im mündlichen Examen zusammen zu stellen, dabei aber auch darauf geachtet, dass kleinere „Randthemen" und „Lieblingsthemen" der Prüfer, die gerne gefragt werden, mit aufgenommen werden.

Das didaktische Konzept der „In Frage und Antwort"-Reihe ermöglicht durch ein Frage-und-Antwort-Spiel im Rahmen einer Lerngruppe die Prüfungssituation zu imitieren und das freie Ausformulieren medizinischer Kenntnisse zu trainieren, was vielen Studenten nach jahrelangem, stummen Kreuzen sehr schwer fällt.

Da so gut wie jede pathologische Prüfung mit einem makroskopischen oder mikroskopischen Dia beginnt, haben wir zahlreiche Fragen zu pathologischen Präparaten in die Kapitel eingebaut, um dieses Buch möglichst „prüfungsecht" zu gestalten.

Klinik, Diagnostik und Therapie werden auch hin und wieder gefragt, haben wir aber aus Platzmangel nur beschränkt mit aufgenommen und uns auf die wichtigen, rein pathologischen Fragestellungen konzentriert.

Wir danken allen, die bei der Erstellung dieses Buches mitgewirkt haben, insbesondere Frau Wintermayr vom Urban & Fischer Verlag, für die hervorragende Zusammenarbeit.

Wir hoffen, den Studierenden mit diesem Buch etwas den Schrecken vor der Prüfung nehmen zu können und wünschen allen Lesern eine erfolgreiche Prüfung.

Kathrin Feyl, Christian Lehner, Rupert Langer   September 2003

Inhaltsverzeichnis

1   **Allgemeines**   1

2   **Anpassungsreaktionen**   6

3   **Zell- und Gewebeschädigung**   11

4   **Entzündungen**   19

5   **Immunpathologie**   28

6   **Tumoren**   34

7   **Respirationstrakt**   45
7.1   Obere Atemwege   45
7.2   Lunge   48
7.3   Pleura   67

8   **Kardiovaskuläres System**   68
8.1   Herz   68
8.2   Arterien   83
8.3   Venen   87
8.4   Kreislaufpathologie   88

9   **Gastrointestinaltrakt**   93
9.1   Mundhöhle und Speicheldrüsen   93
9.2   Ösophagus   95
9.3   Magen und Duodenum   98
9.4   Dünndarm und Dickdarm   106

10   **Hepatopankreatisches System**   119
10.1   Leber   119

10.2   Extrahepatische Gallenwege und Gallenblase   130
10.3   Pankreas   132

11   **Niere und ableitende Harnwege**   135
11.1   Niere   135
11.2   Ableitende Harnwege   143

12   **Männliche Geschlechtsorgane**   145
12.1   Prostata   145
12.2   Hoden   149

13   **Weibliche Geschlechtsorgane und Brustdrüse**   154
13.1   Uterus   154
13.2   Ovar   157
13.3   Mamma   161

14   **Blut und Knochenmark**   170

15   **Lymphatisches System**   181

16   **Endokrines System**   188
16.1   Hypophyse   188
16.2   Schilddrüse   189
16.3   Nebenschilddrüse   195
16.4   Nebenniere   196
16.5   Polyglanduläre Störungen   197

17   **Zentrales Nervensystem**   198

18 Stütz- und Bewegungsapparat 212

18.1 Knochen 212

18.2 Gelenke und Weichgewebe 219

19 Haut 223

20 Check-up 229

20.1 pTNM-Klassifikation wichtiger Tumoren (nach UICC, 6. ed. 2002) 229

20.2 Gebräuchliche histologische und histochemische Färbungen 235

20.3 Auswahl wichtiger immunhistochemischer Färbungen 236

Tafelteil I–XX

Index 237

Abbildungsverzeichnis

[1] Bühling, K.J./Lepenies, J./Witt, K.: Intensivkurs Allgemeine und spezielle Pathologie, 2. Aufl. München, Urban & Fischer Verlag 2000.

[2] Riede, U.-N./Schäfer, H.-E.: Allgemeine und spezielle Pathologie, 4. Aufl. Stuttgart, Thieme 1995.

[3] Böcker, W./Denk, H./Heitz, P.: Pathologie, 2. Aufl. München, Urban & Fischer Verlag 2001.

[4] Riede, U.-N.: Taschenatlas der allgemeinen Pathologie. Stuttgart, Thieme 1998.

[5] Krück, F.: Pathophysiologie, Pathobiochemie, 2. Aufl. München, Urban & Schwarzenberg 1994.

[6] Grundmann, E.: Spezielle Pathologie, München, Urban & Schwarzenberg Verlag 1986.

[7] Klotz, T./Zafari, A.M./Schupp, M.: Innere Medizin in Frage und Antwort. 5. Aufl. München, Urban & Fischer Verlag, 2002.

[8] mediscript-Examensbände 8/94, 8/95, 3/2000. München, mediscript/Urban & Fischer Verlag.

[9] Roche-Lexikon Medizin, 4. Aufl. München, Urban & Schwarzenberg 1998.

[10] Kathrin Feyl

[11] Classen, M./Diehl, V./Kochsiek, K.: Innere Medizin, 4. Aufl. München, Urban & Schwarzenberg 1998.

[12] Rupert Langer

[13] Rubin, E./Farber, J.L.: Pathology, 2. Aufl. Philadelphia, Lippincott 1994.

[14] University of Utah: www.med/ib.med-utah.edu/WebPath/webpath.html

Allgemeine Hinweise und Tipps

Prüfungsvorbereitung

Um sich optimal auf die mündliche Prüfung vorzubereiten, ist es sicherlich sinnvoll, neben dem Einzelstudium Lerngruppen zu bilden. Das Lernen in Gruppen hilft, Ängste vor der freien Rede abzubauen und trainiert das freie und strukturierte Antworten. Zwei bis drei Monate vor der Prüfung sollten sich die Teilnehmer der Lerngruppen etwa 2–3-mal pro Woche treffen. Vor jedem Treffen kann ein Thema vereinbart werden, das für das nächste Mal vorbereitet wird. Dies erhöht die Motivation zum regelmäßigen Lernen und ermöglicht gleichberechtigte und ergänzende Diskussionen. Punkte, die dem Einzelnen während des Einzelstudiums unklar geblieben sind, können notiert und in der Gruppe vorgestellt und beraten werden. Auf diesem Weg kann man das eigene Wissen kontrollieren und Sicherheit gewinnen. Zudem ist es so auch möglich, in einer Art Rollenspiel die Prüfungssituation zu simulieren.

Durch regelmäßiges Treffen wird der Kontakt zu den anderen Studierenden aufrecht gehalten. Meist stellt man zudem fest, dass das Lernen in der Gruppe mehr Spaß macht, als zu Hause oder in der Bibliothek allein vor seinen Büchern zu hocken. Und wenn man dann doch einmal in ein „Tief" fällt, schaffen es andere meist wesentlich besser, die Stimmung und das Selbstbewusstsein wieder zu heben.

Verhalten während der Prüfung

In der Regel stellt sich die Prüfungsgruppe bei den Prüfern vor. Nur wenige Prüfer sind zu einem Gespräch nicht bereit. Viele Prüfer geben Tipps und Hinweise, worauf man sich vorbereiten sollte, oder nennen Themen, die sie auf keinen Fall abfragen. Beim 3. Staatsexamen wird die Prüfung meist zweigeteilt, d. h. zuerst werden ein oder mehrere Patienten untersucht, und später erfolgt die eigentliche mündliche Prüfung. Sollte der Prüfungsvorsitzende der Pathologe sein, kann ein solcher Ablauf natürlich auch etwas anders sein, und in einem Vorgespräch kann man sich über den geplanten Prüfungsablauf informieren.

Die Kleidung zur Prüfung sollte man innerhalb der Gruppe besprechen: „etwas feiner als sonst" hat sich bewährt; es muss nicht gleich Anzug oder Kostüm sein. Auf alle Fälle sollte man sich in seiner Haut einigermaßen wohl fühlen.

Natürlich kann man für eine Prüfung nicht den Typ abstreifen, der man ist. Trotzdem sollte man sich bewusst machen, dass manche Verhaltensweisen eher verärgern und nicht zu einer angenehmen Prüfungssituation beitragen. Sicherlich ist es gut, eine Prüfung selbstbewusst zu bestreiten. Arroganz und Überheblichkeit jedoch sind, selbst wenn man exzellent vorbereitet und die Kompetenz des Prüfers zweifelhaft ist, fehl am Platz. Jeder Prüfer kann einen, so er möchte, vorführen und jämmerlich zappeln lassen. Also: besser keinen vermeidbaren Anlass dazu liefern. Genauso unsinnig und peinlich ist es, devot und unterwürfig zu sein.

Auch wenn man vor der Prüfung gemeinsam gelitten, während der Vorbereitungszeit von der Gruppe profitiert hat, geht es in der Prüfung um das eigene Bestehen, die eigene Note. Man braucht sich darüber nichts vorzumachen. Trotzdem sollte man in der Prüfung fair bleiben und z.B. nicht aus freien Stücken gerade die Fragen und Themen aufgreifen, an denen sich der Mitprüfling die Zähne ausgebissen hat.

Häufige Frageformen

Ganz allgemein: Klar und strukturiert antworten, lieber etwas langsamer, dafür flüssig und bestimmt reden, als hektisch alles, was man weiß, herunterrattern. Viele Prüfer unterbrechen dann den Redefluss und dies kann enorm verwirren.

Offene Fragen: Dies ist die häufigste Frageform. Die Antwort sollte strukturiert und flüssig erfolgen. Schon in den Vorbereitungsmeetings kann man sich zur Beantwortung der Fragen eine gute Struktur angewöhnen, z.B. Definition – Ätiologie – Symptomatik – Diagnostik – Therapie. Es empfiehlt sich, im Schlusssatz eine neue Problematik, in der man sich gut auskennt, anzuschneiden, die der Prüfer aufgreifen kann.

Nachfragen: Im Anschluss an eine offene Frage kommt es oft zu einigen Nachfragen, die das angeschnittene Thema vertiefen. Dabei wird der Schwierigkeitsgrad der Fragen meist höher. Die Prüfer tasten sich an die Grenzen der Prüflinge heran.

Fallbeispiele: Fallbeispiele eignen sich immer gut, praktische Belange abzufragen. Sie sind nicht nur in den handwerklichen Fächern, sondern auch in der Pathologie als übergreifendes Fach der „Krankheitslehre" sehr beliebt. Es besteht die Möglichkeit, dass sich zwischen Prüfer und Prüfling ein kollegiales Gespräch entwickelt. Eindeutige Beschreibungen und charakteristische Krankheitsbilder machen die Beantwortung der Frage meist einfach. Zu Anfang sollte immer auf mögliche Differentialdiagnosen eingegangen werden. Vorsicht ist bei Krankheitsbildern geboten, über die man nicht viel weiß. Der Prüfer könnte sie bei einer weiteren Frage aufnehmen und man gerät arg ins Schwitzen. Also sich selbst keine Grube graben.

Fragen zu makroskopischen und mikroskopischen Bildern: In Pathologieprüfungen ist die Beurteilung von makroskopischen und histologischen Bildern sehr beliebt. Oft beginnt die Prüfung sogar auf diese Art und Weise. Wichtig ist, sich nicht sofort auf den pathologischen Befund zu stürzen, der meist offensichtlich ist. Besser ist es, Übersicht zu beweisen, indem man systematisch das Bild analysiert: Organdiagnose (vor allem bei histologischen Bildern: warum, was sieht man, …), dann die auffällige Veränderung, dann die Diagnose. Wir haben uns bemüht, beispielhaft einige derartige Fragen und mögliche Musterantworten in das Buch aufzunehmen. Es empfiehlt sich allerdings, schon in der Prüfungsvorbereitung die Beschreibung solcher Abbildungen zu üben, entweder anhand eines Lehrbuches, eines Atlanten, oder anhand von Bildersammlungen im Internet. Die University of Utah hat z.B. eine umfassende Bildergallerie ins Netz gestellt, die auch Fallbeispiele und „Bilderrätsel" beinhaltet.

Probleme während der mündlichen Prüfung

Während einer mündlichen Prüfung können vielfältige Probleme auftreten, die man im Gegensatz zur schriftlichen Prüfung sofort und möglichst souverän managen muss.

- Kann man eine Frage nicht beantworten, braucht man nicht sofort zu verzweifeln. Auf Nachfragen oder Bitten um weitere Informationen formuliert der Prüfer seine Frage oft anders. Dies kann auch sinnvoll sein, wenn man merkt, dass man am Prüfer vorbeiredet.
- Was ist jedoch, wenn es nicht zum „Aha-Effekt" kommt? Ein Problem, das nur schwer zu lösen ist. Die meisten Prüfer helfen weiter oder wechseln das Thema. Selbst wenn eine Frage nicht beantwortet wird, ist dies noch lange kein Grund durchzufallen.
- In Prüfungssituationen beginnen viele Prüflinge vor Aufregung zu stottern oder sich zu verhaspeln. Dies ist normal. Vor und während einer Prüfung darf man aufgeregt sein, dafür hat jeder Prüfer Verständnis. Übertriebene Selbstsicherheit löst sogar bei manchen Prüfern Widerwillen und Antipathie aus.

- Sehr unangenehm wird die Situation, wenn Mitstreiter „abstürzen". Die Prüfung spitzt sich zu und der Prüfer reagiert verärgert. Hier hilft nur der Leitsatz: Ruhig bleiben. Der Gedanke, dass der Prüfer sich ebenfalls unwohl fühlt und kein persönliches Interesse hat, die Situation weiter zu verschärfen, erleichtert ungemein.
- Gelassen die Fragen der anderen geschehen lassen. Das Gefühl „alle guten Fragen sind schon weg, ehe ich an die Reihe komme" ist nicht außergewöhnlich.
- Häufig ist ein Prüfer bekannt dafür, dass er besonders „gemein" und schwer prüft. Bemerkenswert ist jedoch, dass die Kritik oft von früheren Prüflingen stammt, die entweder durchgefallen sind oder die Prüfung mit einer schlechten Note bestanden haben. Weiß man jedoch, dass dies nicht der Fall sein kann, weil man die Informationsquelle kennt, hilft nur eines: Lernen, Lernen, Lernen.

Und zuletzt: manche Prüfer fragen, ob zur Notenverbesserung eine weitere Fragenrunde gewünscht wird. Eine solche Chance sollte man sich nicht entgehen lassen, da man nur gewinnen kann.

Hinweise für die Benutzung

Alle Angaben entsprechen den Standards und dem Kenntnisstand zur Zeit der Drucklegung. Dennoch können klinikinterne abweichende diagnostische und therapeutische Vorgehensweisen üblich sein.

Alle diejenigen, die zum ersten Mal mit einer „In Frage und Anwort"-Reihe arbeiten, sollten sich anfangs durch die sehr ausführlichen Antworten, so wie sie in der mündlichen Prüfung nur ein sehr guter Student geben würde, nicht entmutigen lassen. Zweck der IFA ist es, sich durch häufiges Wiederholen ein strukturiertes und inhaltlich vollständiges Wissen anzutrainieren.

Bedeutung der Symbole in der Randspalte

?   Frage

✚   Zusatzwissen

tipp   Tipps zur Prüfungssituation

!   Merksätze

🚑   klinische Hinweise

🩺   Fallbeispiel

Zur Erleichterung der Wiederholung kann in der Randspalte neben der Frage angekreuzt werden,

- ob die Frage richtig beantwortet wurde   ☺
- ob die Frage falsch beantwortet wurde   ☹
- ob die Frage wiederholt werden sollte   ☺

1 Allgemeines

Frage: Sie werden als Arzt zu einer **Leichenschau** gerufen. Wie gehen Sie vor?

Antwort: Ziel der Leichenschau ist es, den eingetretenen **Tod**, den **Todeszeitpunkt**, die **Todesart** und, wenn möglich, die **Todesursache** festzustellen. Sie wird an der vollständig entkleideten Leiche durchgeführt. Dabei muss das gesamte Äußere der Leiche und alle Körperöffnungen inspiziert werden. Bei Vorliegen der sicheren Todeszeichen wird der Tod festgestellt und eine Todesbescheinigung ausgestellt.

Bei Anhaltspunkten für einen **nicht natürlichen Tod**, d.h. bei Selbsttötung, Unfällen, im Zusammenhang mit strafbaren Handlungen oder Einwirkung von außen, oder auch bei einer **unbekannten Leiche** muss sofort eine Polizeidienststelle verständigt werden. Die Leiche darf bis zum Eintreffen der Polizei nicht verändert werden.

Frage: Nach welchen **Todeszeichen** suchen Sie bei der äußeren Leichenschau?

Antwort: Man unterscheidet sichere von unsicheren Todeszeichen:

sichere Todeszeichen	unsichere Todeszeichen
• Hirntodkriterien • Totenflecken (Livores) • Totenstarre (Rigor mortis) • Totenkälte (Algor mortis) • Trübung der Hornhaut • Autolyse und Fäulnis	• Herzstillstand • Atemstillstand • Areflexie • Auskühlung

Tab. 1.1: Sichere und unsichere Todeszeichen

Herzstillstand, Atemstillstand, Areflexie und Auskühlung zählen zu den unsicheren Todeszeichen, da solche Zustände auch beim klinischen Tod auftreten können, bei dem es aber die Möglichkeit einer Reanimation gibt.

☐ ☐ ☐ **?**
☺ ☺ ☹

Frage: Wie und wo entstehen die **Totenflecken?**

✚ Die Farbe der Livores gibt Hinweise auf die Todesursache.
• **Hell** bis **kirschrot** → CO- und HCN-Vergiftung, Unterkühlung.
• **Braunrot** → Methämoglobinämie.
• **Blassrosa** bzw. **fehlend** → Anämie, Blutverluste.

Antwort: Totenflecken bzw. Livores sind rötlich bis blauviolette Hautverfärbungen und treten normalerweise ab ca. 30 min post mortem an den **herabhängenden Körperpartien** und nach ca. 1 Stunde am übrigen Körper auf. Nach dem Herzstillstand sammelt sich das Blut der Schwerkraft folgend im venösen System. Totenflecken sind wegdrückbar solange das Blut intravasal ist, was bis ca. 10 Stunden post mortem der Fall ist.

☐ ☐ ☐ **?**
☺ ☺ ☹

Frage: Nach welcher Zeit beginnt die **Leichstarre** und welche Ursache hat sie?

tipp Die angegebenen Zahlenwerte sind grobe Richtwerte und variieren in Abhängigkeit von verschiedenen Faktoren wie z.B. der Umgebungstemperatur, der Muskelmasse etc.

✚ „Weichmacherfunktion" des ATP in vivo: ATP löst die Myosinköpfe von den Aktinfilamenten.

Antwort: Die Leichenstarre (Rigor mortis) tritt nach ca. 2–3 Stunden post mortem auf. Sie beginnt im Kopfbereich am Kiefergelenk und breitet sich nach kaudal aus **(= Nysten-Regel)**. Nach ca. 2–3 Tagen löst sich die Leichenstarre in gleicher Reihenfolge. Sobald der **ATP-Vorrat** in der Muskelzelle verbraucht ist, bleibt der Querbrückenkopf (Myosinkopf) am Aktin angeheftet und der Muskel wird starr. Ohne ATP kann die Aktin-Myosin-Bindung nicht gelöst werden. Diese Starre ist stark temperaturabhängig: Wärme beschleunigt, Kälte verzögert den Eintritt und das Lösen der Totenstarre. Sie löst sich erst wieder, wenn die Autolyse nach ca. 2–3 Tage post mortem einsetzt.

☐ ☐ ☐ **?**
☺ ☺ ☹

Frage: Bitte definieren Sie die drei Begriffe **klinischer Tod**, **Hirntod** und **Scheintod**.

✚ Die Wiederbelebungszeit des Gehirns ist abhängig von der Körpertemperatur und beträgt bei Normothermie ca. 6–10 Minuten.

Antwort: Der **klinische Tod** ist ein **reversibler** Zustand, bei dem es zu einem Funktionsverlust eines der 3 lebenserhaltenden Systeme Atmungs-, Kreislauf- und Zentralnervensystem kommt. Er ist gekennzeichnet durch:

• Kreislauf- und Atemstillstand
• Bewusstlosigkeit
• Areflexie (weite reaktionslose Pupillen)
• Abfall der Körpertemperatur

Durch Reanimationsmaßnahmen können diese Symptome aufgehoben werden.

Im Falle eines **Hirntods** (= Individualtod) ist die Gesamtfunktion des Großhirns, des Kleinhirns und des Hirnstamms **irreversibel** erloschen. Er muss durch zwei unabhängige Ärzte festgestellt werden, die keinem Ex- oder Transplantationsteam angehören dürfen. Kriterien für den Hirntod sind:

- tiefe Bewusstlosigkeit (Koma)
- keine Spontanatmung (Apnoe)
- zentrale Areflexie
- Zirkulationsstillstand des zerebralen Kreislaufes
- isoelektrisches EEG

tipp Ausführliche Richtlinien zur Hirntod-Diagnose unter **www.bundes-aerztekammer.de.**

Beim **Scheintod** (Syn.: Vita reducta, Vita minima) handelt es sich um einen todesähnlichen Zustand, bei dem die lebenswichtigen Funktionen durch die klinische Untersuchung nicht mehr wahrnehmbar sind. Im Gegensatz zum klinischen Tod sind sie aber nicht erloschen.

> **Merkregel:** Ursachen für den Scheintod → A E I O U
> **A** = Anämie, Anoxie (CO-Vergiftung), Alkohol
> **E** = Epilepsie, Elektrizität
> **I** = Injury (SHT = Schädelhirntrauma)
> **O** = Opium (incl. andere Betäubungsmittel, Narkotika u.a. Psychopharmaka)
> **U** = Urämie, Unterkühlung

!

Frage: Ist die **EEG-Nulllinie** ein sicheres Todeszeichen?

?

Antwort: Nein, die Nulllinie im EEG reicht als alleiniges Kriterium zum Feststellen des Todes nicht aus, weil im EEG Hirnrindenfunktionen, aber nicht die lebenswichtigen Stammhirnfunktionen aufgezeichnet werden.

Frage: Was schätzen Sie, wie viele **Obduktionen** heutzutage bei Patienten ungefähr durchgeführt werden, die in Krankenhäusern versterben? Welche Aufgaben haben Obduktionen generell?

?

Antwort: Ich schätze, dass die Zahl der durchgeführten Obduktionen relativ niedrig liegt, so etwa zwischen 10–20 % in großen Krankenhäusern und Universitätskliniken.

+ Für die Qualitätssicherung der klinischen Medizin wäre eine Obduktionsrate von 20–30 % erforderlich!

Obduktionen bedürfen der Einwilligung des Verstorbenen vor dem Tode oder seiner Angehörigen, können aber bei Veranlassung gerichtlichen Obduktionen oder bei Seuchenverdacht erzwungen werden.

Die klinische Obduktion hat eine zentrale Bedeutung für die Qualitätssicherung in der Medizin. Ziele der klinischen Obduktionen sind u.a. **Grundkrankheiten** zu erfassen und die **Todesursache** zu klären, klinische Diagnosen zu bestätigen bzw. zu korrigieren, eventuelle **Therapieeffekte** zu beurteilen und **pathogenetische** bzw. **ätiologische Zusammenhänge** zu klären. Darüber hinaus werden sie auch zur **Weiterbildung** als Bestandteil des Medizinstudiums genutzt. Daneben gibt es die **gerichtliche Sektion** zur Klärung unnatürlicher Todesfälle, die in der Gerichtsmedizin erfolgen muss. Weiterhin werden Obduktionen im Rahmen von Seuchenschutzmaßnahmen durchgeführt und zur Klärung **rechts-** und **sozialmedizinischer Fragen.**

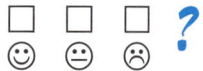

Frage: Die postmortale Diagnostik stellt heute nur noch einen kleinen Teil des Betätigungsfeldes des Pathologen dar. Viel bedeutender ist mittlerweile eine pathologische Diagnose für den lebenden Patienten. Nennen Sie einige **intravitale Diagnostikmöglichkeiten.**

Antwort: Fast die Hälfte der intravitalen Diagnostik wird an überwiegend endoskopisch gewonnenen **Biopsiematerialien** durchgeführt. Dazu kommt die Untersuchung von Operationspräparaten inklusive der so genannten Schnellschnittuntersuchungen. Einen weiteren großen Bereich stellt die **zytologische Diagnostik** von Abstrichen oder Punktaten dar. Neben der konventionellen makroskopischen und lichtmikroskopischen Untersuchung ist in den letzten Jahren das diagnostische Spektrum zunehmend durch ergänzende **immunhistochemische** und **molekularbiologische** Untersuchungsmethoden erweitert worden.

Frage: Wie funktioniert ein **Schnellschnitt?** Was wollen Sie, als Chirurg, bei einem intraoperativen Schnellschnitt vom Pathologen erfahren?

Antwort: Bei der Schnellschnittdiagnostik wird ohne vorherige zeitraubende Fixierung ein Gefrierschnitt hergestellt und anschließend mikroskopisch untersucht. Innerhalb kürzester Zeit kann der Pathologe den Verdacht eines malignen Tumors abklären (Resektionskanten tumorfrei? Differenzierung des Gewebes?) und der Chirurg das weitere operative Vorgehen festlegen.

Zur Befundsicherung und Dokumentation wird anschließend ein Paraffinschnitt angefertigt, da das Risiko für Fehldiagnosen bei der Gefriertechnik etwas größer ist.

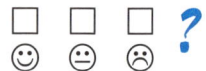

Frage: Erklären Sie kurz das Prinzip einer **immunhistochemischen Färbung** und nennen Sie Beispiele für deren Einsatz!

Antwort: Das Prinzip der immunhistochemischen Färbung besteht darin, an einem Gewebeschnitt bestimmte Antigenstrukturen durch den Einsatz spezifischer Antikörper nachzuweisen. Ist das gesuchte Antigen vorhanden, bindet sich der Antikörper spezifisch an die antigene

Struktur. Mithilfe eines Detektionssystems werden die gebundenen Antikörper entweder durch eine **direkte** oder **indirekte** Methode sichtbar gemacht: Bei der direkten Methode werden die Antikörper mit einem Markermolkül gekoppelt, bei der indirekten Methode binden an den primären Antikörper gegen diesen gerichtete, sekundäre Antikörper mit Markermolekül.

Mögliche Antigene sind **gewebstypische Strukturen**, wie z.B. Intermediärfilamente (z.B. Zytokeratin, Vimentin), andere **zelleigenen Strukturen**, wie z.B. Hormonrezeptoren, oder **hämatologische Marker**, z.B. Rezeptoren der CD-Familie.

2 Anpassungsreaktionen

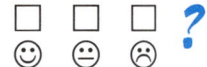

Frage: Unser Körper reagiert auf veränderte physiologische oder pathologische Reize mit bestimmten Anpassungsreaktionen, die die veränderten Lebensbedingung kompensieren und möglich Schäden vermeiden sollen. Welche **Anpassungsreaktionen** kennen Sie?

Antwort: Anpassungsreaktionen, die mit einer Leistungsminderung z.B. durch verminderte Belastung oder Ernährung verbunden sind, nennt man **Atrophie**. Dabei kommt es entweder zu einer Zellverkleinerung (= **einfache** Atrophie) oder zu einer Reduktion der Zellzahl (= **nummerische** Atrophie). Anpassungsreaktionen, die aufgrund einer Leistungssteigerung z.B. durch erhöhte Belastung oder Stimulation entstehen, können in Form einer **Hypertrophie** mit Zellvergrößerung oder **Hyperplasie** mit Zellvermehrung auftreten.

> **Merke:**
> - **Atrophie** = Verkleinerung eines vorher normal angelegten Organs
> - **Hypoplasie** = verkleinertes Organ aufgrund einer Entwicklungsstörung
> - **Aplasie** = fehlende Entwicklung eines Organs
> - **Agenesie** = fehlende Anlage eines Organs

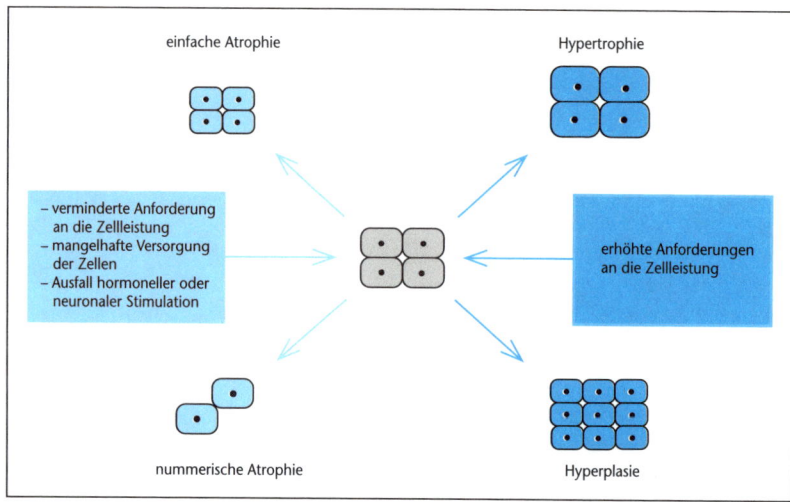

Abb. 2.1: Atrophie, Hypertrophie und Hyperplasie, [1]

Frage: Atrophien können sich nicht nur infolge pathologischer Reize entwickeln, sondern auch durchaus ein **physiologisches** Phänomen sein. Nennen Sie ein Beispiel für eine physiologische Organrückbildung.

Antwort: Physiologische Atrophieformen treten zum Beispiel im Rahmen von so genannten **Involutionsatrophie** auf. Sie entstehen, wenn ein bestimmtes Organ oder Gewebe seine Funktion erfüllt hat. Dies betrifft zum Beispiel den **Uterus** nach der Gravidität und die **Mammae** nach Ende der Stillzeit. Eine Atrophie, die jeden Menschen im Laufe des Lebens betrifft, ist die Atrophie des **Thymusgewebes** ab dem Kindesalter.

Frage: Auch bei der **Altersatrophie** handelt es sich um eine physiologische Atrophieform, die aufgrund rückläufiger Anforderungen im Alter entsteht. Was wissen Sie darüber?

Antwort: Bei der Altersatrophie lagert sich typischerweise ein braunes Pigment, das **Lipofuszin**, in den Zellen des Herzens oder der Leber ab. Dabei handelt es sich um Lipide und Proteine, die schwer abbaubar sind und sich im Alter v. a. in Herzmuskel und Leberzellen ablagern. Die Eigenfarbe des Pigments verleiht den Organen makroskopisch eine typische braune Farbe.

✚ Aufgrund der Braunfärbung der Organe spricht man auch von „brauner Atrophie". Sie kann auch bei Kachexie bzw. langen Hungerzuständen auftreten.

Frage: Welche **pathologischen Atrophieformen** kennen Sie?

Anwort: Man unterscheidet **generalisierte** von **lokalisierten** Atrophieformen. Zu den generalisierten Atrophien zählen die Alters- und die Inantionsatrophie; lokalisierte Atrophien können durch Inaktivität, durch Ischämie, durch Druck, hormonell oder neurogen bedingt sein.

Inaktivitäts-atrophie	durch **verminderte funktionelle Belastung** (z.B. Atrophie der Skelettmuskulatur bei langer Ruhigstellen nach Knochenfraktur)
Ischämische Atrophie	durch **Durchblutungsstörungen** (z.B. Schrumpfniere bei Arteriosklerose der Nierenarterie)
Druckatrophie	durch lokale, dauerhafte Kompression (z.B. bei expansiv wachsenden Tumoren)
Inanitations-atrophie	durch **unzureichende Nahrungszufuhr** (z.B. Atrophie von Fettgewebe, Muskulatur und Lebergewebe bei Hungerzustände), durch **unzureichende Nahrungsaufnahme** (z.B. bei Magen-Darm-Stenosen durch Tumoren oder bei entzündlichen Magen-Darm-Erkrankungen)
Hormonelle Atrophie	durch **fehlende** oder **verminderte hormonelle Stimulation** (z.B. Panhypopituitarismus mit Atrophie der Schilddrüse, des Genitals und der NNR)
Neurogene Atrophie	durch Störung der **Innervation** (z.B. Atrophie des jeweiligen Skelettmuskels bei Läsionen peripherer Nerven)

Tab. 2.1:   Pathologische Atrophieformen

Frage: Was bedeutet **Hypertrophie?** Nennen Sie einige Beispiele!

Antwort: Bei einer Hypertrophie kommt es zu einer **Vergrößerung der Zellen** und folglich auch zu einer Vergrößerung des entsprechenden Organs. Diese Anpassungsreaktion ist meist reversibel und kann durch eine gesteigerte Stimulierung oder durch eine erhöhte Belastung entstehen. Zum Beispiel kann bei einem Sportler die funktionelle Belastung zu einer Hypertrophie der **Skelettmuskulatur** führen. Auch der **Herzmuskel** kann sich infolge einer erhöhten Druck- oder Volumenbelastung, z.B. im Rahmen einer Hypertonie, vergrößern.

Frage: Wie läuft diese Volumenzunahme der Zelle ab bzw. wie vergrößert sich die Zelle bei dieser Anpassungsreaktion eigentlich?

Antwort: Durch die Stimuli bzw. die vermehrte Beanspruchung kommt es zu einer **Vermehrung der Zellorganellen**, wie z.B. der Mitochondrien, des endoplasmatischen Retikulums oder der Myofibrillen. Gleichzeitig sind meist die abbauenden, katabolen Prozesse der Zelle vermindert.

Frage: Grenzen Sie bitte zur Hypertrophie die **Hyperplasie** ab.

Antwort: Bei der Hyperplasie entsteht die Organvergrößerung durch eine **Zunahme der Zellzahl**, die sich infolge einer erhöhten Anforderung oder gesteigerter Stimulierung entwickelt. Auf diese Weise kann sich z.B. in der Schilddrüse durch einen Jodmangel eine Struma entwickeln. Auch im Knochenmark kann eine Hyperplasie z.B. infolge von Infekten, Blutungen oder Anämien entstehen.

Frage: Häufig entwickeln sich Hypertrophie und Hyperplasie auch nacheinander oder parallel. Woran liegt es, dass in manchen Geweben „lediglich" eine Hypertrophie infolge bestimmter Stimuli entsteht und in anderen wiederum sowohl eine Hypertrophie als auch eine Hyperplasie möglich sind?

Antwort: Die Zellvermehrung bei der Hyperplasie kommt durch Mitosen zustande, d.h. nur diejenigen Gewebe können hyperplasieren, die teilungsfähig sind wie z.B. das Knochenmark. Ausschließlich Hypertrophien entstehen in Geweben, die keine Teilungsfähigkeit mehr besitzen wie z.B. die Herz- und Skelettmuskulatur.

Frage: Aufgrund chronischer Reizzustände, wie z.B. Druck oder Entzündung, kann es in den Geweben zu Fehlregenerationen kommen und sich somit eine **Metaplasie** entwickeln. Was versteht man unter einer Metaplasie? Kennen Sie dazu einige Beispiele?

Antwort: Unter einer Metaplasie wird die Umwandlung eines differenzierten Gewebes in ein anderes differenziertes Geweben verstanden. Beispiele für Metaplasien sind:
- **Plattenepithelmetaplasie** der Bronchialschleimhaut (z.B. bei Rauchern) oder der Zervixschleimhaut
- **Zylinderepithelmetaplasie** des Ösophagus bei Refluxerkrankung (Barrett-Schleimhaut)
- **intestinale Metaplasie** der Magenschleimhaut (z.B. bei chronisch-atrophischer Gastritis)
- **Übergangsepithelmetaplasie** der Prostatadrüse
- **knöcherne Metaplasie im Bindegewebe** (z.B. bei Myositis ossificans)

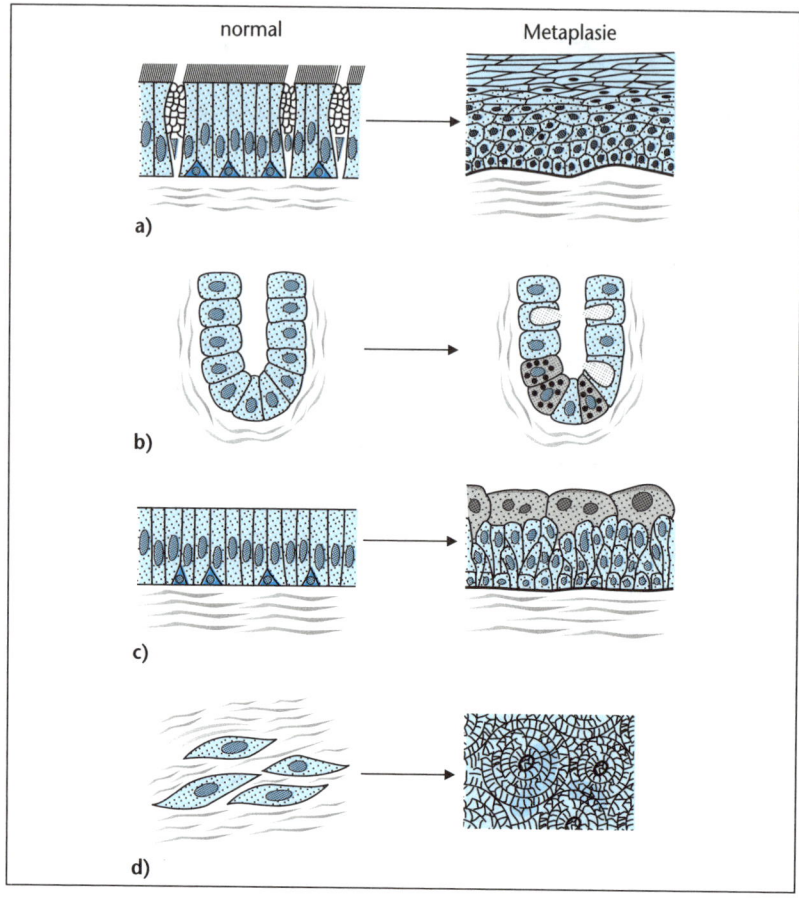

Abb. 2.2:   Metaplasieformen, [2]
a) Plattenepithelmetaplasie
b) intestinale Metaplasie
c) Übergangsepithelmetaplasie
d) knöcherne Metaplasie

Die Metaplasie muss von der **Heteroplasie (= Heterotopie)** unterschieden werden, die aufgrund einer Gewebsversprengung oder einer Gewebsverschleppung entsteht, z.B. im Rahmen einer Endometriose oder einem Cholesteatom.

3 Zell- und Gewebeschädigung

Frage: Erklären Sie den Unterschied zwischen **Apoptose** und **Nekrose**.

Antwort: Apoptose und Nekrose sind die zwei Formen des **Zelltodes**. Bei der **Apoptose (programmierter** Zelltod) handelt es sich um einen physiologischen Vorgang, der genetisch programmiert ist. Sie sorgt im Organismus für ein Gleichgewicht zwischen Zellteilung und Zelltod. Charakteristisch ist eine Schrumpfung der betroffenen Zellen, eine Kondensation des Chromatins und schließlich ein Zerfall in Bruchstücke, den **Apoptosekörperchen**, die von einer intakten Membran umschlossen sind. Die apoptotischen Körperchen werden von phagozytierenden Zellen aufgenommen und **ohne** lokale Entzündungsreaktion eliminiert.

Apoptose spielt eine Rolle bei der Embryonalentwicklung, bei Anpassungsreaktionen und bei der Eliminierung geschädigter Zellen. Störungen der Apoptoseregulierung durch eine gesteigerte oder gehemmte Apoptoserate werden mit der Entstehung unterschiedlicher Krankheitsbilder in Verbindung gebracht, z.B. Autoimmunerkrankungen oder bösartiges Wachstum.

Bei der **Nekrose (provozierter** Zelltod) kommt es durch äußere Einflüsse, z.B. durch Verbrennungen, Toxine, ionisierende Stahlen, mechanische Verletzungen, Hypoxie oder bakterielle und virale Infektionen, zum Absterben der Zelle. Die Nekrose zeichnet sich durch typische Abbauprozesse im Kern mit **Karyolysis, Karyopyknosis** und **Karyorrhexis** aus. Veränderungen des Zytoplasmas sind Vakuolisierung, Schwellung und Zerfall der Zellorganellen. Infolgedessen platzen die Zellen, wodurch Stoffe aus dem Zytoplasma freigesetzt werden, die eine **Entzündungsreaktion** hervorrufen.

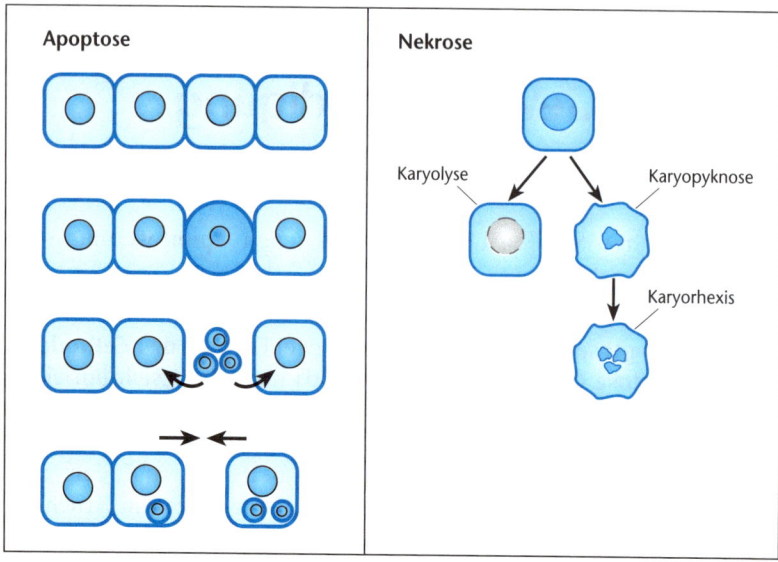

Abb. 3.1:   Apoptose und Nekrose, [3]

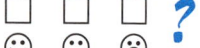

Frage: Welche **Nekroseformen** kennen Sie?

Antwort: Die wichtigsten Nekroseformen sind die Koagulations- und die Kolliquationsnekrose.

Koagulationsnekrosen (Gerinnungsnekrosen) entwickeln sich in Zellen und Geweben mit hohem Protein- und niedrigem Fettgehalt, z.B. in Leber, Niere, Herz und Milz, und sind gekennzeichnet durch eine Eiweißdenaturierung. Das Gewebe wird lehmgelb, fest, trocken und bröckelig und ist oft von einem dunkelroten Randsaum umgeben. Folgende Sonderformen werden unterschieden:
- **Schorfnekrose:** z.B. bei Säureverätzung des Ösophagus
- **Fibrinoide Nekrose:** z.B. bei rheumatischen Erkrankungen
- **Verkäsende Nekrose:** bei Infektion mit Mykobakterien
- **Gangrän:** z.B. bei anämischer Nekrose an Extremitäten. Bei Austrocknung der Nekrose entstehen **trockene** Gangrän, bei bakterieller Besiedelung mit Fäulniserregern bilden sich **feuchte** Gangrän
- **Hämorrhagische Nekrose:** z.B. Niereninfarkt bei Nierenvenenthrombose durch massiven Bluteinstrom in das Nekrosegebiet.

Kolliquationsnekrosen entstehen in Geweben mit hohem Fett- und relativ niedrigem Proteingehalt, z.B. im Gehirn. Hier kommt es zu einer Verflüssigung (Kolliquation) der Nekrose mit aufgeweichter Konsistenz. Typischerweise findet man sie bei Laugenverätzungen des Ösophagus oder bei einem Hirninfarkt. Sonderformen sind die einfachen und die lypolytischen Fettgewebsnekrosen:

- **Bei einfachen** Fettgewebsnekrosen, z.B. nach Hypoxie, bilden die freigesetzten Fette „Ölzysten", die von Makrophagen (Schaumzellenbildung) resorbiert werden.
- **Lipolytische** (autodigestive) Fettgewebsnekrosen entstehen im Verlauf einer akuten Pankreatitis in der Umgebung des Pankreas, wenn pankreatische Lipasen aktiviert werden und eine Verseifungsreaktion auftritt (Kalkspritzernekrose).

Frage: Definieren Sie den Begriff **Ödem!** Welche Faktoren können eine Ödembildung bewirken?

Antwort: Ödeme sind Flüssigkeitsansammlungen im Extrazellularraum. Folgende Faktoren sind für die Pathogenese von Bedeutung:
- Unterfunktion des ableitenden Systems: Phleboödem, kardiales Ödem, Lymphödem
- Veränderung der Blutzusammensetzung: osmotisches Ödem, onkotisches Ödem
- Schädigung der Gefäße: kapillartoxisches Ödem

✚ **Anasarka** sind Flüssigkeitsansammlungen im Unterhautfettgewebe und die schwerste Ausprägung von generalisierten Ödemen.

Merke: Ein **Erguss** ist eine Flüssigkeitsansammlung in größeren präformierten Hohlräumen (z.B. Pleuraerguss, Aszites). Ein **Ödem** ist eine Flüssigkeitsansammlung im Interstitium und in kleinen Hohlräumen (z.B. Alveolarödem).

Frage: Wie ist unter physiologischen Bedingungen die Wasserverteilung im Körper? Wie viel Prozent des Gesamtwassers befindet sich in Blutplasma, interstitiell und intrazellulär?

Antwort: Im Blutplasma befinden sich ca. 5 %, im interstitiellen Raum ca. 15 % und im Intrazellularraum ca. 40 % des Wassers.

Frage: Was ist der Unterschied zwischen **Transsudat** und **Exsudat**?

Antwort: Der Unterschied liegt in der unterschiedlichen biochemischen und zytologischen Zusammensetzung. Das **Transsudat** ist eine eiweiß- und zellarme, klare Flüssigkeit mit einem niedrigen spezifischen Gewicht (Proteingehalt < 30 g/l, spezifisches Gewicht < 1018 g/l) mit nicht-entzündlicher Genese. Das **Exsudate** dagegen ist durch eine eiweißreiche, meist trübe Flüssigkeit mit einem höheren spezifisches Gewicht und höherem Zellgehalt gekennzeichnet (Proteingehalt > 30 g/l, spezifisches Gewicht > 1018 g/l). Es entsteht im Rahmen von entzündlichen Prozessen.

☐ ☐ ☐ **?**
☺ 😐 ☹

Frage: Was ist eine **Amyloidose?** Wie kann man die Amyloidose einteilen?

✚ Amyloid besteht zu 90 % aus Proteinfibrillen mit β-Faltblattstruktur.

✚ Amylum = Stärke; man hielt die Ablagerung ursprünglich für Stärke.

Antwort: Unter dem Begriff Amyloidose fasst man eine Vielzahl von **Proteinspeicherkrankheiten** zusammen, bei denen es zu einer **extrazellulären Ablagerung** einer bestimmten Eiweißkomponente, dem Amyloid, kommt. Diese Amyloidablagerungen können entweder **lokalisiert** oder **generalisiert** auftreten und je nach Masse und Lokalisation Funktionsstörungen in den Organen bzw. Geweben hervorrufen. In schweren Fällen können sie sogar bis zum Organversagen führen.

Die Einteilung erfolgt entweder ätiologisch nach **primären**, **sekundären** oder **hereditären** Amyloidoseformen oder nach der **chemischen Identifizierung** des Amyloid-Fibrillen-Proteins.

🏷 In der Prüfung sollte man auf jeden Fall die beiden wichtigsten Amyloidtypen AA und AL kennen.

Amyloid-Typ	Vorläufer	Vorkommen
AA	Akut-Phase-Protein (Serumamyloid)	chron. Entzündungen, Tumoren, idiopathisch
AL	Leichtketten-Immunglobulin κ, λ	B-Non-Hodgkin-Lymphome (Plasmozytom, Immunozytom), idiopathisch
ATTR	Transthyretin	Familiäre Amyloidose
$A\beta_2m$	β_2-Mikroglobulin	Langzeit-Hämodialyse
AE	Peptidhormone	Diabetes mellitus Typ II, C-Zellkarzinom,
AS	β-Protein	M. Alzheimer

Tab. 3.1:   Einteilung der Amyloidosen nach der chemischen Identifizierung

☐ ☐ ☐ **?**
☺ 😐 ☹

Frage: Welche **sekundären Amyloidosen** kennen Sie? Welche Erkrankungen sind in der Praxis besonders häufig mit einer Amyloidose verbunden?

Antwort: Sekundäre Amyloidosen entstehen häufig als Folge von
* **chronisch entzündlichen Erkrankungen**, wie z.B. rheumatoide Arthritis oder Colitis ulcerosa,
* **chronischen Infektionen**, wie z.B. Tuberkulose oder chronische Osteomyelitis,
* **Tumoren**, wie z.B. Plasmozytom, C-Zellkarzinom der Schilddrüse.

In der Praxis ist die rheumatoide Arthritis eine der häufigsten Auslöseerkrankungen der Amyloidose.

Frage: Sie haben bei einem Patienten den Verdacht auf eine Amyloidose. Welche **diagnostischen Schritte** leiten Sie ein?

Antwort: Diagnostiziert werden kann die Amyloidose nur durch eine **Gewebeprobe**. Diese kann z.B. aus der Schleimhaut des Enddarms, aus der Niere bei Nierenversagen oder aus dem Unterhautfettgewebe entnommen werden. In der mikroskopischen Untersuchung ist die Färbbarkeit mit **Kongorot** entscheidend, die im polarisierten Licht eine charakteristische Grünfärbung erkennen lässt.

✚ Eine frühzeitige Diagnosestellung wäre sehr wichtig, ist aber wegen dem schleichenden Beginn und den sehr vielfältigen Beschwerden schwer zu stellen.

Frage: Auf der mikroskopischen Abbildung (☞ Foto 01) sehen Sie einen Amyloidbefall der Niere. Wo können Sie Amyloidablagerungen erkennen? Welche Parenchymveränderungen hat ein Fortschreiten der Erkrankung meist zur Folge?

Antwort: Das Amyloid erscheint lichtmikroskopisch als eine eosinophile homogene Substanz, die sich im glomerulären Mesangium und in den Vas afferentes abgelagert hat. Mit zunehmender Ablagerung kommt es zu Durchblutungs- und Filtrationsstörungen und schließlich zu einer Parenchymschrumpfung, die eine so genannte **Amyloid-Schrumpfniere** zur Folge hat.

✚ Die makroskopischen Veränderungen zeigen bei einer Milz-Amyloidose je nach Ablagerungsort das Bild einer **Sago-** (Follikel) bzw. **Schinkenmilz** (Pulpa, Follikelarterien).

Frage: Was wissen Sie über **Pigmente?** Welche gibt es und wo kommen Sie vor?

Antwort: Pigmente sind Stoffe, die sich in Zellen oder Geweben ablagern und eine Eigenfarbe haben. Man unterscheidet endogene und exogene Pigmente. Zu den **endogenen** Pigmenten zählen z.B. Melanin, Lipofuszin oder Bilirubin. Zu den **exogenen** Pigmenten gehören z.B. Tätowierungen oder berufstoxische Pigmente (Kohlestaub, Blei etc.).

Pigmente	Vorkommen
Melanin (= Tyrosin-Derivat)	Haut (Haare), Auge, Naevus, Melanom, Morbus Addison
Lipofuszin (Alterspigment)	Herz, Leber, Muskeln
Bilirubin	Ikterus
Eisen (Hämosiderin)	nach Blutungen, chronische Blutstauung in der Lunge, Eisenspeicherkrankheiten (Siderosen)
Kupfer	Morbus Wilson
Kohlepigment	Anthrakose der Lunge
Blei	Bleisaum in der Gingiva

Tab. 3.2:   Vorkommen von endogenen und exogenen Pigmenten

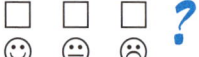

Frage: Wo kommt im Körper **Kollagen** vor? Wie ist Kollagen aufgebaut und welche Einteilung der verschiedenen Kollagenarten gibt es?

Antwort: Kollagen ist Bestandteil des Binde- und Stützgewebes und ist nahezu überall im Körper vorhanden, z.B. in Haut, Knochen, Knorpel, Sehnen, Blutgefäße und vielen inneren Organen. Kollagenfasern bestehen aus einzelnen Fibrillen, die zu Fasern zusammengelagert werden. Es gibt verschiedene Kollagentypen, von denen Typ I bis Typ V die wichtigsten sind:

Kollagentyp	Vorkommen
Typ I	Haut, Knochen, Sehnen, Faszien
Typ II	Knorpel, Glaskörper, Zwischenwirbelscheibe
Typ III	Haut, innere Organe, Gefäßwände
Typ IV	Basalmembran
Typ V	Gefäßwand

Tab. 3.3:   Wichtige Kollagentypen

Frage: Nennen Sie mir zwei **angeborene** Defekte des Kollagenstoffwechsels!

Antwort: Das **Ehlers-Danlos-Syndrom** ist eine angeborenen Störung der Prokollagenbildung. Es ist durch hyperelastische Haut, Überstreckbarkeit der Gelenke, leicht rupturierbare Gefäße und empfindliche Haut gekennzeichnet.

Bei der **Osteogenesis imperfecta** (Glasknochenkrankheit) betrifft die Kollagensynthesestörung den Kollagen Typ I. Dies hat Veränderungen des knöchernen Skeletts zur Folge und äußert sich vorwiegend durch erhöhte Knochenbrüchigkeit und Minderwuchs.

✚ Bindegewebe setzt sich zusammen aus: **Zellen** (fixe + mobile) und **Interzellularsubstanz** (kollagene/elastische/retikuläre Fasern + Grundsubstanz).

Frage: Mit welchen Abläufen reagiert der Körper nach einem pathologisch bedingten Zell- oder Gewebeuntergang, z.B. einer Nekrose, um den entstandenen Schaden zu reparieren?

Antwort: Ist der Nekroseherd klein, so kann unter bestimmten Bedingungen der Schaden durch Regeneration komplett ohne Folge ausheilen, es kommt zur **Restitutio ad integrum**. Diese **vollständige** Regeneration beschränkt sich auf Gewebe, die zu den labilen oder stabilen Gewebeformen gehören. Darüber hinaus müssen Leitstrukturen, an denen sich die proliferierenden Zellen räumlich orientieren, erhalten geblieben sein. Derartige Leitstrukturen sind z.B. die epitheliale Basalmembran oder das perivaskuläre Bindegewebsgerüst.

Größere Schäden, bei denen die Basalmembran und das Gefäßbindegewebe zerstört ist, und Schäden in Ruhegeweben heilen nur **unvollständig** unter Ausbildung eines mesenchymalen Ersatzgewebes (Narbe). Es kommt zur **Defektheilung**.

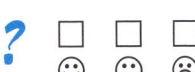 Fragen nach Basiswissen sind in der Pathologie sehr beliebt.

Frage: Sie haben gerade **labile**, **stabile** und **Ruhegewebe** erwähnt. Nennen Sie einige Beispiele, die diesen Gewebetypen angehören.

Antwort: Die verschiedenen Gewebearten werden je nach ihrer proliferativen Potenz in labile, stabile und permanente Gewebe unterteilt:

Gewebetyp	Vorkommen
labiles Gewebe (= Wechselgewebe)	Epithelien von Haut und Schleimhäuten (Haut: 96 h, Magen: 40 h), Knochenmark, lymphatisches Gewebe, Hoden (Spermiogenese)
stabiles Gewebe (= Dauergewebe)	Leberzellen, Nierentubulusepithelien, endokrine und exokrine Drüsen, glatte Muskulatur, Bindegewebe
permanentes Gewebe (= Ruhegewebe)	Ganglienzellen, Skelettmuskulatur, Herzmuskulatur

Tab. 3.4:   Gewebetypen

Frage: Zellersatz kann im Körper auch unter physiologischen Bedingungen, also aufgrund natürlichen Zellverschleißes, erfolgen. Kennen Sie Beispiele für die **physiologische Regeneration?**

✚ Eine einmalige Regeneration findet z.B. beim Milchgebiss statt.

Antwort: Die physiologische Regeneration ist vor allem für Organe und Gewebe mit hohem Zellumsatz, also im labilen Gewebe, charakteristisch. Ein **permanenter** Zellersatz kommt zum Beispiel in der Epidermis, in der Magen-Darm-Schleimhaut oder im lymphatischen Gewebe vor. Ein **zyklischer** Zellersatz findet im Endometrium während der Fortpflanzungsperiode der Frau statt.

4 Entzündungen

Frage: Was versteht man unter einer **Entzündung** und welche verschiedenen **Formen** kennen Sie?

Antwort: Die Entzündung stellt einen **Abwehrprozess** dar, der durch bestimmte **Noxen** ausgelöst wird. Beispiele für Entzündungsauslöser sind Bakterien, Viren, Pilze und Protozoen, aber auch chemische Substanzen, physikalische Faktoren und Immunreaktionen. Ziel der Entzündungsreaktion ist, die schädliche Noxe zu neutralisieren bzw. auszuschalten, die Gewebsschädigung möglichst gering zu halten und den ursprünglichen Zustand des Gewebes wieder herzustellen. Der Abwehrmechanismus ist eine komplexe Reaktion des **Gefäß-** und **Bindegewebes** unter Mitbeteiligung der Blutgefäße, der Blutzellen und der zellulären und strukturellen Bestandteile des Bindegewebes. Diese Reaktion wird durch **Entzündungsmediatoren** reguliert.

Je nach zeitlichem Verlauf kann man Entzündungen einteilen in:

- **Akute Entzündung:** Sie ist gekennzeichnet durch ein rasches Auftreten mit typischen Kardinalsymptomen.
- **Chronische Entzündung:** Typisch ist hier ein langsamer, oft schleichender Verlauf.

Darüber hinaus gibt es Sonderformen wie **rezidivierende**, **perakute** und **subakute** oder **subchronische** Entzündungen.

✚ **Perakute Entzündungen** sind gekennzeichnet durch einen extrem kurzen Verlauf und führen häufig zum Tode: z.B. foudroyante Tuberkulose, perakute Glomerulonephritis.

Frage: Bitte erzählen Sie etwas mehr zu dem Ablauf der akuten Entzündungen. Welche **klassischen Kardinalsymptome** gibt es?

Antwort: Zu den fünf Säulen der klassischen Kardinalsymptome der akuten Entzündung zählen **Calor** (= Wärme), **Rubor** (= Röte), **Tumor** (= Schwellung), **Dolor** (= Schmerz) und **Functio laesa** (= gestörte Funktion).

Symptome	Ursachen
Calor	• vermehrte Gewebsdurchblutung durch Weitstellung der Strombahn • Steigerung der Stoffwechselvorgänge
Rubor	• vermehrte Gewebsdurchblutung durch Weitstellung der Arteriolen und Kapillaren
Tumor	• Konstriktion der Venolen → Permeabilitätsstörung der Gefäße mit Austritt von Blutplasma
Dolor	• erhöhte Gewebespannung durch Schwellung • erhöhter hydrostatischer Druck • Azidose des Gewebes • → Erregung sensibler Nerven
Functio laesa	• durch Schwellung und Schmerz

Tab. 4.1:   Kardinalsymptome der Entzündung und ihre Ursachen

➕ Die klassischen Kardinalsymptome sind schon seit Celsus (30 v. Chr.) bekannt.

Die Abwehrreaktionen der akuten Entzündung haben in erster Linie das Ziel, durch das Ausschwitzen von Blutbestandteilen **(= Exsudation)** die auslösende Noxe im Entzündungsbereich zu verdünnen. Sie laufen charakteristischerweise in 3 Phasen ab. Nach einer kurz dauernden **Arteriolenkonstriktion** in der 1. Phase kommt es in der 2. Phase unter dem Einfluss von Entzündungsmediatoren zu einer **Vasodilatation** der Arteriolen, Kapillaren und postkapillären Venolen. Die dritte Phase ist gekennzeichnet durch eine Venolenkonstriktion, die zu einer Erhöhung des Filtrationsdrucks, zu Permeabilitätsstörungen im Entzündungsareal und zum **Ausstrom von Blutflüssigkeit** (Exsudation) führt.

a) Mikrozirkulationsstörung: 1. Phase

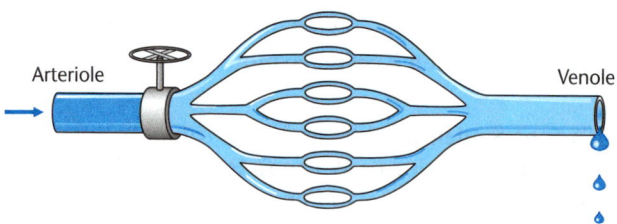

Abb. 4.1:   Die Phasen der Mikrozirkulationsstörungen, [4]

b) **Mikrozirkulationsstörung:** 2. Phase

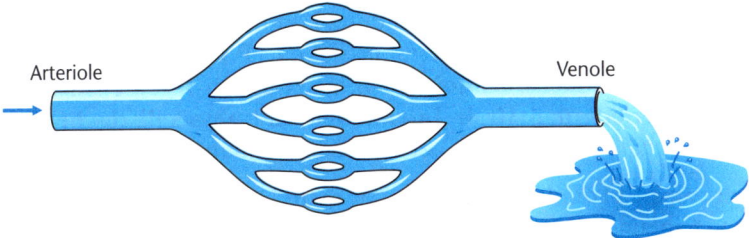

c) **Mikrozirkulationsstörung:** 3. Phase

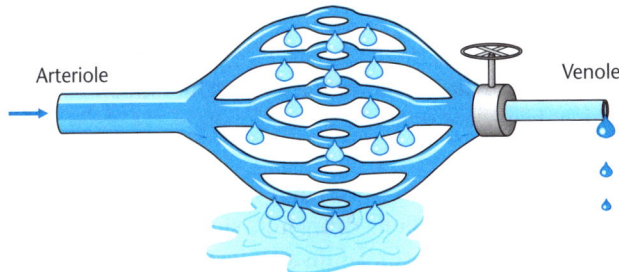

Abb. 4.1:   Die Phasen der Mikrozirkulationsstörungen, [4]

Frage: Die **akute exsudative Entzündung** wird nach den jeweils vorherrschenden Entzündungskomponenenten eingeteilt. Welche meine ich damit?

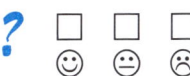

Antwort: Je nach Art des Exsudats lassen sich die akuten Entzündungen in folgende Formen einteilen:
- Seröse Entzündung
- Serös-schleimige Entzündung
- Fibrinöse Entzündung
- Fibrinös-eitrige Entzündung
- Eitrige Entzündung
- Hämorrhagische Entzündung

Oft ist es unmöglich, eine vorliegende akute Entzündung einer dieser Formen zuzuordnen, da es zwischen den einzelnen Formen fließende Übergänge gibt. Darüber hinaus kann im Verlauf der Entzündung eine Form in die andere übergehen.

☐ ☐ ☐ **?**
☺ 😐 ☹

➕ Exsudat der serösen Entzündung: Albumin ↑, Globulin ↓, Elektrolytkonzentration entspricht der Blutelektrolytkonzentration.

Frage: Was ist typisch für eine rein **seröse Entzündung?** Bitte nennen Sie einige klassische Beispiele.

Antwort: Bei der serösen Entzündung kommt des zum Austritt einer **fibrinfreien** und **eiweißreichen** Flüssigkeit. Typische Beispiele sind **Überempfindlichkeitsreaktionen** z.B. nach einem Insektenstich, aber auch **bakterielle** und **virale Infektionen** und **physikalisch-chemische** Gewebeschäden, wie sie z.B. bei einer Verbrennung entstehen.

Die seröse Entzündung ist häufig das erste Durchgangsstadium zu anderen Entzündungsformen. Sie kann aber auch als eigenständige Form auftreten: z.B. an **serösen Häuten** als Pleura- oder Perikarderguss, an den **Schleimhäuten** des Respirations- und Gastrointestinaltrakts als akutes Glottisödems, an der **Haut** als Urtikaria, oder auch an anderen **Organen**, z.B. bei der serösen Alveolits.

☐ ☐ ☐ **?**
☺ 😐 ☹

➕ Griechisch: katarrhein = hinunterfließen.

Frage: Woraus setzt sich das Exsudat der serös-schleimigen Entzündung im Vergleich dazu zusammen?

Antwort: Das Exsudats besteht vorwiegend aus **Serum**, **Schleim** und z.T. aus abgeschilferten **Epithelien**. Betroffen sind ausschließlich die Schleimhäute des Respirations- und Gastrointestinaltrakts. Ein typisches Beispiel für diese Form der Entzündung ist der Schnupfen (Rhinitis catarrhalis acuta). Er wird durch Tröpfcheninfektion mit Rhinoviren übertragen und beginnt mit einer starken Schleimhautschwellung der Nasenschleimhäute. Gleichzeitig kommt es über Entzündungsmediatoren zu einer Anregung der schleimbildenden Zellen des Oberflächenepithels. Die Folge ist eine für dieses Erkrankungsbild typische „laufende Nase".

☐ ☐ ☐ **?**
☺ 😐 ☹

Frage: Was wissen Sie über **fibrinöse Entzündungen?**

Antwort: Ursache fibrinöser Entzündungen sind meist schwerere Schäden des Endothels. Infolgedessen kommt es zum Austritt von **Blutplasma**, d.h. von Serum plus Gerinnungsfaktoren. Das enthaltene **Fibrinogen** fällt extravasal in Form von Fibrin aus und kann somit eine **mechanische Barriere** gegen weitere Entzündungseinflüsse bilden.

Fibrinöse Infiltrate findet man vorwiegend an serösen Häuten, wie z.B. Perikard, Pleura, Peritoneum, und an Schleimhäuten. Ein Beispiel für eine fibrinöse Schleimhautentzündung ist die **Diphtherie**, die durch das Corynebacterium diphtheriae ausgelöst wird. Das Exotoxin des Bakteriums führt zu Zellschäden vorwiegend in der Rachenschleimhaut. Es bilden sich typische grauweiße fest haftende Pseudomembranen, die beim Abstreifen bluten.

> **Merke:**
> - **pseudomembranöse** nicht-nekrotisierende Entzündung: z.B. Grippetracheitis (viral), Ruhr (Shigellen) → leicht abstreifbare Beläge ohne Nachblutung
> - **pseudomembranöse** nekrotisierende Entzündung: z.B. pseudomembranöse Kolitis (Clostridium difficile), Diphtherie (Corynebacterium diphtheriae) → nur schwer abstreifbare Beläge mit Nachblutung

Frage: Bitte erläutern Sie den Unterschied zwischen **Empyem**, **Phlegmone** und **Abszess**.

Antwort: Bei allen drei Entzündungsformen handelt es sich um **eitrige Entzündungen**, die am häufigsten durch Streptokokken und Staphylokokken verursacht werden.

Ein **Empyem** ist eine eitrige Entzündung in einem physiologisch bestehenden Hohlraum, z.B. Pleura oder Peritoneum. Ein **Abszess** dagegen ist eine Eiteransammlung in einem nicht vorbestehenden Hohlraum, der erst durch Gewebszerfall entstanden ist. Bei einer **Phlegmone** handelt es sich um eine diffuse, flächige, ebenfalls eitrige Entzündung ohne Abkapselung.

> **Merke:** Furunkel und Karbunkel sind typische Abszessformen. Ein **Furunkel** ist eine Infektion der Haarwurzel, die durch Staphylokokken ausgelöst wird. Greift die Entzündung auf die benachbarten Haarwurzeln über, entsteht ein **Karbunkel**.

Frage: Wie sieht das Exsudat einer eitrigen Entzündung aus?

Antwort: Das Exsudat besteht vorwiegend aus **neutrophilen Granulozyten**, die z.T. zugrunde gegangen und verfettet sind, und aus **Gewebsdetritus** (= Zelltrümmer).

Frage: Was zeichnet eine **hämorrhagische Entzündung** aus? Nennen Sie einige Beispiele.

Antwort: Bei hämorrhagischen Entzündungen kommt es aufgrund eines schweren Kapillarschadens zum massiven Austritt von Erythrozyten in das geschädigte Entzündungsgebiet. Ursachen sind sehr häufig vi-

rale Infektionen, wie z.B. bei der Grippepneumonie (Influenzaviren). Auch **Bakterien** können zu dieser Entzündungsform führen, wie z.B. der Milzbranderreger Bacillus anthracis.

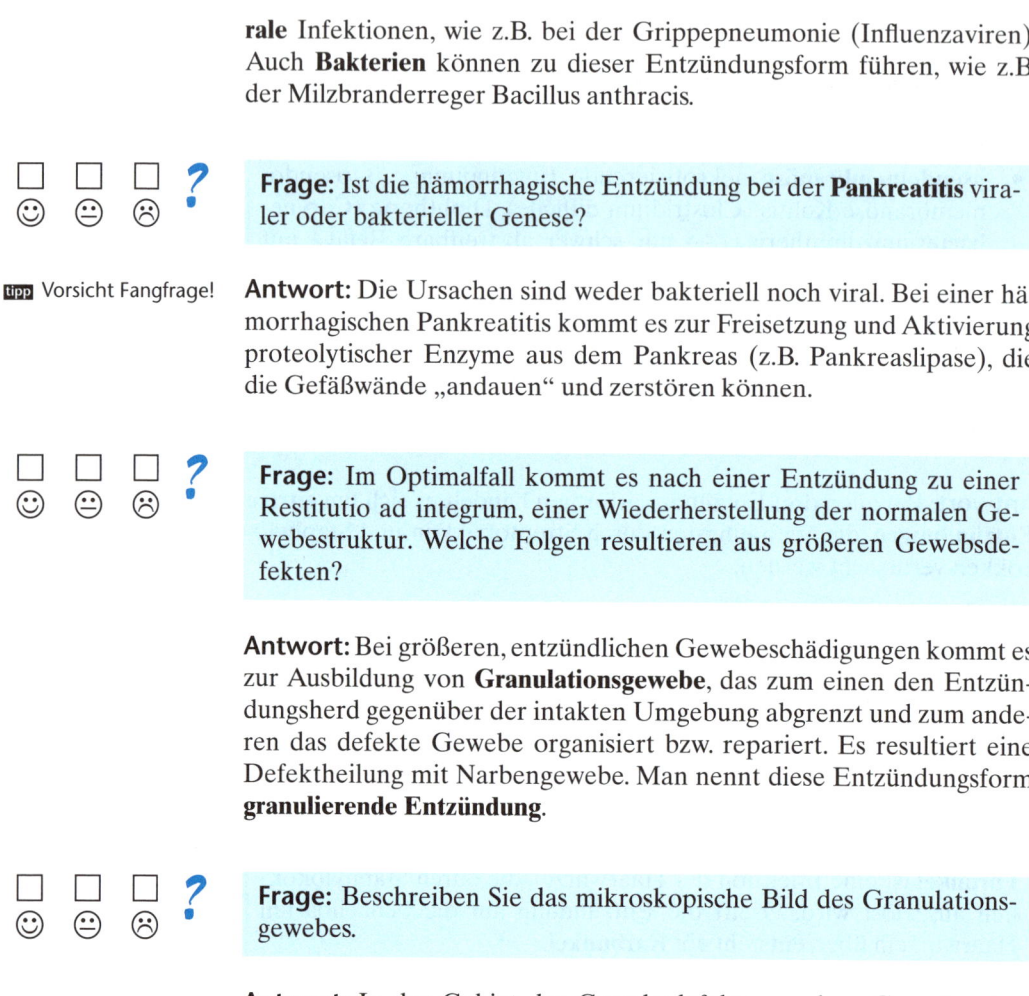

☐ ☐ ☐ **?**
☺ ☺ ☹

Frage: Ist die hämorrhagische Entzündung bei der **Pankreatitis** viraler oder bakterieller Genese?

tipp Vorsicht Fangfrage!

Antwort: Die Ursachen sind weder bakteriell noch viral. Bei einer hämorrhagischen Pankreatitis kommt es zur Freisetzung und Aktivierung proteolytischer Enzyme aus dem Pankreas (z.B. Pankreaslipase), die die Gefäßwände „andauen" und zerstören können.

☐ ☐ ☐ **?**
☺ ☺ ☹

Frage: Im Optimalfall kommt es nach einer Entzündung zu einer Restitutio ad integrum, einer Wiederherstellung der normalen Gewebestruktur. Welche Folgen resultieren aus größeren Gewebsdefekten?

Antwort: Bei größeren, entzündlichen Gewebeschädigungen kommt es zur Ausbildung von **Granulationsgewebe**, das zum einen den Entzündungsherd gegenüber der intakten Umgebung abgrenzt und zum anderen das defekte Gewebe organisiert bzw. repariert. Es resultiert eine Defektheilung mit Narbengewebe. Man nennt diese Entzündungsform **granulierende Entzündung**.

☐ ☐ ☐ **?**
☺ ☺ ☹

Frage: Beschreiben Sie das mikroskopische Bild des Granulationsgewebes.

Antwort: In das Gebiet des Gewebedefekts wandern **Granulozyten**, **Makrophagen** und **Histiozyten** ein. Die Makrophagen haben neben der Phagozytosefunktion eine stimulierende Wirkung auf Endothelzellen und Fibroblasten. Infolgedessen sprossen **Fibroblasten** und **Kapillaren** ein, die neues Bindegewebe und Gefäße bilden. Oft besteht das Granulationsgewebe, wie z.B. beim Ulkus, aus folgenden 3 Zonen:
- **Resorptionszone:** grenzt direkt an das nekrotische Material und besteht vorwiegend aus Makrophagen und Granulozyten.
- **Reparationszone** (Zone der Bindegewebsneubildung): besteht aus Kapillarsprossen und Fibroblasten.
- **Bindegewebszone** (Zone des ausgereiften Bindegewebes): ist die äußerste Schicht und besteht aus faserreichem Bindegewebe.

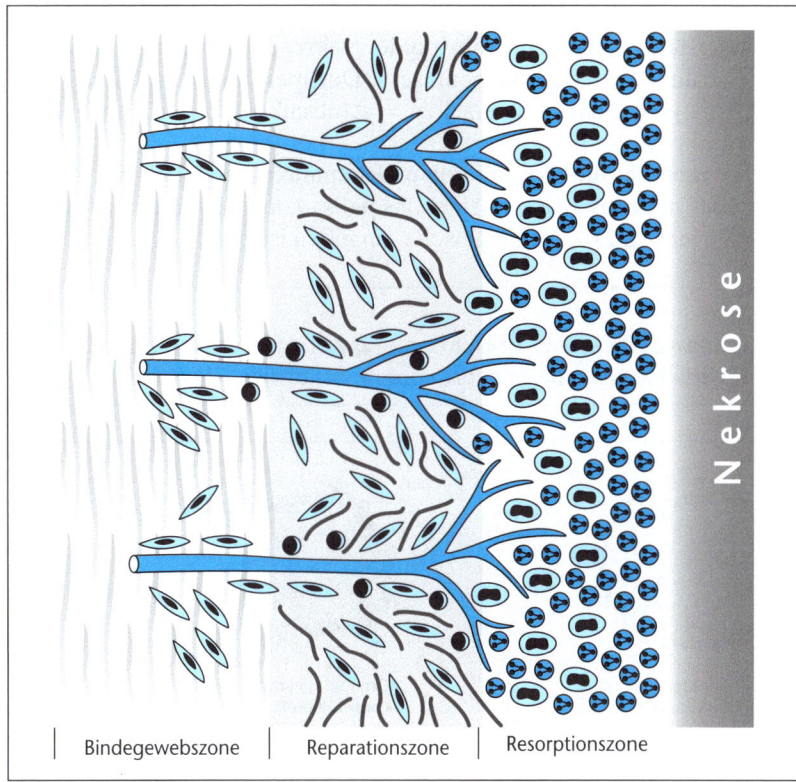

Abb. 4.2: Die drei Zonen des Granulationsgewebes, [2]

Frage: Was ist ein **Granulom?** Welche verschiedenen **Granulomty-pen** kennen Sie?

Antwort: Unter Granulom versteht man ein knötchenförmig angeord-netes Granulationsgewebe. Es besteht aus **Makrophagen**, **Epitheloid-zellen** und **Riesenzellen;** je nach Granulomtyp können noch andere Entzündungszellen enthalten sein.

Man unterscheidet folgende Granulomtypen:
- **Epitheloidzellgranulome** bestehen aus Epitheloidzellen, Langhans-Riesenzellen und einem Lymphozytenwall als äußere Begrenzung. Sie können sich z.B. im Verlauf einer Sarkoidose oder einer Tuber-kulose entwickeln. Bei dem Tuberkulosegranulom bildet sich, im Gegensatz zur Sarkoidose, im Zentrum des Granuloms eine **verkä-sende Nekrose**.
- Beim **Fremdkörpergranulom** findet man an der Stelle der Fremd-körpereinlagerung Makrophagen, Granulozyten und ungeordnete Fremdkörperriesenzellen z. T. mit resorbiertem Material. Im Rand-bereich entwickelt sich häufig ein Ring aus Kollagenfasern.

✚ **Rheumatisches** Gra-nulom bei rheumati-schem Fieber; **rheuma-toides** Granulom bei chronischer Polyarthritis.

✚ **Riesenzellen** entste-hen aus der Fusion von Makrophagen (**unge-ordnet**, z.B. Fremdkör-perriesenzellen) bzw. von Epitheloidzellen (**geordnet**, z.B. Lang-hans-Riesenzellen).

- Im Zentrum des **rheumatischen Granuloms** (Aschoff-Geipel-Knötchen) findet man eine fibrinoide Nekrose mit untergegangenen Zelltrümmern und Kollagenfasern. Darüber hinaus enthält es viele Histiozyten (Eulenaugenzellen = Anitschkow-Zellen) und einige Lymphozyten.
- Der **rheumatoide Granulomtyp** (Rheumaknoten) dagegen hat ein großes nekrotisches Zentrum, das palisadenartig von einem Histiozytenwall und von Bindegewebe umgeben ist.

> **Merke:**
> **Langhans-Zelle** → AG-präsentierende Zelle in der Epidermis
> **Langhans-Riesenzelle** → geordnete mehrkernige Riesenzelle

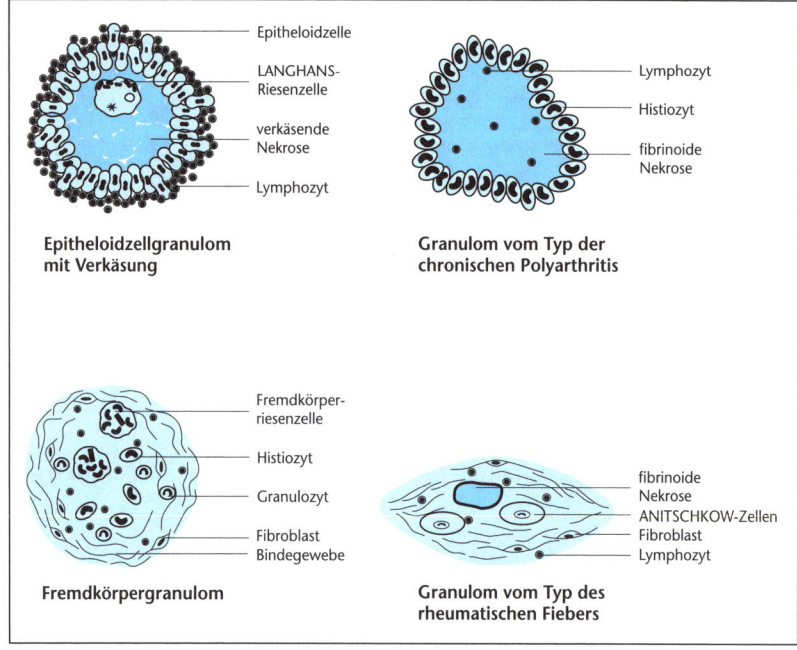

Epitheloidzelle

LANGHANS-Riesenzelle

verkäsende Nekrose

Lymphozyt

Epitheloidzellgranulom mit Verkäsung

Lymphozyt

Histiozyt

fibrinoide Nekrose

Granulom vom Typ der chronischen Polyarthritis

Fremdkörper-riesenzelle

Histiozyt

Granulozyt

Fibroblast
Bindegewebe

Fremdkörpergranulom

fibrinoide Nekrose
ANITSCHKOW-Zellen
Fibroblast
Lymphozyt

Granulom vom Typ des rheumatischen Fiebers

Abb. 4.3:   Granulomtypen, [1]

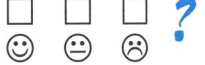

Frage: Neben den von Ihnen genannten Entzündungsformen gibt es noch einige Sonderformen. Was können Sie mir zu der **nekrotisierenden Entzündung** erzählen?

Antwort: Das Bild einer nekrotisierenden Entzündung ist durch Gewebsnekrosen gekennzeichnet. Es kommt zu einer lokalen Anreicherung der schädigenden Noxe, die aufgrund von lokalen **Durchblutungsstörungen** (z.B. bei Thrombosen) oder aufgrund **eingeschränkter Abwehrmechanismen** (z.B. bei zytostatischer Therapie, bei Diabetes mellitus oder bei Agranulozytose) nicht beseitigt werden kann.

Frage: Wann nennt man eine Entzündung **gangräneszierend?**

Antwort: Bei einem Befall des Entzündungsherdes mit **anaeroben Fäulniserregern** spricht man von einer gangräneszierenden Entzündung. Es kommt zu einer fauligen Zersetzung des Gewebes, was sich durch einen typischen süßlichen Geruch bemerkbar macht. Oft handelt es sich um Sekundärinfektionen von Wunden bei Patienten mit schlechter Durchblutungssituation, wie z.B. bei Diabetikern.

Frage: Normalerweise bleiben Entzündungen aufgrund organischer Begrenzungsstrukturen wie z.B. Organkapseln, aufgrund von dem einströmenden Fibrin oder aufgrund der ausgelösten Abwehrmechanismen lokal begrenzt. Dennoch kann es unter Umständen zu einer **Ausbreitung des Entzündungsprozesses** im Körper kommen. Auf welchem Weg können sich Entzündungen im Körper ausbreiten?

Antwort: Entzündungen können sich folgendermaßen ausbreiten:
- **per continuitatem:** z.B. in bindegewebigen Septen, entlang von Faszien und Organkapseln (z.B. Erysipel)
- **kanalikulär:** über vorbestehende Wege in Organstrukturen, z.B. in Gallenwegen oder im Bronchialsystem (z.B. Bronchitis, aufsteigende Entzündung bei Zystitis ins Nierenbecken)
- **hämatogen:** Einschwemmung in die Blutbahn (Bakteriämie)
- **lymphogen:** über Lymphwege zu den regionären Lymphknoten (eitrige Lymphadenitis)
- **neurogen:** entlang von Nervenbahnen z.B. bei Varicella-Zoster-Viren

Frage: Sie erwähnten eben den Begriff **Bakteriämie**. Grenzen Sie dazu die **Sepsis** ab.

Antwort: Bei einer **Bakteriämie** kommt es – wie schon gesagt – zu einer Ausschwemmung von Bakterien in die Blutbahn meist ohne allgemeine Krankheitserscheinungen. In der Regel werden die Erreger vom makrophagozytären System abgebaut und somit wird eine Besiedlung anderer Organe verhindert. Bei einem Patienten mit herabgesetzten Abwehrmechanismen oder bei hoher Virulenz der Erreger kann sich infolge der Ausschwemmung der Bakterien eine **Sepsis** entwickeln. Dabei kommt es durch das konstante oder periodische Eindringen der Erreger in die Blutbahn zu schweren Allgemeinsymptomen (z.B. Fieber, Tachykardie, Schock).

5 Immunpathologie

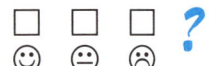

Frage: Welche **Überempfindlichkeitsreaktionen** kennen Sie?

Antwort: Insgesamt gibt es vier Typen der Überempfindlichkeitsreaktionen:

- **Typ I: Anaphylaktische Reaktion vom Soforttyp**
  Nach der Antigenexposition bilden sich spezifische IgE-Antikörper, die sich an Gewebsmastzellen und basophile Granulozyten binden. Bei erneutem Antigenkontakt kommt es innerhalb von Minuten zur Degranulation dieser Zellen und zur Freisetzung von vasoaktiven und entzündungsfördernden Substanzen, z.B. Histamin, Leukotriene, Prostaglandine etc. Lokale Erscheinungen sind **Vasodilatation** mit Hautrötung und Ödembildung, **Juckreiz** und eine **seröse Entzündung**. Bei einer systemischen Reaktion, z.B. beim anaphylaktischen Schock, kommt es zu lebensbedrohlichem Blutdruckabfall und Bronchospasmus.
- **Typ II: Zytotoxische Reaktion**
  Hierbei handelt es sich um eine Immunreaktion, bei der humorale Antikörper (IgM, IgG) mit gewebsständigen oder zelleignen Antigenen reagieren. Die Zielzelle wird entweder durch komplette Komplementaktivierung und anschließender Lyse oder bei inkompletter Komplementaktivierung durch Opsonierung mit folgender Phagozytose eliminiert.
- **Typ III: Immunkomplexreaktion**
  Antikörper bilden mit löslichen Antigenen Immunkomplexe. Diese lagern sich in Blutgefäßwänden und perivaskulär im Gewebe ab und rufen dort eine Entzündungsreaktion und eine konsekutive Gewebsschädigung hervor. Man unterscheidet ein lokale von einer generalisierten Form.
- **Typ IV: Zellvermittelte Immunreaktion vom Spättyp**
  Die Typ-IV-Reaktion ist im Gegensatz zu den anderen Reaktionstypen eine zellvermittelte und keine antikörpervermittelte Reaktion. Hier reagieren sensibilisierte T-Zellen mit dem Antigen.
  Da bei diesem Typ die Reaktion erst nach 24–48 h nach Antigenkontakt auftritt, wird dieser Typ auch Spättyp genannt.

Meistens überlappen sich diese vier Typen. Nur selten gibt es die reine Ausprägung eines Typs. Bei Typ I–III sind Immunglobuline die Auslöser der Symptome.

> **Merke:** Bei **Typ II** befinden sich die **Antigene** primär an der Zelloberfläche und die Antikörper binden sekundär. Bei **Typ I** befinden sich die **Antikörper** primär an der Zelloberfläche und die Antigene binden sekundär. **!**

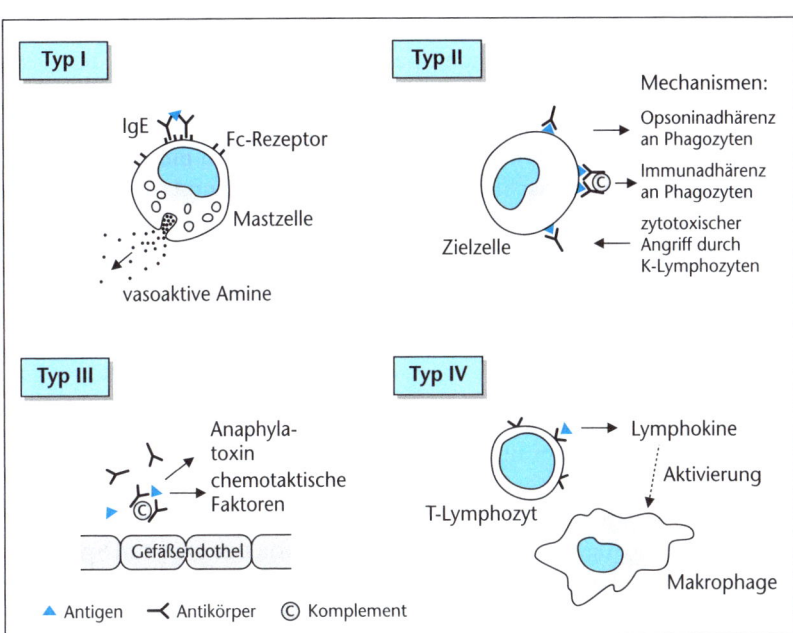

Abb. 5.1:   Überempfindlichkeitsreaktionen, [5]

Frage: Nennen Sie einige spezifische Krankheitsbilder der eben beschriebenen Immunreaktionen.

Antwort: Einige typische Erkrankungsbilder sind:

Typ I	allergische Rhinitis und Sinusitis, allergisches Asthma, allergische Gastroenteritis, Urticaria, anaphylaktischer Schock
Typ II	Transfusionszwischenfälle bei Blutgruppeninkompatibilität, Rhesusunverträglichkeit, Thyreoiditis Hashimoto, Antibasalmembran-Glomerulonephritis, Goodpasture-Syndrom
Typ III	lokal → Farmerlunge, Zöliakie, Arthusreaktion systemisch → Immunkomplexglomerulonephritis, Perikarditis (Libman-Sacks)
Typ IV	Kontaktallergie, Arzneimittelexantheme, Abstoßungsreaktionen nach Organtransplantationen

Tab. 5.1:   Typische Erkrankungsbilder

✚ Ursachen des anaphylaktischen Schocks können sein: Antibiotika, Lokalanästhetika, Dextrane, Insektengifte, jodhaltige Kontrastmittel etc.

Frage: Das Problem bei Transplantationen stellen heutzutage weniger die chirurgischen Eingriffe, sondern vielmehr die immunologischen Prozesse, die Abstoßungsreaktionen, dar. Wovon hängt das Auftreten einer Abstoßungsreaktion ab?

Antwort: In erster Linie hängt der Erfolg einer Transplantation von der **genetischen Differenz** zwischen Spender und Empfänger ab. Die wichtigste Rolle spielen hier die Blutgruppenantigene (AB0-System) und die Transplantationsantigene (HLA-Antigene). Die Wahrscheinlichkeit der Abstoßung ist darüber hinaus abhängig von der **Immunogenität des transplantierten Organs:** Sie ist hoch bei Haut-, Dünndarm- und Knochenmarktransplantationen, intermediär bei Nieren- und Herztransplantationen und niedrig bei Lebertransplantationen. Weiterhin ist die Abstoßungsreaktion abhängig von dem **Organzustand**, der **Organkonservierung** und dem **Zeitintervall** zwischen Organentnahme und Transplantation.

> **Merke: Transplantationen:**
> - **autolog** → Spender und Empfänger sind identisch
> - **synerg** → Spender und Empfänger sind genetisch identisch (z.B. eineiige Zwillinge)
> - **allogen** → Spender und Empfänger sind von der gleichen Spezies, aber immungenetisch verschieden
> - **xenogen** → Spender und Empfänger gehören nicht zur selben Spezies (z.B. Mensch – Schwein).

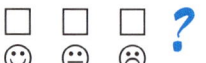

Frage: Müssen Sie bei einer Transplantation der **Kornea** mit starken Abstoßungsreaktionen rechnen?

tipp Vorsicht Fangfrage!

✚ Die Hornhaut wird über das Kammerwasser, die Tränenflüssigkeit und das Gefäßsystem der Bindehaut (Randschlingennetz am Limbus) ernährt.

Antwort: Die Wahrscheinlichkeit einer Abstoßungsreaktion ist bei der Hornhaut eher gering. Hauptangriffspunkt der Abstoßungsreaktion ist das Gefäßendothel des Transplantats. Da die Hornhaut normalerweise nicht von Blutgefäßen durchzogen ist, können die immunkompetenten Zellen aus den Blutgefäßen nicht an das Gewebe herankommen.

Frage: Was passiert bei einer **Graft-versus-host-Reaktion** und bei welcher Transplantation kann man sie häufig sehen?

Antwort: Bei der Graft-versus-host-Reaktion wenden sich immunkompetente T-Lymphozyten des gespendeten Knochenmarks (Graft) gegen Organe des Empfängers (Host). Daher ist sie eine häufige Komplikation bei allogenen **Knochenmarktransplantationen**, bei der immunkompetente Zellen des Spenders übertragen werden. Diese „Spender-gegen-Empfänger-Reaktion" führt zu einer akuten Abstoßungsreaktion im Empfängerorganismus und richtet sich bevorzugt gegen **Haut**, **Darm** und die **Leber**. Exantheme, Diarrhöen und ein Ikterus mit Leberversagen sind die Folgen. Neben einer **akuten** Form innerhalb der ersten Wochen nach Transplantation, gibt es auch einen **chronischen** Verlauf der Graft-versus-host-Reaktion, der nach ca. 3 Monaten in Erscheinung tritt und klinisch Autoimmunerkrankungen ähnelt.

Frage: Was sind **Autoimmunerkrankungen?**

Antwort: Autoimmunerkrankungen sind Krankheiten, bei denen sich das Immunsystem des Körpers gegen körpereigenes Gewebe richtet. Der Körper verliert die Fähigkeit zwischen „selbst" und „fremd" zu unterscheiden und greift durch die Bildung von Autoantikörpern eigenes Gewebe an.

Frage: Welche systemischen und organbezogenen Autoimmunerkrankungen kennen Sie? Nennen Sie einige Beispiele.

Antwort: Beispiele für **systemische** Autoimmunerkrankungen sind: Systemischer Lupus erythematodes, Sklerodermie, Rheumatoide Arthritis, Sjögren-Syndrom oder Morbus Wegener.

Zu den **organbezogenen** Autoimmunerkrankungen zählen: Hashimoto Thyreoditis, Morbus Basedow, Myasthenia gravis (Assoziation zu Thymushyperplasie/Thymom), Diabetes mellitus Typ I, Morbus Werlhof (ITP) oder perniziöse Anämie.

Autoimmunkrankheit	Autoantikörper gegen
Hashimoto Thyreoiditis	Thyreoglobulin, Follikelepithel, mikrosomale Antigene der Schilddrüse
Morbus Basedow	TSH-Rezeptoren
Myasthenia gravis	Azetycholinrezeptoren
Diabetes mellitus Typ I	Inselzellen
Morbus Werlhof	Thrombozyten
perniziöse Anämie	Parietalzellen, intrinsic factor

Tab. 5.2: Organbezogene Autoimmunkrankheiten und Autoantikörperbildung

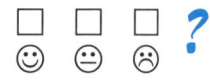

Frage: Nächstes Thema: **AIDS**. Durch welche Viren wird diese Erkrankung übertragen, welche Übertragungswege gibt es und auf welchem Weg schädigen sie das Immunsystem?

tipp Achtung: Das Virus heißt HI-Virus (**h**uman **i**mmunodeficiency **v**irus), nicht HIV-Virus!

Antwort: AIDS entsteht durch eine Infektion mit dem HI-Virus, einem RNA-Virus. Die Mehrheit der Neuinfektionen erfolgt durch **ungeschützten Geschlechtsverkehr.** Die Viren können aber auch bei **Drogenabhängigen** durch die Benutzung kontaminierter Injektionsbestecke, durch HIV-haltiges **Blut** bzw. **Blutprodukte, prä-/perinatal** oder durch **Muttermilch** übertragen werden.

Beim HI-Virus handelt es sich um ein **Retrovirus**, der bevorzugt Zellen des Immunsystems befällt, die einen **CD4-Rezeptor** tragen. Dies sind v. a. die T-Helferzellen, aber auch Makrophagen, Monozyten, Gliazellen und Langerhanszellen. HI-Viren docken mit dem **Hüllenprotein gp120** an die CD4-Rezeptoren dieser Zelle an und dringen mithilfe eines Co-Rezeptors (Chemokinrezeptoren, z.B. CCR5) in die Zelle ein. Mit dem viralen Enzyms **reverse Transkriptase** kann die Virus-RNA in eine DNA umgeschrieben und auf diese Weise die HIV-Erbinformation in das Genom der menschlichen Zelle eingebaut werden. Auf diesem Weg kann sich das Virus in der Wirtszelle replizieren. Infolge der fortschreitenden Virusvermehrung und der Zerstörung der Immunzellen kommt es zu schweren Störungen des Immunsystems, die zum Auftreten so genannter **opportunistischer Infektionen führen können.**

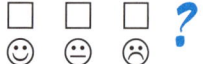

Frage: Was sind **opportunistische Infektionen?** Erzählen Sie mehr dazu.

Antwort: Opportunistische Infektionen werden von Erregern verursacht, die bei intaktem Immunsystem keine Krankheitserscheinungen auslösen. Diese Erreger können sich aber im Verlauf der HIV-Infektion durch die Schwäche des Immunsystems ungehindert vermehren. Dazu zählen:
- **Protozoen:** Pneumocystis carinii (Pneumonie), Toxoplasma gondii (Enzephalitis)
- **Pilze:** Candidia albicans (Candidaösophagitis), Kryptokokkus (Herdpneumonie, Meningoenzephalitis)
- **Bakterien:** atypische Mykobakterien (atypische Mykobakteriose), Mycobakterium tuberculosis (Lungentuberkulose, Miliartuberkulose), Salmonellen (Enteritis, Sepsis)
- **Viren:** Zytomegalievirus (Pneumonie, Retinitis), Herpes-simplex-Virus (ulzerierende Läsionen perianal, genital, orofazial und ösophageal)

Frage: Im Verlauf einer HIV-Infektion können neben opportunistischen Infektionen auch bestimmte **Tumorerkrankungen** auftreten. Welche meine ich?

? ☐ ☐ ☐
☺ 😐 ☹

Antwort: Zu den AIDS-assoziierten Malignomen zählt das **Kaposi-Sarkom**. Es handelt sich um einen bösartigen Tumor, der von den Gefäßendothelien ausgeht und als violett oder braun-bläulicher Fleck oder Knoten imponiert. Bevorzugte Lokalisationen sind die Spaltlinien der Haut, die Schleimhäute im Mund- und Genitalbereich. Darüber hinaus können im Rahmen von AIDS noch **Lymphome** oder **invasive Zervixkarzinome** auftreten.

Frage: Erläutern Sie kurz die **Stadien der HIV-Infektion**.

? ☐ ☐ ☐
☺ 😐 ☹

Antwort: Die Stadien der HIV-Infektion werden nach dem klinischen Befund in 4 Gruppen unterteilt:

Stadium		Klinik
I		**Akute HIV-Infektion:** mononukleoseähnliches Krankheitsbild nach ca. 1–6 Wochen
II		**Klinische Latenzphase:** symptomarm, ohne oder mit pathologischen Laborwerten (z.B. Lymphozytopenie, Thrombozytopenie, Granulozytopenie), Dauer bis zu 10 Jahren
III		**Lymphadenopathie-Syndrom:** generalisierte Lymphadenopathie
IV		**HIV-assoziierte Erkrankungen:**
	A	**AIDS-Related Complex:** klinische Symptome (Nachtschweiß, Gewichtsverlust, Fieber, Diarrhö) + Laborbefunde (T-Helferzellen ↓)
	B	**Neurologische Erkrankungen:** z.B. HIV-Enzephalopathie, Polyneuropathie, Myopathie
	C1	**Opportunistische Infektionen:** z.B. Pneumocystits-carinii-Pneumonie, Toxoplasmose, Candidaösophagitis, Kryptokokkose, atypische Mykobakteriose, Zytomegalie, Herpes-simplex-Infektion
	C2	**Nicht-AIDS-definierte Infektionen:** z.B. Candida-Infektion, Haarleukoplakie, Herpes zoster
	D	**Malignome:** z.B. Kaposi-Sarkom, ZNS-Lymphom, Non-Hodgkin-Lymphom, invasives Zervixkarzinom
	E	**Andere Erkrankungen:** z.B. Wasting Syndrom (Gewichtsverlust, chronische Diarrhö, Schwäche)

Tab. 5.3: Stadien der HIV-Infektion nach einer Klassifikation der CDC (Centers for Disease Control)

6 Tumoren

□ □ □ ?
☺ ☹ ☹

Frage: Bitte definieren Sie den Begriff **Dysplasie.**

Antwort: Dysplasien sind Störungen des Gewebsaufbaus, entweder infolge einer **fehlerhaften Organogenese** oder infolge von **Differenzierungsstörungen des Epithels**. Letztere entstehen durch chronische Reizzustände. Bei der Dysplasie bilden sich unterschiedlich schwere Zellatypien und eine gestörte Epithelarchitektur. Die Zellkerne haben meist variable Größen (Pleomorphie) und lassen vermehrt Mitosen erkennen. Die polare Ausrichtung der Epithelien geht dabei meist verloren und führt zu einem unregelmäßigen Gewebeaufbau (Polaritätsverlust).

□ □ □ ?
☺ ☹ ☹

Frage: Sind epithelbezogene Dysplasien gleichzusetzen mit einem Karzinom?

Antwort: Nein. Es handelt sich bei den epithelbezogenen Dysplasien um reversible Veränderungen, die auf einer kontrollierten Zellproliferation beruhen. Sie sind Vorstufen in der Entwicklung von Karzinomen und zählen zu den Präkanzerosen.

□ □ □ ?
☺ ☹ ☹

Frage: Was sind **Präkanzerosen?**

Antwort: Präkanzerosen sind Gewebeveränderungen bzw. Erkrankungen, die ein **erhöhtes Tumorentartungsrisiko** haben. Man unterscheidet fakultative von obligaten Präkanzerosen:

Zu den **fakultativen Präkanzerosen** zählen:
- chronische Ulzera der Haut und des Magens
- chronische Gastritis Typ B
- Colitis ulcerosa
- Leberzirrhose
- Neurofibromatose

Zu den **obligaten Präkanzerosen** zählen:
- fortgeschrittene Dysplasien
- Carcinoma in situ
- Polyposis coli
- Morbus Bowen
- Lentigo maligna
- Leukoplakie

Frage: Sie haben eben die **Leukoplakie** aufgezählt. Was genau ist eine Leukoplakie und wo kann sie auftreten?

Antwort: Leukoplakien sind weißliche, nicht wegwischbare Veränderungen der **Schleimhaut**, die sich an der Mundschleimhaut häufig durch schlecht angepasste Prothesen oder bei Nikotinabusus entwickeln. Histologisch auffällig sind eine vermehrte Verhornung **(Hyperkeratosen)** und eine überstürzte Verhornung mit kernhaltigen Hornschuppen **(Parakeratose)**. Einfache Leukoplakien zeigen keine Zelltypien und sind in dieser Form harmlos. Veränderungen mit Zelltypien zählen zu den präkanzerösen Leukoplakien und können maligne entarten. Leukoplakien kommen in der Schleimhaut der Mundhöhle, v.a. an der Wangenschleimhaut und am Gaumen, in der Schleimhaut des Kehlkopfs, des Ösophagus, der Genitalien und der Harnblase vor.

tipp Prüfer greifen gerne den zuletzt genannten Begriff – insbesondere bei Aufzählungen – der vorherigen Antwort auf. Also am besten einen Begriff ans Ende der Aufzählung setzen, über den man noch mehr erzählen könnte.

Frage: An welche anderen Erkrankungen müssen Sie differentialdiagnostisch bei der Leukoplakie denken?

Antwort: Wichtige Differentialdiagnosen sind **Soor**, **Lichen ruber** oder **Lupus erythematodes chronicus discoides**.

Frage: Welche Malignome werden als **Karzinome** bezeichnet?

Antwort: Karzinome sind bösartige Tumoren, die **epithelialen** Ursprungs sind. Sie machen ca. 90 % aller bösartigen Tumoren aus. Je nach Histologie unterscheidet man **Plattenepithel-, Adeno-,** und **Übergangszellkarzinome,** sowie **undiffenzierte Karzinome.** Gutartige epitheliale Tumoren werden als **Papillome** bezeichnet, wenn sie von Plattenepithel oder Urothel ausgehen, als **Adenome,** wenn sie von Drüsenepithel, einem Organparenchym oder von einer Schleimhaut ausgehen. Die große Gruppe der **nicht-epithelialen Tumoren** umfasst neuroendokrine Tumoren, neuroektodermale Tumoren, mesenchymale Tumoren einschließlich der Tumoren des Knochenmarks und des lymphatischen Systems, sowie Keimzelltumoren und Tumoren der embryonalen Gewebe.

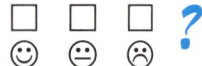

Frage: Welche **Kriterien** unterscheiden die **benignen** von den **malignen Tumoren?**

Antwort: Benigne und maligne Tumoren unterscheiden sich v.a. hinsichtlich des **Wachstums**, der **Metastasierungsfähigkeit** und der **zytologischen Veränderungen**. Gutartige Tumoren wachsen vorwiegend langsam und expansiv und sind gut differenziert. Kennzeichen bösartiger Tumoren sind ein eher schnelles, invasives und destruktives Wachstum, Metastasierung und viele Zelltypien.

	Benigne Tumoren	Maligne Tumoren
Wachstum, Abgrenzung	• langsam • expansiv-verdrängend • gut abgegrenzt (Tumorkapsel)	• schnell • invasiv, destruierend • schlecht abgegrenzt
Zellveränderungen	• hoher Differenzierungsgrad • geringe Zellveränderungen:	• Differenzierungsverlust • Viele Zelltypien:
Zellform	– monomorph	– polymorph
Zellzahl	– niedrig	– hoch
Kern-Plasma-Relation	– regelrecht	– Zugunsten des Kerns verschoben
Mitosenzahl	– niedrig	– hoch, atypisch
Nukleolen	– normal	– vergrößert
Metastasen	• nein	• ja
Verlauf	• selten Rezidive • lang dauernd	• häufig Rezidive • kurz, häufig tödlich

Tab. 6.1:   Unterscheidungskriterien zwischen benignen und malignen Tumoren

Frage: Was sind **semimaligne** Tumoren? Fällt Ihnen ein Beispiel dazu ein?

✚ Weitere semimaligne Tumoren sind Karzinoide und Fibromatosen.

Antwort: Semimaligne Tumoren sind Tumoren, die ihrem Verhalten nach zwischen den gutartigen und bösartigen Tumoren stehen. Sie neigen dazu, wie maligne Tumoren, **invasiv** und **destruierend** zu wachsen, metastasieren aber mit einer sehr geringen Wahrscheinlichkeit. Ein häufiger semimaligner Tumor ist das **Basaliom**, ein Hauttumor, der von den basalen Epidermiszellschichten ausgeht und sich häufig an lichtexponierten Hautstellen, v.a. im Gesicht, entwickelt.

Frage: Grenzen sie die Begriffe Carcinoma in situ, Frühkarzinom und mikroinvasives Karzinom ab.

Antwort: Beim **Carcinoma in situ** sind die hochgradig atypischen Zellen auf das Epithel begrenzt und zeigen kein invasives Wachstum und auch keine Metastasierung (z.B. Carcinoma in situ des Cervix uteri).

Das **Frühkarzinom**, z.B. des Magens, überschreitet die Basalmembran und ist auf Mukosa und Submukosa begrenzt, aber noch nicht in die Muscularis mucosa eingewachsen. Aus diesem Grund ist hier zwar eine Metastasenbildung möglich, die Prognose aber gegenüber fortgeschrittenen Magenkarzinomen relativ günstig.

Das **mikroinvasive Karzinom**, z.B. der Zervix, überschreitet ebenfalls die Basalmembran und hat von der Basalmembran aus eine maximale Invasionstiefe von 3–5 mm. Eine Metastasierung ist möglich.

Frage: Welche Faktoren spielen bei der Entstehung von bösartigen Tumoren ein Rolle?

Antwort: Folgende Faktoren sind kausal mit der Entstehung von bösartigen Tumoren assoziiert:

✚ Kein Krebs ohne Genschaden!

- **Hereditäre Tumorentstehung** und **Disposition** (z.B. familiäre Adenomatosis coli)
- **Chemische Noxen** und **Ernährung** (z.B. Asbest → Pleuramesotheliom, Tabak → Bronchialkarzinom, Nitrosamine (geräuchertes Fleisch) → Magenkarzinom)
- **Strahlen** (ionisierende Strahlen → Leukämie, UV-Strahlen → malignes Melanom)
- **Viren** (z.B. Papillomaviren → Zervixkarzinom , Epstein-Barr-Viren → Burkitt-Lymphom, nasopharyngeale Karzinome, Hepatitisvirus → Leberzellkarzinom)
- **Bakterien** (z.B. Helicobakter pylori → Magenkarzinom)

Tumoren entwickeln sich auf dem Boden einer Fehlregulation oder eines Schadens im genetischen Programm der Zelle, die durch eben genannte Faktoren induziert werden können. Eine zentrale Rolle spielen hierbei die **Tumorgene** (Onkogene, Suppressorgene).

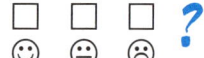

✚ Weitere Gene, die bei der Tumorentwicklung eine Rolle spielen, sind Apoptosegene, Telomerasegene und DNA-Reparaturgene.

Frage: Wissen Sie mehr über die **Tumorgene?** Was ist der Unterschied zwischen Onkogenen und Tumorsuppressorgenen?

Antwort: Protoonkogene und Tumorsuppressorgene zählen zu den Genen, die eine zentrale Rolle bei der physiologischen Zellproliferation und -differenzierung spielen. **Protoonkogene** regulieren das Zellwachstum und die Zelldifferenzierung. Veränderungen dieser Gene, z.B. durch Mutationen, lösen einen unkontrollierten Wachstums- und Differenzierungsprozess aus (**„gain of function"**). **Tumorsuppressorgene** sind die natürlichen Gegenspieler der Onkogene und hemmen daher die Proliferationsprozesse. Ein Gendefekt hat eine ungehinderte Teilung der Zellen zur Folge (**„loss of function"**).

!

Merke: Krebsentstehung: Aktivierung von Onkogenen („gain of function") und Inaktivierung von Tumorsuppressorgenen („loss of function").

Frage: Da Sie so gut über die Thematik Bescheid wissen: Kennen Sie zufällig ein Tumorsuppressorgen?

Antwort: Ein bekanntes Tumorsuppressorgen ist das **Rb-Gen**, das z.B. für die Entstehung des Retinoblastoms bei Kindern eine Rolle spielt. Bei diesem Tumor wurde zum ersten Mal erkannt, dass der Verlust eines Tumor-Suppressorgens ein unkontrolliertes Zellwachstum zur Folge hat. Eines der bedeutendsten Tumorsuppressorgene neben dem Rb-Gen ist das **p53**. Es spielt eine wichtige Rolle bei Reparaturmechanismen nach DNA-Schäden. Mutationen von p53, z.B. ausgelöst durch Nikotin, sind bei der Entstehung zahlreicher Tumoren beteiligt.

Frage: Das **TNM-System** ist ein weit verbreitetes Verfahren zur Einteilung von Tumoren. Beschreiben Sie kurz die Bedeutung der einzelnen Buchstaben.

Antwort: Die Stadieneinteilung durch die TNM-Klassifikation ist wichtig für weitere Behandlungsstrategien und für die Beurteilung der Prognose. Der Buchstabe **T** beschreibt die **Größe** und **Ausdehnung** des Primärtumors, **N** das Fehlen bzw. Vorhandensein von regionalen **Lymphknotenmetastasen** (N für Nodi lymphatici) und **M** das Fehlen bzw. Vorhandensein von **Fernmetastasten** (M für Metastasen). Die durch klinische Untersuchungen erstellte TNM-Klassifikation **(= cTNM)** wird postoperativ durch die pathologische TNM-Klassifikation **(= pTNM)** mithilfe von histologischen Untersuchungen ergänzt.

✚ Pierre Denoix entwickelte in den Jahren 1943 bis 1952 die TNM-Klassifikation zur Einteilung maligner Tumoren. Diese wurde in den sechziger Jahren zunehmend von der UICC (Union Internationale Contre le Cancer), deren Präsident er von 1973 bis 1978 war, in der Medizin etabliert.

T – Primärtumor
- TX Primärtumor kann nicht beurteilt werden
- T0 kein Anhalt für Primärtumor
- Tis Carcinoma/Tumor in situ
- T1, T2, T3, T4 zunehmende Größe und/oder lokale Ausdehnung des Primärtumor

N – Regionäre Lymphknoten
- NX regionäre Lymphknoten können nicht beurteilt werden
- N0 keine regionären Lymphknotenmetastasen
- N1, N2, N3 zunehmender Befall regionärer Lymphknoten

M – Fernmetastasen
- MX das Vorliegen von Fernmetastasen kann nicht beurteilt werden
- M0 keine Fernmetastasen
- M1 Fernmetastasen

Tab. 6.2: TNM-Klassifikation

Merke:
- Präfix r bei **r**TNM   →   **R**ezidivtumor
- Präfix c bei **c**TNM   →   **k**linisches Stadium
- Präfix y bei **y**TNM   →   Z.n. Vorbehandlung
- Präfix a bei **a**TNM   →   in der **A**utopsie diagnostiziert
- Präfix m bei **m**TNM   →   **m**ultiple Primärtumoren

!

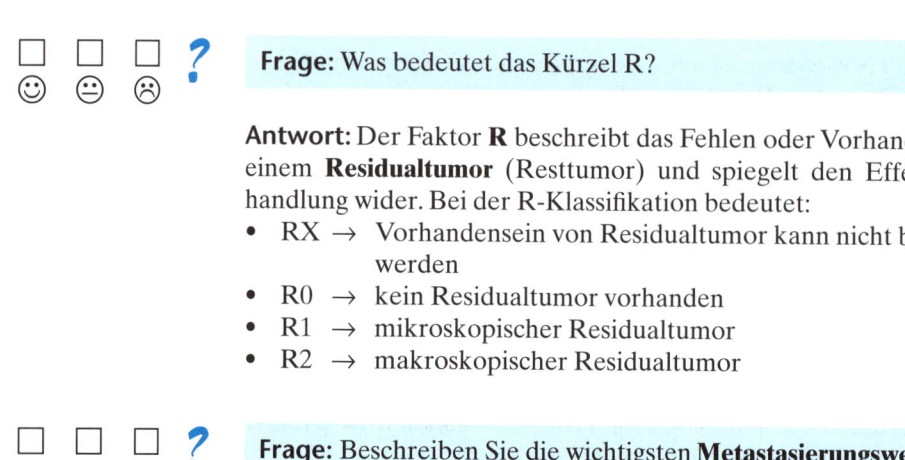

Frage: Was bedeutet das Kürzel R?

Antwort: Der Faktor **R** beschreibt das Fehlen oder Vorhandensein von einem **Residualtumor** (Resttumor) und spiegelt den Effekt der Behandlung wider. Bei der R-Klassifikation bedeutet:
- RX → Vorhandensein von Residualtumor kann nicht beurteilt werden
- R0 → kein Residualtumor vorhanden
- R1 → mikroskopischer Residualtumor
- R2 → makroskopischer Residualtumor

Frage: Beschreiben Sie die wichtigsten **Metastasierungswege**.

Antwort: Folgende Wege der Metastasierung sind möglich: lymphogen, hämatogen oder über Körperhöhlen/Oberflächen.

Bei der **lymphogenen Metastasierung** breitet sich der Tumor durch Einbruch in die Lymphgefäße aus. Von dort aus können Tumorzellen in die regionären Lymphknoten gelangen und Lymphknotenmetastasen bilden. Haften Tumorzellen in den Lymphgefäßen an und wachsen dort weiter, entsteht eine **Lymphangiosis carcinomatosa**. Schließlich können die Tumorzellen über den Ductus thoracicus in die Blutbahn gelangen.

Brechen Tumorzellen in die Blutbahn ein, entwickelt sich eine **hämatogene Metastasierung**. Je nachdem in welche Vene die Tumorzellen des Primärtumors eindringen, unterscheidet man 5 Typen:
- **Lungen-Typ:** Primärtumor in der Lunge → Tumorzellen gelangen über Lungenvenen und linken Ventrikel in den großen Kreislauf.
- **Leber-Typ:** Primärtumor in der Leber → Tumorzellen gelangen über Lebervenen in die Lunge und von dort in den großen Kreislauf.
- **Cava-Typ:** Primärtumor in Organen, die in die V. cava drainieren (z.B. Tumoren des Knochens, der Niere, des Kopf-Hals-Bereichs) → Tumorzellen gelangen über V. cava, rechtes Herz und A. pulmonalis in die Lunge.
- **Pfortader-Typ:** Primärtumor in Organen, die in die V. portae drainieren (z.B. Tumoren des Magen-Darm-Trakts) → Tumorzellen gelangen über die V. portae zunächst in die Leber und von dort aus über die Vena cava in die Lunge.
- **Vertebraler Typ:** Primärtumor in Mamma, Prostata, Bronchus etc. → Tumorausbreitung über das paravertebrale Venengeflecht.

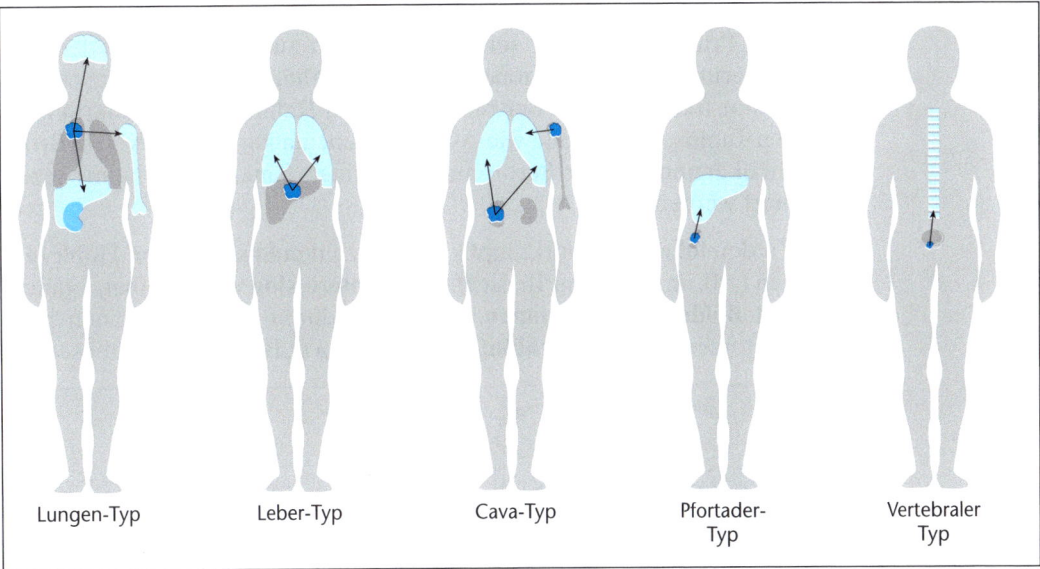

| Lungen-Typ | Leber-Typ | Cava-Typ | Pfortader-Typ | Vertebraler Typ |

Abb. 6.1:   Hämatogene Metastasierung [1]

Die **kavitäre Metastasierung** entsteht dadurch, dass Tumorzellen in Körperhöhlen einbrechen. Betroffen sind die serösen Höhlen, wie z.B. Pleura-, Perikard- und Peritonealhöhle, die Liquorräume des Gehirns und Sehnenscheiden. Die Verschleppung der Tumorzellen in der betroffen Körperhöhle kann durch rhythmische bzw. peristaltische Bewegungen oder durch die Schwerkraft gefördert werden; auf diesem Weg entstehen z.B. Abtropf-Metastasen im Ovar beim Magenkarzinom (Krukenberg-Tumor).

Frage: Welche **systemischen** und **lokalen Komplikationen** können Tumoren verursachen?

Antwort: Zu den **systemischen** Tumorkomplikationen zählen die Tumorkachexie, die Tumoranämie, das Tumorfieber und das paraneoplastische Syndrom.

Bei einer **Tumorkachexie** kommt es zu einem Kräfteverfall und Gewichtsverlust des Krebspatienten. Allgemeiner Appetitmangel, gestörte Nahrungsaufnahme, Verdauung oder Resorption haben eine Verschlechterung des Ernährungszustandes zur Folge.

Eine **Tumoranämie** zeigt sich beim Krebspatienten durch eine typische aschfahle Hautfarbe und kann bedingt sein durch eine Verdrängung der Hämatopoese im Knochenmark (z.B. Knochenmetastasen, Leukämie) oder durch Blutverluste (z.B. bei Gefäßarosionen).

Durch sekundäre Infekte oder Resorption von nekrotischem Tumorgewebe kann sich ein **Tumorfieber** entwickeln.

Paraneoplastisches Syndrome sind Allgemeinerscheinungen, die nicht vom Primärtumor oder seinen Metastasen ausgehen. Sie werden hervorgerufen durch Hormone oder hormonähnliche Substanzen, die der Tumor freisetzt. Zum Beispiel können im Rahmen von endokrin aktiven Tumoren Hormone wie ACTH (Bronchialkarzinom), ADH (Bronchialkarzinom) oder Serotonin (Bronchial-/Pankreaskarzinom) sezerniert werden.

Zu den **lokalen** Tumorkomplikationen zählen **Stenosen** von Hohlorganen (z.B. im Darm mit Ileusgefahr), **Kompression** von Nachbarorganen, **Fistelbildung**, **Ulzerationen**, **Blutungen** durch Gefäßarrosionen oder Tumorzerfall und **Durchblutungsstörungen** (z.B. durch Thrombosen).

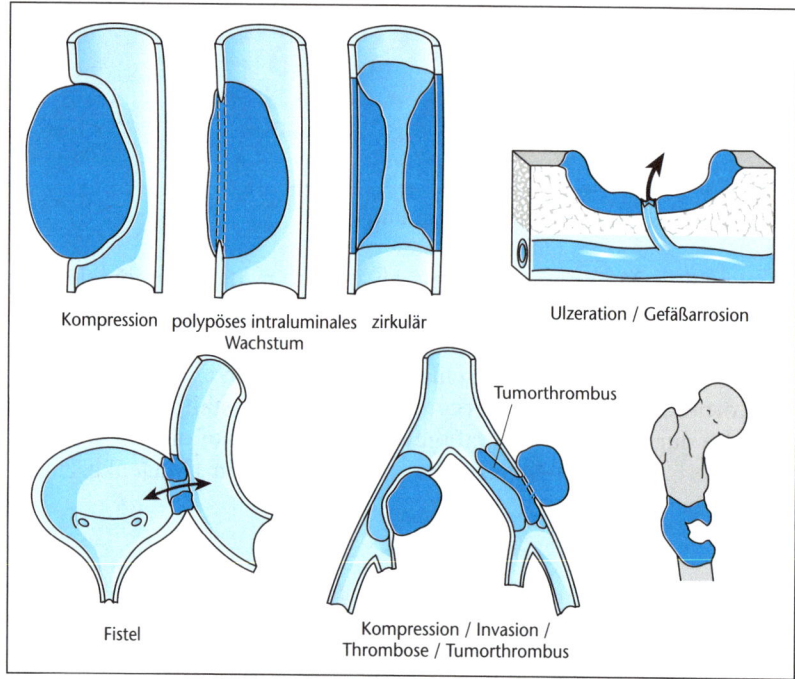

Abb. 6.2: Lokale Tumorkomplikationen, [3]

Frage: Die meisten Tumoren treten in einer bevorzugten Altersgruppe auf. Zählen Sie einige Beispiele auf.

✚ Da kindliche Tumoren, v. a. die embryonalen Tumoren, häufig eine sehr hohe Proliferationsrate haben, sprechen sie besonders gut auf Chemotherapeutika an.

Antwort: Typische Tumoren im **Neugeborenen-** und **Kleinkindesalter** sind Neuroblastome, Retinoblastome oder Nephroblastome. Im **Kindesalter** sieht man Leukämien, Medulloblastome oder Osteosarkome. Menschen im **mittleren Lebensalter** erkranken typischerweise an Seminomen, Gliomen oder Zervixkarzinomen. Ein häufiger Tumor im **höheren Lebensalter** ist das Prostatakarzinom oder das Kolonkarzinom.

Frage: Was sind **Tumormarker** und zu welchem Zweck werden sie bestimmt? Welche Tumormarker kennen Sie?

 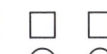

Antwort: Tumormarker sind Substanzen, die im Zusammenhang mit einem Tumorgeschehen auftreten. Sie werden von Tumorzellen produziert oder sezerniert und treten in erhöhter Konzentration im Blut bzw. anderen Körperflüssigkeiten oder im Tumorgewebe auf. Beispiele für **Tumormarker im Serum** sind β-HCG (Keimzelltumoren), α-Fetoprotein (Leberzellkarzinom), PSA (Prostata-Karzinom) oder CEA (Karzinome des GIT), Beispiele für **Tumormarker im Gewebe** sind CA-19-9 (Prostata-/Magen-Karzinom), CA 15-3 (Mamma-Karzinom), PSA oder CEA.

Die wichtigsten Anwendungsgebiete für Tumormarker sind die **Therapie-** und **Verlaufskontrolle**. Wegen mangelnder Sensitivität und Spezifität sind sie für **Screeningzwecke** nur in wenigen Ausnahmen (z.B. PSA) geeignet. Auch für die **Diagnostik** bzw. Differentialdiagnostik (z.B. Calcitonin, HCG), die **Tumorlokalisation** (z.B. PSA, PAP) oder **Stadieneinteilung** (z.B. CEA bei kolorektalen Tumoren) kann die Bestimmung der Marker in wenigen Fällen sehr hilfreich sein. **Prognostische Aussagen** erlauben nur wenige Tumormarker (z.B. CA 125, CEA).

Tumormarker	Tumor
Onkofetale Antigene AFP (α-Fetoprotein) CEA (karzinoembryonales Antigen)	Leberzellkarzinome, Keimzellkarzinome Kolon-, Magen-, Pankreas-, Lungenkarzinome u. a.
Organspezifisch PSA (prostataspezifisches Antigen) CA 125 CA 15-3	Prostatakarzinom Ovarial-, Mammakarzinome Mammakarzinome
Blutgruppenassoziiert CA 19-9, CA 50	Magen-, Pankreas-, Gallengang- und Kolonkarzinom
Hormone β-HCG (humanes Choriongonadotropin) Kalzitonin	Keimzelltumoren Medulläres Schilddrüsenkarzinom
Enzyme PAP (prostataspezifische saure Phosphatase)	Prostatakarzinom
Intermediärfilamente Keratin Desmine Vimentine Neurofilamente	Karzinome Muskeltumoren Sarkome Neuroblastom

Tab. 6.3: Tumormarker

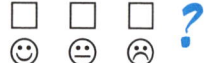

Frage: Welche **Vorsorgeuntersuchungen** zur Krebsfrüherkennung sind Ihnen bekannt?

Antwort: Da das Darmkrebsrisiko mit zunehmendem Lebensalter steigt, sollten ab dem 40. Lj. eine jährliche Stuhluntersuchung auf okkultes Blut durch den **Hämoccult-Test** und regelmäßig eine **digital-rektale Untersuchung** durchgeführte werden. Darüber hinaus werden **Darmspiegelungen** zur Früherkennung ca. ab dem 50 Lj. empfohlen.

Zur Früherkennung des Mammakarzinoms sollte bei jeder Frau regelmäßig eine **Palpation**, am besten auch eine regelmäßige Selbstuntersuchung, erfolgen; ab dem 40. Lj. wird zusätzlich die **Mammographie** empfohlen.

Beim Mann beinhaltet die Krebsfrüherkennung eine regelmäßige Untersuchung des **äußeren Genitals** und der **Prostata**.

7 Respirationstrakt

7.1 Obere Atemwege

Frage: Durch welche Erreger wird der gewöhnliche Schnupfen verursacht?

Antwort: Die **akute Rhinitis** wird in 90 % der Fälle durch ein Virus ausgelöst. Häufigste Erreger sind Rhinoviren, eine Untergruppe der Picornaviren. Von diesen RNA-Viren sind über 60 verschiedenen Typen bekannt. Eine Übertragung erfolgt durch Tröpfcheninfektion.

Frage: Die akute virale Rhinitis ist sicherlich eine der häufigsten Erkrankungen überhaupt. Welche anderen Rhinitiden sind Ihnen bekannt?

Antwort: Zu den akuten Rhinitis-Formen lässt sich noch die **allergische Rhinitis**, der so genannte Heuschnupfen zählen, der durch eine immunologische Reaktion vom Typ 1 ausgelöst wird. In seiner Entstehung unterscheidet er sich nicht vom Asthma bronchiale. Eine weitere akute Rhinitis ist die **pseudomembranöse Rhinitis**, die eine Manifestationsform der Diphtherie bei Säuglingen darstellt. Von den akuten Formen lassen sich noch chronische Formen abgrenzen, wie die z.B. **hyperplastische Rhinitis**. Diese ist durch Fibrose und Hyperplasie der Nasenschleimhaut gekennzeichnet, den so genannten Polypen. Durch die chronische Inhalation exogener Noxen kann es zu einer **atrophischen Rhinitis** kommen.

Frage: Erläutern Sie mir bitte den Pathomechanismus einer chronischen Entzündung der Nasennebenhöhlen!

Antwort: Eine **Sinusitis** entsteht meist aus einer akuten Rhinitis. Über die Ostien gelangen die Erreger aus dem Nasen-Rachen-Raum in die Nasennebenhöhlen. Durch die Schleimhautschwellung kommt es zu einer Verlegung der Ostien und damit zu einer Belüftungsstörung. Bei der chronisch-hypertrophischen Form können gestielte Polypen, so genannte Choanalpolypen, aus den Nasennebenhöhlen bis zum Nasen-Rachen-Raum vordringen und die Belüftungsstörung weiter verstärken. Die fehlende Reinigung und Belüftung unterhält den Entzündungsprozess.

+ Sinusitiden sind komplikationsträchtig:
- Empyeme
- Osteomyelitiden
- Leptomeningitis
- Orbitalphlegmone
- Fistelbildung.

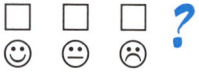

✚ Häufige Auslöser ei-
nes Quincke-Ödems
sind ACE-Hemmer.

Frage: Was versteht man unter einem **Quincke-Ödem?**

Antwort: Das Quincke-Ödem ist ein **angioneurotisches Ödem,** welches anfallsartig nach leichter Schleimhautreizung auftreten kann und durch eine gesteigerte Gefäßpermeabilität entsteht. Ursächlich liegt eine allergische Reaktion vom Typ 1 mit Degranulation von Mastzellen zugrunde, bzw. ein kongenitaler Mangel oder Defekt des **C1-Inhibitors.** Dabei handelt es sich um ein Enzym, welches die überschießende Reaktion des Komplementsystems verhindert. Das Quincke-Ödem tritt neben der Larynxschleimhaut auch an Augenlidern, Lippen und am Genitale auf. Der Verlauf kann sehr dramatisch sein und bis zur akuten Verlegung der Atemwege führen.

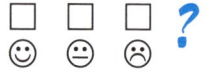

Frage: Nennen Sie mir eine Präkanzerose des **Larynxkarzinoms** und beschreiben Sie das histologische Bild!

Antwort: Eine häufige Präkanzerose des Larynxkarzinoms ist die **Leukoplakie** der Stimmbänder. Sie zeigt sich makroskopisch als weißlicher Fleck und besteht morphologisch aus einer Verbreiterung der Stachelzellschicht, Akanthose genannt, und einer Verhornung des normalerweise unverhornten Plattenepithels. Das Larynxkarzinom ist wie alle Tumoren der Mundhöhle ein Plattenepithelkarzinom.

Frage: Das Larynxkarzinom kann nach seiner topographischen Entwicklung unterteilt werden. Geben Sie mir einen kurzen Überblick über die verschiedenen Lokalisationsformen und gehen Sie dabei auf die Beziehung zwischen Lokalisation und Prognose ein!

Antwort: Folgende Lokalisations- und Metastasierungsformen des Larynxkarzinoms können unterschieden werden:

Tumor-lokalisation	Metastasierung	Klinik	Prognose
Epiglottis	50 % bei Diagnose, zervikale und prälaryngeale Lymphknotenmetastasen	lange symptomlos	schlecht
Glottis	Fernmetastasen treten spät auf	häufigste Form, frühes Auftreten von Heiserkeit	gut (90 % Heilung durch Operation)

Tumor-lokalisation	Metastasierung	Klinik	Prognose
Subglottis	frühe Infiltration des Ringknorpels, prä- und paratracheale Lymphknotenmetastasen	Druckgefühl im Kehlkopf	schlecht

Tab. 7.1: Lokalisation und Metastasierung des Larynxkarzinoms

Merke: Die Hauptursache des Larynxkarzinoms besteht in Karzinogenen des Tabakrauchs.

!

Frage: Einen Krankheitswert kann die Hyperplasie der **Tonsilla pharyngea** darstellen. Erklären Sie mir bitte warum und wie diese **adenoide Vegetation** therapiert wird!

Antwort: Durch die Hyperplasie der Rachenmandel kommt es zu einer behinderten Nasenatmung und Ventilation der Tuba eustachii. Dadurch werden Infektionen in oberen und unteren Atemwegen begünstigt. Im Kindesalter kann es zu Sprach-, Schluck- und Schlafstörungen kommen. Die Minderbelüftung der Tuba eustachii kann zu rezidivierenden Mittelohrentzündungen und im Folgenden zu Hörschäden führen. Die Therapie besteht in der operativen Entfernung der Rachenmandel (Adenotomie).

Frage: Definieren Sie den Begriff der **Angina** und gehen Sie auf die besondere Bedeutung dieser Erkrankung in Bezug auf sekundäre Organschäden ein!

Antwort: Als Angina werden die Symptome bezeichnet, welche durch die Entzündung der lymphoepithelialen Organe im Rachenraum verursacht werden. Die **Tonsillitis pharyngea** kann lokal fortschreiten und zu Tonsillar- und Peritonsillarabszessen bis hin zu einer Pyämie durch eine eitrige Thrombophlebitis führen. Erreger sind meist β-hämolysierende Streptokokken der Gruppe A, seltener Staphylo-und Pneumokokken oder Viren. Eine besondere Bedeutung der Tonsillitis besteht als entzündlicher Herd für sekundäre Organschäden, insbesondere an Herz und Nieren (rheumatischer Formenkreis, ☞ Kap. 8 und 11).

7.2   Lunge

☐ ☐ ☐ **?**
☺ ☺ ☹

Frage: Definieren Sie „**Bronchiektasie**" und zählen Sie die Ursachen dieser Pathologie auf!

Antwort: Eine Bronchiektasie ist eine **irreversible** Erweiterung der Bronchiallumina kleiner bis mittlerer Bronchialäste. Als Ursache kommen in Frage:
- angeborene Bronchiektasen: selten, führen zu sackförmigen Ausstülpungen
- chronische Bronchitis
- frühkindliche Infekte
- Mukoviszidose
- poststenotische Entzündungen

☐ ☐ ☐ **?**
☺ ☺ ☹

Frage: Sie haben alle Ursachen aufgezählt. Nun können die Bronchiektasen verschiedene morphologische Kriterien aufweisen. Können Sie mir diese erläutern?

✚ Ein typisches klinisches Zeichen der Bronchiektasen sind morgendliche faulig riechende Auswürfe in großer Menge („maulvolle Expektorantien"). Bronchiektasen neigen gehäuft zu Komplikationen wie Sepsis, rezidivierende Bronchopneumonien, Amyloidose, Lungenatelektasen mit nachfolgendem Cor pulmonale.

Antwort: Die häufigste Manifestationsform sind die **zylindrischen Bronchiektasen**. Sie treten gehäuft im Unter- und Mittellappen auf und lassen sich bis zur Pleura verfolgen. Oft bilden Sie richtige Eiterstraßen. Sie können chronisch-atroph oder entzündlich-hyperplastisch imponieren. Eine weitere Form sind die **sackförmigen Bronchiektasen**. Sie zeigen eine Destruktion der Bronchialwände.

☐ ☐ ☐ **?**
☺ ☺ ☹

Frage: Eine sehr häufige Erkrankung des Respirationstraktes ist die **chronische Bronchitis**. Wie ist diese Erkrankung nach rein klinischen Aspekten durch die **WHO** definiert?

Antwort: Von einer chronischen Bronchitis spricht man, wenn in zwei aufeinanderfolgenden Jahren während jeweils mindestens drei Monaten ein Husten mit Auswurf besteht.

Frage: Welcher **exogene Faktor** spielt in der Pathogenese der chronischen Bronchitis eine herausragende Bedeutung und wie kann man sich den Schädigungsmechanismus vorstellen?

Antwort: Der Hauptfaktor der Entwicklung einer chronischen Bronchitis besteht in der **chronischen Tabakinhalation**. Durch das Rauchen werden die Zilien in ihrer Bewegung gehemmt und degenerieren schließlich. Die Selbstreinigung des Bronchialepithels wird dadurch aufgehoben. Schleim sammelt sich in den Bronchien an. Dies geschieht vor allem nachts, was das morgendliche Abhusten starker Raucher erklärt. Durch den **Sekretstau** kommt es zu Stenosierungen des Bronchialsystems, wodurch **Bronchiektasen**, **Atelektasen**, **ein Lungenemphysem** und vor allem rezidivierende **Bronchopneumonien** gefördert werden. Durch die stetigen Entzündungen kommt es zu **Plattenepithelmetaplasien**. Eine Widerstandserhöhung im kleinen Kreislauf führt zur chronischen Rechtsherzbelastung, einem **Cor pulmonale**.

Frage: In der Abbildung sehen Sie einen histologischen Schnitt eines Bronchialepithelgewebes (☞ Foto 02). Beschreiben Sie die pathologischen Veränderungen!

Antwort: Die Abbildung zeigt das mikroskopische Bild eines Bronchialepithels, wobei folgende Veränderungen als pathologisch zu werten sind: Die Basalmembran ist bandartig verbreitert. Des Weiteren erkennt man eine Hyperplasie der Basalzellen und eine Plattenepithelmetaplasie. Das Präparat zeigt das typische Bild einer chronischen Bronchitis.

Frage: Sie sahen das Bild einer chronisch-hypertrophischen Bronchitis. Welche weiteren morphologischen Erscheinungen der chronischen Bronchitis kennen Sie?

Antwort: Weitere Formen der chronischen Bronchitis sind:
- **katarrhalische Form:** Charakterisiert durch Hypertrophie der Schleimdrüsen und Becherzellen.
- **atrophische Form:** Der Abbau der mesenchymalen Wandstruktur steht im Vordergrund. Muskelfasern und elastisches Bindegewebe sind destruiert und durch minderwertige Kollagenfasern ersetzt. Auftreten von Bronchiektasen.

☐ ☐ ☐ **?**
☺ ☺ ☹

Frage: Durch welche pathogenetischen Mechanismen ist das **Asthma bronchiale** gekennzeichnet und welche Asthmaformen kennen Sie?

Antwort: Das Asthma bronchiale ist durch einen **Spasmus der Bronchialmuskulatur**, eine **Hypersekretion** mukösen Schleims und ein **Ödem der Bronchialschleimhaut** gekennzeichnet. Diese Mechanismen setzen schlagartig ein und führen zu anfallsartiger Atemnot. Man unterscheidet ein exogen-allergisches und ein endogen-nicht-allergisches Asthma.

☐ ☐ ☐ **?**
☺ ☺ ☹

Frage: Beschreiben Sie den Unterschied in der Pathogenese dieser beiden Formen!

Antwort: Das **exogene Asthma** ist das Asthma des Kinder- und Jugendalters. Oft sind **Atopiker** betroffen. Es resultiert aus einer **Immunreaktion vom Typ I**. Allergene wie Pollen, Hausstaub, Tierhaare binden an IgE auf Mastzellen. Dadurch werden Mediatoren wie Histamin, Heparin, Leukotriene und Prostaglandine freigesetzt, die bronchokonstriktorisch wirken.

Das **endogene Asthma** tritt häufiger im Erwachsenenalter auf. Hier neigen die Bronchien auf bestimmte Stimuli zur Überreaktion. Typische Auslöser sind kalte Luft, Infekte, Medikamente, Stress und Angst sowie körperliche Belastung. Durch **vagale Reflexe** werden über Acetylcholin eine Bronchokonstriktion und eine Degranulation aus Mastzellen ausgelöst.

Es kommt bei beiden Formen zu einen **exspiratorischen Dyspnoe** und **Überblähung** der Lungen.

☐ ☐ ☐ **?**
☺ ☺ ☹

Frage: Beschreiben Sie das **histologische Bild** bei Asthma bronchiale!

Antwort: Durch den Pathomechanismus sind die morphologischen Bilder leicht erklärbar. Die Lungen sind überbläht. Durch die Hypersekretion finden sich **Schleimpröpfe** in den Bronchiolen. Typischerweise sieht man so genannte **Curschmann-Spiralen**, das sind Spiralen, die aus abgeschilfertem Epithel und Sekretanteilen bestehen. Die Bronchialmuskulatur ist hypertrophiert und die Schleimhaut ödematös verdickt. **Eosinophile Granulozyten** sind zu oktaedrischen Strukturen verschmolzen, den so genannten **Charcot-Leyden-Kristallen**. Die Basalmembran ist verdickt.

Frage: Was ist eine **Atelektase** und wie kann es dazu kommen?

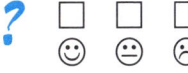

Antwort: Eine Atelektase bezeichnet einen Lungenabschnitt, in dessen Alveolarräumen vermindert oder gar keine Luft enthalten ist.

Atelektasen können **angeboren** sein, z.B. durch eine zentrale Ateminsuffizienz bei Schädigung des Atemzentrums, durch eine Fruchtwasseraspiration oder bei Lungenunreife mit Surfactant-Mangel.

Erworbene Atelektasen entstehen z.B. bei einem Pneumothorax. Man spricht auch von **Entspannungsatelektasen**, da durch die eingedrungene Luft in den Pleuraraum sich die Lunge „entspannt". Durch Kompression der Lungen bei einem Pleuraerguss, einem Tumor oder einer Deformität entstehen so genannte **Kompressionsatelektasen**. Schließlich gibt es noch **Resorptionsatelektasen**. Dabei wird nach Verlegung eines Lungenabschnitts, die distal der Stenose gefangene Luft resorbiert.

✚ In nicht belüfteten Anteilen der Lunge nimmt der Gefäßwiderstand der Lungenstrombahn zu, da eine Abnahme des alveolären O_2-Partialdruckes automatisch zu einer Konstriktion der Arteriolen führt. Dieses Phänomen nennt man **Euler-Liljestrand-Mechanismus**. Es kommt zum Cor pulmonale.

Frage: Sie sehen in der Abbildung (☞ Foto 03) einen Schnitt durch Lungengewebe. Beschreiben Sie den Befund und erklären Sie bitte, wie es zu derartigen Veränderungen kommen kann!

Antwort: Man erkennt abnorm weite Alveolarräume. Die Alveolarkapillaren sind reduziert bis nicht mehr vorhanden. Es handelt sich hier um ein ausgeprägtes Lungenemphysem. Da alle Azinusanteile mehr oder weniger gleichmäßig betroffen sind, zeigt das Bild am ehesten ein panazinäres Emphysem. Diese Emphysemform entsteht bei einem α1-Antitrypsinmangel, einen genetischen Proteaseinhibitormangel. Dabei ist das Gleichgewicht zwischen den von Leukozyten freigesetzten Proteasen und entgegenwirkenden Proteaseinhibitoren zugunsten der Proteasen verschoben, wodurch es zu einer Zerstörung von Lungengewebe kommt.

Frage: Ist der α1-Antitrypsinmangel die einzige **Ursache** für die Entstehung eines Lungenemphysems?

Antwort: Nein. Die Ätiologie ist komplex und es spielen meist mehrere Faktoren eine Rolle. So kommt es auch durch Einwirkung **exogener Noxen** wie z.B. chronischer Tabakkonsum oder toxischer Gase zu einer Aktivierung von Proteasen. Auch eine **chronische Überdehnung** mit verminderter Perfusion und Atrophie der Alveolen führt zum Emphysem. Das altersbedingte Emphysem entsteht durch **Degeneration** bindegewebiger und elastischer Fasern. Auch eine **maschinelle Überdruckbeatmung** kann zur Überdehnung mit folgendem interstitiellen Emphysem führen.

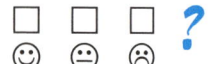

Frage: Versuchen Sie das Lungenemphysem nach **morphologischen Gesichtspunkten** einzuteilen!

Antwort: Das Lungenemphysem lässt sich wie folgt einteilen:
- **Zentroazinäres Emphysem:** Dilatation und Destruktion der proximalen Azinusanteile. Meist nach dem 60. Lj. und beruhend auf chronischen Infekten, Staub und Nikotinabusus.
- **Panazinäres Emphysem:** Dilatation und Destruktion aller Azinusanteile. Die emphysematischen Abschnitte konfluieren zu großen Luftblasen (Bullae). Diese neigen zur Spontanruptur und einem daraus resultierenden Pneumothorax.
- **Interstitielles Emphysem:** Defekte zwischen lufthaltigem Lungengewebe und interstitiellem Bindegewebe führen zu Luftansammlung im Interstitium.
- **Narbenemphysem:** Ausbildung einer Narbe, z.B durch Entzündung oder Staublunge, führt zur Verziehung angrenzender Lungenareale.

Frage: Was ist ein **Lungenödem** und welche Ursachen für dieses sind Ihnen bekannt?

Antwort: Von einem Lungenödem spricht man, wenn Flüssigkeit aus dem Kapillarbett in den Alveolarraum, bzw. das Interstitium der Lunge übertritt. Eine der häufigsten Ursachen dafür ist eine **Insuffizienz des linken Herzens**, z.B. durch Myokardinfarkt, Myokarditis oder einer hypertonen Krise. Durch den Blutstau vor dem linken Herzen erhöht sich der Pulmonalvenendruck. Es resultiert eine Stauungslunge, in deren Folge Plasma aus den Gefäßen austritt. Weitere Ursachen sind:
- **Überwässerungsödem:** Durch Überinfusion wird der osmotische Druck gesenkt und es tritt Wasser aus dem Intravasalraum ins Interstitium bzw. die Alveolen ein.
- **Verminderter onkotischer Druck:** Bei Hypoproteinämie.
- **Alveolarschäden:** Durch inhalative Noxen (Nitrogase, hyperbarer Sauerstoff, Phosgen usw.) oder hämatogene Noxen (Urämie, Medikamente) wird die Permeabilität kapillärer Membranen der Lunge erhöht.
- **Behinderter Lymphabfluss.**
- **Neurales Lungenödem:** Durch gestörte Kreislaufregulation der Peripherie, z.B. nach Schädel-Hirn-Trauma.

Frage: So wie alle Organe beim Schock betroffen sein können, so ist auch die Lunge bei protrahiertem Schockgeschehen mit Störung der pulmonalen Mikrozirkulation vom akuten Funktionsausfall bedoht. Im Röntgenbid zeigen sich dann streifige, retikuläre oder diffuse Verschattungen, bis hin zu alveolär konfluierenden Verschattungen. Wie könnte das morphologische Bild einer solchen **„Schocklunge"** aussehen?

?
☺ ☺ ☹

Antwort: Die Lunge zeigt eine **leberähnliche Schnittfläche** und eine deutliche Gewichtszunahme (1 bis 1,5 kg pro Lungenflügel). Dies wird durch ein **entzündliches alveoläres Exsudat** verursacht. Im mikroskopischen Bild typisch sind **hyaline Membranen**, die die Alveolarwände komplett überziehen und aus Plasmabestandteilen, Fibrin und Zelldentritus bestehen.

✚ Synonym für „Schocklunge": ARDS = adult/acute respiratory distress syndrome

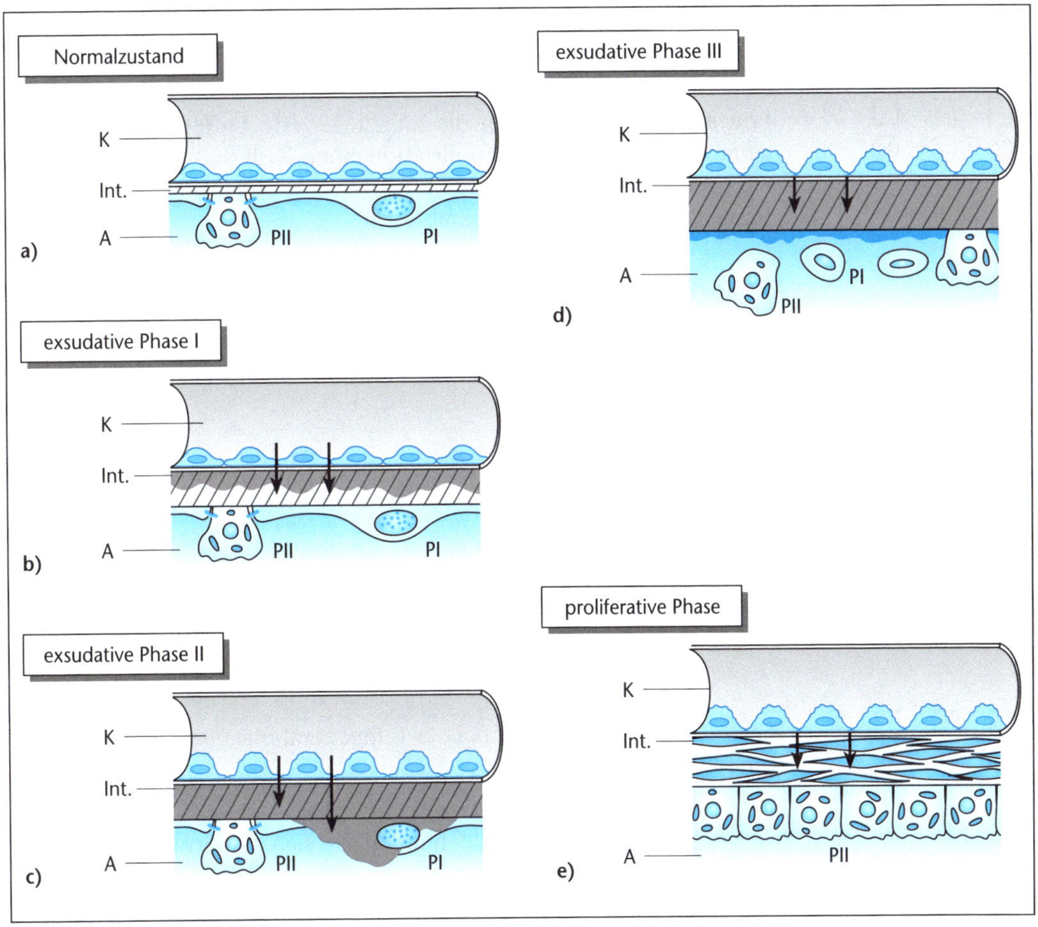

Abb. 7.1:   Stadien des ARDS, [3]

Fallbeispiel: Am Abend nach einer Operation steht ein Patient erstmals wieder auf, um die Toilette aufzusuchen. Plötzlich wird ihm übel, er ist kaltschweißig und hat starke Atemnot. Kurz darauf kollabiert er. Sie als Stationsarzt werden sofort hinzugezogen. Als Sie das Zimmer betreten liegt der Patient auf dem Fußboden, bereits wieder bei Bewusstsein, und klagt über Thoraxschmerzen. Sie messen einen Puls von 110 /min und einen Blutdruck von 70/30 mmHg. Die pulsoxymetrisch gemessene Sauerstoffsättigung beträgt 85 %. An welches Geschehen denken Sie?

Antwort: Das beschriebene Geschehen mit Immobilisation durch Operation, womöglich noch ein knochenchirurgischer Eingriff an der unteren Extremität, und die Symptomatik lassen mich primär an eine **Lungenembolie** denken. Differentialdiagnostisch kommen als häufige Ursachen noch ein Myokardinfarkt, ein Angina-pectoris-Anfall oder eine akute Herzinsuffizienz in Frage.

Frage: Richtig, sie haben die naheliegendste Differentialdiagnose genannt, und mit der Immobilisation einen Risikofaktor für die Entwicklung einer Lungenembolie erwähnt. Kennen Sie noch andere Risikofaktoren der Lungenembolie?

Antwort: Neben der Immobilisation erhöhen folgende Situationen das **Risiko** der Entwicklung einer Lungenembolie:
- Hyperkoagulabiliät
- Östrogentherapie
- Herzinsuffizienz
- forcierte diuretische Therapie
- Adipositas
- höheres Lebensalter
- Phlebitiden
- Tumorerkrankungen
- zentrale Venenkatheter
- tiefe Beinvenenthrombose

Frage: Was genau verlegt bei der Lungenembolie einen Pulmonalarterienast?

Antwort: In 90 % der Fälle handelt es sich um losgelöste **venöse Thromben** der unteren Extremität. Seltener kommt es zur Gefäßverlegung durch **Fremdkörper** (z.B. abgescherte Katheterspitzen), **Luft**, **Tumorthromben** oder **Fruchtwasser.**

Frage: Die Lungenembolie wird in **4 Schweregrade** eingeteilt, wobei klinische, hämodynamische und morphologische Kriterien zugrunde liegen. Geben Sie für den jeweiligen Schweregrad das anatomisch-morphologische Kriterium wieder.

?

Antwort: Die Lungenembolie vom **Schweregrad I** kommt durch die Verlegung eines peripheren Pulmonalarterienastes zustande. Sie sind meist diskret und asymptomatisch und hinterlassen kein morphologisch fassbares Bild.

Der **Schweregrad II** besteht bei einer Gefäßobliteration einer Segmentarterie. Auch hier muss es nicht zwangsläufig zu morphologischen Veränderungen kommen. Der Verschluss wird meist durch Anastomosen zwischen den Bronchialarterien ausgeglichen.

Beim **Schweregrad III und IV** der Lungenembolie liegt ein Verschluss eines Pulmonalarterienastes oder sogar des kompletten Hauptstammes vor. Hier handelt es sich um eine fulminante Lungenembolie, die nur selten überlebt wird. Der Tod tritt durch akute Überlastung des rechten Herzens ein.

Die Gefäßobliterationen können nach Wochen bis Monaten wieder vollständig rekanalisiert sein. Zurück bleibt eine strickleiterförmige Endothelnarbe.

✚ Zu einem **hämorrhagischen Lungeninfarkt** kommt es, wenn die Anastomosen verlegt oder der venöse Schenkel der Lungenstrombahn einer starken Druckerhöhung unterworfen ist. Man sieht im Präparat eine kegelförmige, hämorrhagische Nekrose.

Frage: Ihnen ist vielleicht schon einmal der Begriff der **„Wabenlunge"** begegnet. Welches morphologische Bild beschreibt dieser Begriff und bei welcher Pathologie sieht man so eine Lunge?

?

Antwort: Beim Vorliegen einer **interstitellen Lungenfibrose** zeigt sich das Bild der so genannten „Wabenlunge". Dabei erscheint die Lunge verfestigt, die Schnittfläche ist graurot und im Spätstadium grau. Die Hohlräume in der Lunge, die durch ehemalige Lungenektasien entstanden sind, lassen die Lunge wie eine Honigwabe erscheinen. Im histologischen Präparat erkennt man **verbreiterte zellreiche Alveolarsepten**. Im Spätstadium dagegen sind die Septen zellarm und fibrotisch verdickt. Die Alveolarsepten werden von kubischen Pneumozyten abgedeckt.

Frage: Die interstitielle Lungenfibrose ist eine Erscheinungsform, die durch viele verschiedene Ursachen zustande kommt. Man nimmt an, dass durch einen exogenen Epithelschaden eine Entzündungsreaktion abläuft in deren Folge Fibroblasten aktiviert werden. Nennen Sie mir einige **Ursachen** für eine interstitielle Lungenfibrose!

Antwort: Bekannte Ursachen einer interstitiellen Lungenfibrose:
- **Pneumokoniosen:** anorganische Stäube, z.B. Silikose, Asbestose
- **Exogen-allergische Alveolitis:** organische Stäube, z.B. bei Vogelhaltern, Farmerlunge usw.
- Gase wie Sauerstoff und Schwefeldioxid
- Aerosole, Fette
- Medikamente, z.B. Bleomycin, Carbamazepin
- Bestrahlung
- Bakterien, Viren, Protozoen, Pilze
- Chronische Lungenstauung

Unbekannte Ursachen einer interstitiellen Lungenfibrose:
- Idiopathische Lungenfibrose
- Kollagenosen, z.B. Sklerodermie, rheumatoide Arthritis, Lupus erythematodes disseminatus
- Sarkoidose
- Vaskulitiden, z.B. Wegener-Granulomatose, Morbus Behçet, Amyloidose
- Histiocytosis X

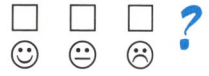

Frage: Sie nannten Pneumokoniosen. Einer der häufigsten Pneumokoniosen ist die **Silikose**, die durch chronische Quarzstaubinhalation verursacht wird und als Berufskrankheit anerkannt ist. Was unterscheidet die Silikose morphologisch von der **Asbestose?**

✚ Durch die Schädigung der Alveolarmakrophagen sind Patienten mit Silikose anfälliger gegenüber Infekten und Tuberkulose.

Antwort: Bei der **Silikose** handelt es sich um inhalierten Quarzstaub, der eine makrophagenzerstörende Eigenschaft hat, wodurch Fibroblasten stimuliert werden. Es resultiert eine **knötchenförmige Fibrose**.

Die **Asbestose** entseht durch Einatmung von Asbestfasern. Diese werden von Alveolarmakrophagen phagozytiert. Dadurch werden Proteasen und Zytokine freigesetzt, die einen lokalen Entzündungsprozess unterhalten. Dies geschieht hauptsächlich in den unteren und mittleren Lungenabschnitten. Es resultiert im Gegensatz zur Silikose eine **diffuse Lungenfibrose**. Zudem sind Asbestfasern kanzerogen. Asbestosen sind prädisponierende Faktoren für Bronchialkarzinome und Pleuramesothcliome.

Frage: Die **Sarkoidose** oder **Morbus Boeck** ist eine systemische Erkrankung, welche in 90 % der Fälle auch die Lunge befällt. Wie schaut ein histopathologisches Präparat einer Sarkoidose der Lunge aus?

Antwort: Das mikroskopische Bild der Sarkoidose ist das **epitheloidzellige Granulom** mit **Riesenzellen vom Langhans-Typ** und evtl. Fremdkörperriesenzellen. Sie sind im alveolären Lungenparenchym, in der Bronchialschleimhaut, peribronchial und pleural zu finden. Das Granulom ist von Lymphozyten umgeben und die Granulome bilden zentral **keine verkäsenden** Nekrosen. In etwas mehr als der Hälfte der Fälle findet sich eine Gefäßbeteiligung.

Frage: Kommen wir nun auf die **Pneumonien** zu sprechen. Unter diesem Begriff werden alle entzündlichen Lungenerkrankungen zusammengefasst, wobei **infektiöse**, **immunologische**, **physikalische** oder **chemische** Ursachen in Frage kommen. Versuchen Sie eine grobe Einteilung der Pneumonie zu geben. Verwenden Sie dabei eine klinisch und eine morphologisch bedingte Unterteilung!

Antwort: Unter klinischer Sichtweise lässt sich eine typische von einer atypischen Pneumonie unterscheiden. Die **typische Pneumonie** ist die klassische, durch Bakterien ausgelöste Pneumonie des meist hospitalisierten, älteren oder immungeschwächten Patienten. Sie verläuft mit einer ausgeprägten Symptomatik wie hohes Fieber, Tachypnoe, Tachykardie. Man findet einen ausgeprägten pathologischen Auskultationsbefund, eine Leukozytose und im Röntgenbild segmentale oder lobäre Verschattungen.

Im Gegensatz dazu ist die **atypische Pneumonie** in ihrer Ausprägung wesentlich symptomärmer und betrifft eher jüngere Patienten, die sich mit Viren oder Mykoplasmen infiziert haben und zeigt eine diffuse, interstitielle Ausbreitung.

Eine Unterteilung der Pneumonie nach morphologischen Gesichtspunkten erfolgt nach der Lokalisation der Entzündungsreaktion in **alveoläre** und **interstitielle Pneumonie**. Die alveoläre Pneumonie lässt sich noch in die **Lobärpneumonie** und die **Bronchopneumonie** unterscheiden.

✚ In der angloamerikanischen Literatur werden unter Pneumonie alle mikrobiell ausgelösten Lungenentzündungen subsumiert, während physikalisch-chemische Auslöser unter dem Begriff Pneumonitis zusammengefasst werden. Allergisch-toxisch bedingte Lungenentzündungen werden hingegen als Alveolitis bezeichnet.

✚ Eine andere morphologische Unterteilung richtet sich nach der Zusammensetzung des entzündlichen Exsudats und unterscheidet eine akut exsudative von einer chronisch proliferativen Pneumonie.

Frage: Die **alveoläre Pneumonie** stellt auch heute noch ein großes Problem bei hospitalisierten Patients dar und hat abhängig vom Erreger eine hohe Letalität. Welche Erreger kommen bei der alveolären Pneumonie in erster Linie in Betracht?

Antwort: Hier sollte man in spontan oder ambulant erworbene und nosokomial erworbene Pneumonien unterscheiden, da diese unterschiedliche Erreger und Antibiotikaresistenzen zeigen.

Der häufigste Erreger bei den **ambulant erworbenen Lungenentzündungen** ist Streptococcus pneumoniae (Pneumokokken), gefolgt von Haemophilus influenzae. Daneben spielen Klebsiellen, Proteus, Mykoplasmen und Chlamydien eine Rolle.

Bei den **nosokomial erworbenen Pneumonien** kommen in erster Linie gramnegative Keime, darunter vor allem Pseudomonas aeruginosa und in fast gleicher Häufigkeit Staphylokokken vor.

Merke: Eine primäre Pneumonie liegt vor, wenn keine Vorschädigung der Lunge besteht. Eine sekundäre Pneumonie besteht bei vorgeschädigter Lunge (z.B. vorbestehende virale Lungenentzündung oder Lungenstauung).

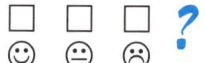

Frage: Die **Lobärpneumonie** befällt typischerweise einen Lappen und verläuft in charakteristischen Phasen. Erläutern Sie die einzelnen Stadien und gehen Sie dabei auf den zeitlichen Ablauf und das makro- bzw. mikroskopische Bild ein!

Antwort: Folgende Phasen findet man bei der Lobärpneumonie:

Stadium	Zeitraum	Makro-Bild	Mikro-Bild
Anschoppung	1.–2. Tag	blutreiche, dunkelrote, schwere Lunge, Konsistenzzunahme, Schnittfläche mit trüber, zähflüssiger, roter, schaumiger Flüssigkeit	seröses, eiweißreiches, intraalveoläres Exsudat, erweiterte Kapillaren, Erythrozyten, abgelöstes Alveolarepithel
Rote Hepatisation	3. Tag	leberartig feste, dunkelrote Lunge mit brüchiger Konsistenz, Schnittfläche: gekörnt und trocken	alveoläre Fibrin-Erythrozyten-Pfröpfe, Netz aus Fibrinfäden, abgelöste Pneumozyten

Stadium	Zeitraum	Makro-Bild	Mikro-Bild
Graue Hepatisation	4.–6. Tag	sehr schwere Lunge, Schnitt-fläche: grau, körnig und trocken	fibrinöses Exsudat, viele Granulozyten, enge Kapillaren, zerfallene Erythro-zyten
Gelbe Hepatisation	7.–8. Tag	Schnittfläche: gelb-lich, feucht, eitriger Abfluss	sehr viele Leukozy-ten, aufgelöstes Fibrin, Verfettung
Lyse/ Restitutio ad integrum	9. bis zu 28. Tag	Schnittfläche: feucht, gelblich-grauer Abfluss	Fibrinolyse, frei entfaltetes Lun-gengewebe

Tab. 7.2: Stadien der Lobärpneumonie

Frage: Wie ist das Ausbreitungsmuster der **Bronchopneumonie** und läuft sie auch in den fünf Stadien der Lobärpneumonie ab?

Antwort: Die Bronchopneumonie zeigt eine **herdförmige Ausbreitung**, und deszendiert von den Bronchioli auf den Intraalveolarraum. Der Ablauf der Entzündung durchläuft ebenfalls die Stadien der Lobärpneumonie, jedoch zeigen die einzelnen Herde unterschiedliche Stadien.

Frage: Eine Sonderform der Bronchopneumonie ist die **Friedländer-Pneumonie**. Welcher Erreger verursacht diese und wie ist das morphologische Bild charakterisiert?

Antwort: Die Friedländer-Pneumonie wird durch **Klebsiella pneumoniae** verursacht. Die Schnittfläche zeigt bei dieser Pneumonieform ein schleimig-fadenziehendes Bild. Die Lunge neigt zur Abszedierung und Karnifizierung.

Frage: Nennen Sie bitte weitere Formen der Bronchopneumonie und charakterisieren Sie diese mit jeweils einem kurzen Satz!

Antwort: Weitere Formen der **Bronchopneumonie** sind:
- **Hämorrhagische Pneumonie:** Durch Bakterientoxine werden Alveolarkapillaren zerstört, wodurch Blut in den Alveolarraum übertritt. Meist handelt es sich um Influenzavirus-Infektionen, auf die sich sekundär eine Staphylokokken-Infektion aufpropft.

- **Aspirationspneumonie:** Durch Aspiration von Mageninhalt verursachte Herdpneumonie, die hauptsächlich in den Unterlappen lokalisiert ist. Entweder verursacht der saure Magensaft eine peptische Nekrose (Mendelson-Syndrom), oder es resultiert eine Mischinfektion aus aeroben und anaeroben Keimen.
- **Staphylokokken-Pneumonie:** Wie bereits oben erwähnt, handelt es sich bei der Staphylokokken-Pneumonie meist um eine Sekundärinfektion. Bei der ausgeprägten Form lassen sich Parenchymnekrosen, Abszesse und Pleurabeteiligung beobachten.
- **Legionellenpneumonie:** Diese Form betrifft immunsupprimierte oder ältere Menschen. Man sieht konfluierende Herde und Mikroabszesse.

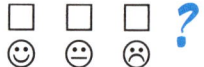

Frage: Pneumonien sind mit einer Reihe ernsthafter **Komplikationen** vergesellschaftet. Kennen Sie welche?

Antwort: Komplikationen von Pneumonien können sein:
- **Lungenabszess:** Bei abwehrgeschwächten Menschen, wie z.B. Diabetikern oder chronischen Alkoholikern kann es zur nekrotisierenden Einschmelzung des Lungengewebes kommen. Superinfektionen dieser Abszesse verursachen ein schmierig-graugrünliches Lungengangrän.
- **Pleuritis:** Gerade bei der Lobärpneumonie ist eine Pleurabeteiligung mit Erguss und serofibrinöser Pleuritis häufig anzutreffen. In der Folge können Verwachsungen oder Verschwartungen der Pleurablätter zurückbleiben. Manchmal geht die Pleuritis in ein chronisches Stadium über und es resultiert ein Pleuraempyem.
- **Chronisch karnifizierende Pneumonie:** Ebenfalls bei Immunschwäche geht die Pneumonie nicht in das Lysestadium über, sondern es kommt zur bindegewebigen Organisation des Granulationsgewebes. Die Lunge erscheint grauweiß und besitzt eine fleischartige, feste Konsistenz.
- **Perikarditis:** Entsteht durch lymphogene Fortleitung der Entzündung.
- **Sepsis:** Durch eine hämatogene Fortleitung der Entzündung.

Frage: An AIDS erkrankte Personen sind besonders anfällig für bestimmte Lungenentzündungen. Dabei handelt es sich um Erreger, die normalerweise kaum eine manifeste Infektionserkrankung auslösen, aber bei AIDS-Erkrankten eine interstitielle Pneumonie verursachen. An welche Pneumonien denke ich?

Antwort: Zum einen ist die **Zytomegalie-Pneumonie** zu nennen. Hier lassen sich mononukleäre große Riesenzellen mit Einschlusskörpern im Kern finden, den so genannten „Eulenaugenzellen".

Zum anderen die durch **Pneumocystis carinii** verursachte interstitielle Pneumonie. Der Erreger führt zu einer starken Infiltration der Alveolarsepten mit Plasmazellen und Lymphozyten, wobei die lymphozytäre Komponente bei AIDS-Erkrankten auch völlig fehlen kann. Durch die Immunschwäche können diese Pneumonien fatale Folgen haben und zum Tod führen.

Frage: Zählen Sie einige **Viren** auf, die Pneumonien verursachen können!

Antwort: Zu den viralen Erregern von Pneumonien zählen Adenoviren, Masernviren, Influenzaviren und Zytomegalieviren.

Frage: Wie erfolgt der Infektionsvorgang bei **Tuberkulose?**

Antwort: In gut 90 % der Fälle erfolgt eine Infektion mit Mycobacterium tuberculosis, Mycobacterium bovis oder Mycobacterium africanum über eine Tröpfcheninfektion durch einen Infizierten mit offener Lungen-Tbc. Möglich ist auch eine Infektion über Staub, da die Bakterien über Wochen außerhalb des Organismus überlebensfähig sind. Früher war eine Infektion über verseuchte Nahrungsmittel häufiger, vor allem über Kuhmilch, was primär zu einer intestinalen Tbc führte.

Frage: In dem vorliegenden Präparat sehen Sie eine typische Histologie bei Tuberkulose (☞ Foto 04)! Beschreiben Sie die Strukturen auf dem Schnittbild!

Antwort: In der Mitte der Abbildung sieht man Langhans-Riesenzellen (L). Locker verteilt erkennt man Epitheloidzellen und im Randbereich zahlreiche Lymphozyten (Pfeile). Es handelt sich hier um ein tuberkulöses Granulom. Im Zentrum des Granuloms findet sich eine käsige Nekrose. Diese besteht aus Überresten von Makrophagen und abgetöteten Tuberkelbakterien.

☐ ☐ ☐ **?**
☺ 😐 ☹

Frage: Wie kommt es im Organismus durch die Tuberkelbakterien zur Entwicklung der tuberkulösen Granulome?

✚ Durch das Zusammenfließen mehrerer Granulome kann ein größerer isolierter Rundherd entstehen, ein so genanntes **Tuberkulom**. Bricht ein Tuberkulom in einen Hohlraum ein, so entleert sich der Inhalt und es resultiert eine **tuberkulöse Kaverne**. Diese sind in der Lunge und in der Niere zu finden.

Antwort: Nach dem Eindringen der Tuberkelbakterien kommt es zunächst zu einer unspezifischen leukozytär-histiozytären Entzündung. Im weiteren Verlauf überwiegen Makrophagen. Diese phagozytieren die Tuberkelbakterien. Da die Erreger durch eine Wachshülle vor dem lysosomalem Abbau geschützt sind, können die Tuberkelbakterien zunächst nicht zerstört werden. Erst eine Aktivierung der Makrophagen durch spezifische Lymphozyten mittels Makrophagen-Aktivierungs-Faktor (MAF) führt dazu, dass die intrazellulären Tuberkelbakterien eliminiert werden können. Diese aktivierten Makrophagen werden zu Epitheloidzellen. Im Zentrum des Entzündungprozesses resultiert eine **käsige Nekrose** aus abgetöteten Tuberkelbakterien und Makrophagenresten. Diese entsteht auf grund einer Ischämie und des Tumornekrosefaktors α. Am Rand der käsigen Nekrose sammeln sich zahlreiche Lymphozyten, die zur Aktivierung der Makrophagen nötig sind.

☐ ☐ ☐ **?**
☺ 😐 ☹

Frage: Was versteht man unter einem **Primärherd** und wo ist dieser meist lokalisiert?

Antwort: Nachdem die Tbc-Erreger inhaliert wurden, erreichen sie die Alveolenbezirke und lösen dort eine zuerst exsudative, dann granulomatöse Entzündung aus. Dieser Entzündungsherd ist meist subpleural in der mittleren bis oberen Lungenetage zu finden. Dieser erste Herd wird auch **Ghon-Herd** genannt. Die von den Makrophagen aufgenommenen Mykobakterien überleben intrazellulär und werden über die Lymphe in die zentralen Lymphknotenareale paratracheal und am Lungenhilus transportiert. Der Ghon-Herd wird zusammen mit dem Lymphknotenherd als **Primärkomplex** bezeichnet.

☐ ☐ ☐ **?**
☺ 😐 ☹

Frage: Vom Primärkomplex ausgehend sind nun verschiedene Abläufe einer Tuberkulose je nach Immunsituation möglich. Skizzieren Sie die möglichen weiteren **Verläufe** einer Tuberkulose-Erkrankung!

Antwort: Liegt eine gute Abwehrlage vor, findet im Primärkomplex eine verkäsende Nekrose statt und die Erkrankung heilt aus. Hat man dagegen eine schlechte Immunabwehr, kann sich die Infektion von hier aus weiter ausbreiten. Findet die Ausbreitung zeitlich direkt anschließend an den Primärkomplex statt, spricht man vom **Postprimärstadium**. Kommt es zur Ausheilung, ist eine Wiedererkrankung jederzeit möglich. Diese erfolgt entweder durch Reaktivierung alter Herde bei Immunschwäche oder durch eine nochmalige Infektion. Man spricht dann vom **Sekundärstadium**.

Folgende Verläufe sind möglich:

- Die Erkrankung bleibt primär in der Lunge lokalisiert, schreitet aber weiter bronchokanalikulär und lymphogen fort. Es resultiert eine **progrediente Lungentuberkulose** mit azinös-nodöser und verkäsender Bronchopneumonie, eine tuberkulöse Pleuritis und eine progressive Lymphknotentuberkulose.
- Es kommt zu einer **hämatogenen** Streuung der Erreger: Dies kann zu einer blanden hämatogenen Streuung führen, die aus einer Ansiedlung in parenchymatösen Organen resultiert und unter Zurückbleiben narbiger Areale ausheilt.
  Eine Sonderform der hämatogenen Aussaat stellt die **Miliartuberkulose** dar. Hier kommt es als Ausdruck der immunologischen Abwehrreaktion zu zahlreichen hirsekorngroßen Knoten in allen möglichen Organen (Leber, Uterus, Knochen, Gehirn, Niere etc.) (☞ Foto 05). Diese bestehen aus epitheloidzelligen Granulomen, teilweise mit Verkäsung. Charakteristisch sind Absiedelungen in der Lunge selbst, die in der Lungenspitze lokalisiert sind und **Simon-Spitzenherde** genannt werden. Eine schwerwiegende Komplikation der hämatogenen Streuung stellt die **tuberkulöse Leptomeningitis** dar.
- Der schwerwiegendste und meist zum Tode führende Verlauf einer Tuberkulose stellt die **Tbc-Sepsis** dar. Die so genannte **Landouzi-Sepsis** entsteht auf dem Boden einer schweren Immuninsuffizienz und führt zu nekrotisierenden Entzündungen im gesamten Körper.

Frage: Welche **Nachweismöglichkeiten** der Mykobakterien stehen zur Verfügung?

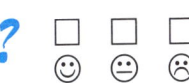

Antwort: Aus erregerhaltigen Körperflüssigkeiten wie Sputum, Lavageflüssigkeit, Liquor oder Magensaft werden Ausstrichpräparate mithilfe der **Ziehl-Neelsen-Färbung** angefertigt. Nach einer Anfärbung mit Kabolfuchsin, der anschließenden Behandlung mit Salzsäurealkohol und Gegenfärbung mit Methylenblau erscheinen die Mykobakterien als dünne rote Stäbchen vor blauem Hintergrund. Das Ausbringen der Erreger auf **Flüssigkulturen** lässt einen Nachweis nach ca. 2 Wochen zu. Mittels **PCR** lässt sich die spezifische bakterielle DNA aus den Proben nachweisen.

Frage: Bösartige Tumoren der Lunge sind die häufigsten zum Tode führenden Neubildungen beim Mann. Der Anteil der Frauen nimmt jedoch kontinuierlich zu. Können Sie mir etwas zu Inzidenz und Hauptursache des **Bronchialkarzinoms** sagen?

Antwort: Das Bronchialkarzinom ist das zweithäufigste Tumorleiden, mit einer Inzidenz von 60 Erkrankten pro 100 000 Menschen. Das chronische **Rauchen** von Zigaretten wird in 90 % der Fälle für die Entwicklung eines Bronchialkarzinoms verantwortlich gemacht. Im Tabakrauch sind bis zu 100 kanzerogene Substanzen enthalten. Eine besondere Rolle spielen dabei Benzopyrene, die dafür verantwortlich gemacht werden, eine Mutation im wichtigen Tumorsupressorgen **p53** auszulösen und somit ein ungehindertes Wachstum von Tumorzellen zu ermöglichen. Eine vergleichsweise geringe Bedeutung spielen andere Karzinogene wie Asbestfasern, Strahlung, verschiedene Stäube und Schwermetalle.

Frage: Es gibt mehr als 50 histologische Typen von Bronchialkarzinomen. Nennen Sie mir bitte die vier häufigsten!

Antwort: Die vier häufigsten Bronchialkarzinome sind:
- **Plattenepithelkarzinom** (40 %)
- **Adenokarzinom** (25 %)
- **Kleinzelliges Karzinom** (25 %)
- **Großzelliges Karzinom**

Frage: Beschreiben Sie die **histologischen Charakteristika** des Plattenepithelkarzinoms!

Antwort: Die Entwicklung des **Plattenepithelkarzinoms** erfolgt über Schleimhautdysplasien durch chronische Schleimhautreizung. Je nach Differenzierungsgrad sieht man gleichförmige Epithelkomplexe mit zellulären Atypien und Verhornungstendenz. Es lassen sich zwiebelschalenartige Hornperlen erkennen. Der nichtverhornende Typ des Bronchialkarzinoms ist eher entdifferenziert und weist eine schlechtere Prognose auf. Der fortgeschrittene Tumor zeigt ausgedehnte Nekrosen und bildet Hohlräume (Kavernen). Das Plattenepithelkarzinom weist ein langsames Wachstum auf, metastasiert jedoch früh in die regionären Lymphknoten.

Frage: Das **kleinzellige Bronchialkarzinom** besitzt die schlechteste Prognose aller Lungentumoren. Warum?

Antwort: Das kleinzellige Bronchialkarzinom besitzt eine hohe **Tumorverdoppelungszeit** und metastasiert früh lymphogen und hämatogen, sodass bei Diagnosestellung meist schon eine hämatogene Streuung in Leber, Knochen und Gehirn vorliegt. Seinen Namen hat der Tumor von den relativ kleinen Tumorzellen. Makroskopisch zeigt der Tumor ein infiltratives Wachstum ins Lungengewebe und nekrotische Tumorareale. Oft tritt wegen ektoper Hormonproduktion ein paraneoplastisches Syndrom auf.

✚ Da das kleinzellige Bronchialkarzinom meist bei Diagnosestellung bereits meatstasiert ist, benutzt man zur Stadieneinteilung nicht die TNM-Klassifikation, sondern ein vereinfachtes Schema:

✚ **Limited disease:** Der Tumor ist auf eine Thoraxhälfte begrenzt; es liegt ein oder kein Befall des Mediastinums und der gleichseitigen supraklavikulären Lymphknoten vor. Ein Pleuraerguss und eine Einflussstauung sind nicht vorhanden.
Extensive disease I: Befall der kontralateralen Hiluslymphknoten.
Extensive disease II: Befall der kontralateralen Lunge sowie alle übrigen Stadien.

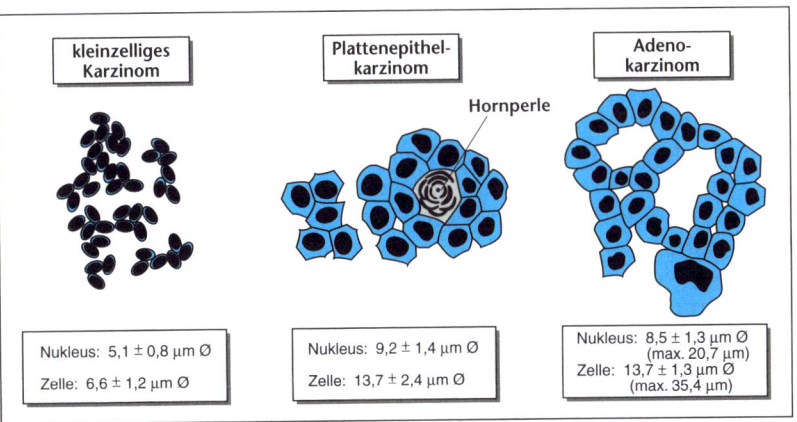

Abb. 7.2: Schematische Darstellung bronchialer Tumorzellen, [3]

Frage: Aus welchen Zellen geht das **Bronchuskarzinoid** hervor und wie ist seine Wachstumstendenz?

Antwort: Das Bronchuskarzinoid hat seinen Ursprung in den **neuroendokrinen Zellen** der Lunge. In der Regel wächst es sehr langsam und zeigt eine gute Prognose nach operativer Entfernung. Es gibt jedoch auch Formen mit hohen Zellpolymorphien, die schon früh lymphogen metastasieren.

Merke: Der **Pancoast-Tumor** bezeichnet einen Lungentumor, der an der Lungenspitze lokalisiert ist und Weichteile, Gefäße und Nerven an der oberen Thoraxwand infiltriert. So macht sich dieser Tumor manchmal durch ein **Horner-Syndrom** bemerkbar (Enophthalmus, Ptosis, Miosis), bedingt durch Zerstörung des Sympathikusnervs.

☐ ☐ ☐ **?**
☺ 😐 ☹

Frage: Wohin metastasieren die Bronchialkarzinome am häufigsten?

Antwort: Die ersten Stationen der **Metastasierung** sind fast immer die mediastinalen Lymphknotenareale. Die Fernmetastasen sind bevorzugt in der Leber (40 %), in Knochen (30 %), in den Nebennieren (25 %) und im Gehirn (15 %) zu finden.

☐ ☐ ☐ **?**
☺ 😐 ☹

Frage: Wie manifestieren sich Bronchialtumoren klinisch?

Antwort: Durch Verschluss der Bronchuslichtung entstehen Atelektasen und Retentionspneumonien. Oft ist das Tumorwachstum bereits so fortgeschritten, dass Tumornekrosen und Gefäßarrosionen vorliegen, die zu rezidivierenden Blutungen führen. Ist die Pleura infiltriert, resultieren eine Pleuritis und Pleuraergüsse. Bei großen Lymphknotenmetastasen im Mediastinum kann es zu einer oberen Einflussstauung kommen. Manchmal macht der Lungentumor erst durch seine Fernmetastasen auf sich aufmerksam, z.B. durch eine neurologische Klinik bei Gehirnmetastasen. Speziell bei den kleinzelligen Karzinomen, die enge Verwandtschaft zu neuroendokrinen Tumoren zeigen, können paraneoplastische Syndrome auftreten wie z.B ein Cushing-Syndrom durch ektope ACTH-Produktion.

☐ ☐ ☐ **?**
☺ 😐 ☹

Frage: Welche Primärtumoren metastasieren bevorzugt in die Lunge?

Antwort: Ein Hauptmetastasierungsweg in die Lunge erfolgt über die untere Hohlvene, d.h. vor allem abdominelle Organe metastasieren gerne in die Lunge, wie z.B. Rektum, Niere, Magen und Pankreas. Aber auch Mammakarzinome siedeln sich in der Lunge ab.

! | **Merke:** 10 % aller Bronchialtumoren sind Metastasen. |

7.3 Pleura

> **Frage:** Ein Pleuraerguss ist eine häufige Begleiterscheinung bei verschiedenen Erkrankungen. Zählen Sie bitte einige Ursachen eines **Pleuraergusses** auf!

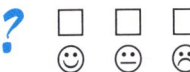

Antwort: Als Ursachen eines Pleuraergusses kommen in Betracht:
- Pneumonie: häufige Begleitreaktion, erhöhte Kapillarpermeabilität, ADH-Fehlregulation (= Schwartz-Bartter-Syndrom)
- Pleuritis
- Lungentumoren: maligner Pleuraerguss
- Pleurakarzinome
- Herzinsuffizienz: kardiale Stauung, erhöhter Filtrationsdruck in den Lungenkapillaren
- Pankreatitis
- rheumatische Erkrankungen
- traumatischer Pleuraerguss: führt zum Hämatothorax
- Hypoproteinämien: Abnahme des onkotischen Druckes

✚ Je nach Zusammensetzung des Ergusses werden unterschieden:
- Transsudat: Gesamteiweiß < 30 g/l, bei Herzinsuffizienz, Leberzirrhose, nephrotisches Syndrom
- Exsudat: Gesamtprotein > 30 g/l, Entzündungen, maligner Pleuraerguss
- Hämatothorax
- Chylothorax: Läsionen des Ductus thoracicus

> **Merke:** Ein Pleuraerguss ist im Röntgenbild erst ab einer Menge von 250 ml nachweisbar.

!

> **Frage:** Den malignen Tumor der Pleura stellt das **Pleuramesotheliom** dar. Welche Ursache wird für die Entwicklung des Tumors verantwortlich gemacht und welches Bild zeigt der Tumor makroskopisch?

Antwort: Die jahrelange Exposition mit **Asbestfasern** verursacht das Pleuramesotheliom. Der Tumor wächst diffus oder multifokal an der Pleura entlang um die ganze Lunge, zeigt weißliche Verdickungen und kann benachbarte Strukturen wie Perikard und Zwerchfell infiltrieren. Histologisch sieht man Zellnester oder parallele Reihen von dichtem Bindegewebe. Die Prognose des Pleuramesothelioms ist sehr schlecht. Die mittlere Überlebenszeit beträgt lediglich 9 Monate.

8 Kardiovaskuläres System

8.1 Herz

□ □ □ ?
☺ ☺ ☹

Frage: Bei einem von 100 Neugeborenen tritt ein **angeborener Herzfehler** auf. Nennen Sie mir bitte die häufigsten angeborenen Herzfehler! Teilen Sie diese nach klinisch-pathophysiologischen Gesichtspunkten ein!

✚ Die häufigsten Ursachen für angeborene Herzfehler sind chromosomale Aberrationen (z.B. Trisomie 21), Pharmaka, Alkohol, Infektionen (z.B. Röteln) oder Diabetes mellitus der Mutter.

Antwort: Die acht häufigsten angeborenen Herzfehler machen ca. 85 % der auftretenden Herzfehler aus. Sie lassen sich wie folgt unterteilen:

Azyanotische Vitien		Zyanotische Vitien
Obstruktive Fehlbildungen	**Primärer Links-Rechts-Shunt**	**Rechts-Links-Shunt**
Pulmonalstenose (13 %)	Ventrikelseptumdefekt (20 %)	Fallot'sche Tetralogie
Aortenisthmusstenose (7 %)	Vorhofseptumdefekt (10 %)	Transposition der großen Gefäße (5 %)
Aortenstenose (6 %)	Persistierender Ductus Arteriosus Botalli (10 %)	

Tab. 8.1: Angeborene Herzfehler

□ □ □ ?
☺ ☺ ☹

Frage: Die obstruktiven Vitien gehen primär mit einer Widerstandsbelastung einher. Gehen wir näher auf die **Aortenisthmusstenose** ein! Hier unterscheidet man zwei Formen. Erläutern Sie die beiden Formen und gehen Sie dabei auch auf die klinischen Folgen ein!

Antwort: Der Aortenisthmus ist die physiologische Enge zwischen dem Abgang der linken **Arteria subclavia** und der Mündung des **Ductus Botalli**. Je nach Lokalisation der Stenose in Bezug auf den Abgang der A. subclavia unterscheidet man eine **präduktale** von einer **postduktalen Form**.

Bei der präduktalen Form (infantile Form) findet man eine Hypoplasie des Aortenbogens, wegen eines verminderten Blutflusses pränatal über die Aorta ascendens. Die obere Körperhälfte wird durch das linke Herz, und die untere Körperhälfte über den noch geöffneten Ductus Botalli versorgt. Folglich erhält die untere Körperhälfte sauerstoffarmes Blut, da der Ductus Botalli Blut aus dem rechten Herzen führt. Die untere Körperhälfte ist zyanotisch und entwicklungsverzögert.

Die postduktale oder adulte Form verläuft weniger dramatisch und wird deshalb oft erst im Erwachsenenalter manifest. Durch postnatal geschrumpftes Ductusgewebe kann es zu einer Stenose kommen. Hier, wie auch bei der infantilen Form ist eine **Blutdruckdifferenz** zwischen oberer und unterer Körperhälfte messbar. Durch ausgebildete Kollateralkreisläufe via Interkostalarterien können **Rippenusuren** entstehen, die im Röntgenbild sichtbar sind. Wegen des erhöhten Widerstandes durch die Stenose muss die linke Kammer einen höheren Druck aufbauen, was zu einer konzentrischen Hypertrophie führt.

Frage: Kommen wir zu den **Links-Rechts-Shunt-Vitien!** Was versteht man unter der **Eisenmenger-Reaktion?**

Antwort: Bei einem Links-Rechts-Shunt besteht primär eine Volumenbelastung des rechten Herzens. Es entsteht eine **pulmonale Hypertonie** mit druckabhängiger pulmonaler Vaskulopathie. Der Lungengefäßwiderstand steigt dadurch noch stärker an. Dieser Anstieg ist irreversibel. Übersteigt der Druck im rechten Ventrikel den Druck im linken Ventrikel kommt es zu einer **Shuntumkehr.** Dadurch fließt ungesättigtes Blut unter Umgehung des Lungenkreislaufs über den Septumdefekt in den großen Kreislauf. Aus dem primär azyanotischen Herzfehler wird ein zyanotischer Herzfehler. Die morphologischen Veränderungen der Lunge lassen sich dabei in sechs Grade einteilen:
- Grad 1: Media-Hypertrophie der Pulmonalarterien
- Grad 2: + Intima-Proliferation
- Grad 3: + erste Gefäßverschlüsse
- Grad 4: + angiomatöse Veränderungen und Dilatationen
- Grad 5: Gefäßwandatrophie
- Grad 6: + nekrotisierende Arteriitis

Frage: Der **Vorhofseptumdefekt** (Atriumseptumdefekt, **ASD**) ist einer der häufigsten Vitien. Man geht davon aus, dass 25 % aller Erwachsenen ein offenes **Foramen ovale** besitzen. Dieses wirkt sich funktionell in den meisten Fällen nicht aus, kann jedoch im Rahmen einer **paradoxen Embolie** von Bedeutung sein. Man unterscheidet den **ASD-II** vom **ASD-I.** Erläutern Sie den Unterschied!

Antwort: Je nach Lokalisation und betroffenem Septum unterscheidet man zwei Arten des Vorhofseptumdefekts. Der ASD-I oder **Ostium-primum-Defekt** ist seltener als der ASD-II und befindet sich tiefliegend am Septum unmittelbar über dem Ansatz der AV-Klappen. Er ist oft kombiniert mit einem kompletten **Endokardkissendefekt** (partieller oder kompletter **AV-Kanal)** und deshalb hämodynamisch meist gravierender. Der ASD-II oder **Ostium-secundum-Defekt** ist der weitaus häufigere Fehler und befindet sich im Bereich des zentralen Vorhofseptums. Hierzu gehört auch das bereits von Ihnen erwähnte offene Foramen ovale. Aufgrund des kleinen Druckgradienten zwischen linkem und rechtem Vorhof ist das Shuntvolumen meist gering und klinisch kaum relevant.

☐ ☐ ☐ **?**
☺ ☺ ☹

Frage: Der häufigste Herzfehler ist der **Ventrikelseptumdefekt (VSD).** Welche Partie des Ventrikelseptums ist meistens betroffen?

Antwort: In 80 % der Fälle liegt der Defekt im Bereich des **Septum membranaceum**. Dieses ist im Ausflusstrakt des linken Ventrikels direkt unterhalb der Aortenklappe lokalisiert. Dieser VSD wird auch als perimembranöser infrakristaller Defekt bezeichnet. Viel seltener sind VSD im muskulären Bereich des Ventrikelseptums.

☐ ☐ ☐ **?**
☺ ☺ ☹

Frage: Wie gestaltet sich der Verlauf bzw. die Therapie eines VSD?

Antwort: 25–40 % der kleinen VSD verschließen sich spontan. Bei mittelgroßen bis großen VSD wird ein operativer Verschluss angestrebt. Ist jedoch eine Shuntumkehr eingetreten, bleibt nur noch eine Herz-Lungen-Transplantation, da die Lungenstrombahn irreversibel geschädigt ist.

☐ ☐ ☐ **?**
☺ ☺ ☹

Frage: Welches Vitium verursacht auskultatorisch ein „**Maschinengeräusch**" mit Punctum maximum im 2. ICR links?

✚ Verschließt sich der Ductus Botalli nicht spontan, kann pharmakologisch mit Prostaglandinsynthesehemmern ein Verschluss erreicht werden. Andernfalls muss operiert werden.

Antwort: Der **persistierende Ductus arteriosus Botalli (PDA)** verursacht dieses systolisch-diastolisches Geräusch. Es handelt sich um einen Kurzschluss zwischen der Pulmonalis und der Aorta, der sich normalerweise binnen 24 Stunden postpartal verschließt. Es resultiert ein Links-Rechts-Shunt.

☐ ☐ ☐ **?**
☺ ☺ ☹

Frage: Lassen Sie uns nun auf die zyanotischen Herzfehler zu sprechen kommen. Welche anatomisch-pathologischen Veränderungen umfasst die **Fallot-Tetralogie?**

Antwort: Bei einer Fallot-Tetralogie liegen folgende vier Veränderungen vor:
- Ventrikelseptumdefekt
- Pulmonalstenose

- Über dem VSD **reitende Aorta** (Dextroposition der Aorta)
- Rechtsherzhypertrophie

Die Fallot-Tetralogie ist der häufigste zyanotische Herzfehler. Klinisch auffällig ist eine anfängliche **Belastungszyanose**, die später zu einer Ruhezyanose wird. Es können **hypoxämische Anfälle** mit Synkopen auftreten. Klassisch ist die Einnahme einer Hockstellung durch den Patienten, um durch eine systemische Widerstandserhöhung den venösen Rückstrom zum Herzen zu reduzieren. Dadurch wird das Shuntvolumen vermindert und der Sauerstoffanteil im großen Kreislauf erhöht.

Frage: Welche Veränderung muss bei einer kompletten **Transposition der großen Arterien** zusätzlich vorliegen, damit dieser schwere Herzfehler überlebt werden kann?

Antwort: Bei der Transposition der großen Arterien (TGA) entspringt die A. pulmonalis aus dem linken Ventrikel und die Aorta aus dem rechten Ventrikel. Die beiden Kreisläufe sind folglich parallel geschaltet. Das Blut strömt mit Sauerstoff aufgesättigt von der Lunge via linken Vorhof in die linke Kammer und von dort über die Pulmonalarterie wieder in die Lunge. Genauso zirkuliert das Blut aus dem großen Kreislauf, ohne mit Sauerstoff aufgesättigt zu werden. Ein solcher Herzfehler kann nur überlebt werden, wenn gleichzeitig eine Verbindung zwischen linkem und rechtem Herz besteht, um einen Austausch von oxygeniertem Blut zu ermöglichen. Dies kann ein VSD, ein ASD oder ein offener Ductus Botalli sein.

Frage: Welche Formen der **Endokarditis** kennen Sie?

Antwort: Entzündungen des Endokards können aufgrund nicht-infektiöser und infektiöser Ursachen entstehen.

Zu den **nicht-infektiösen Endokarditiden** zählen:
- Endocarditis verrucosa rheumatica
- Endocarditis verrucosa simplex oder Endocarditis thrombotica (warzenförmige Ablagerungen, Auftreten bei malignen Neoplasien, Marasmus, Schock)
- Endokarditis Libman-Sacks (kardiale Manifestation des systemischen Lupus erythematodes)
- Endocarditis parietalis fibroplastica Löffler

Zu den **infektiösen** (bakteriellen) Endokarditiden zählen:
- Akute Endokarditis
- Subakute Endokarditis oder Endocarditis lenta

☐ ☐ ☐ **?**
☺ ☺ ☹

Frage: Die **Endocarditis verrucosa rheumatica** wird durch **A-Strep-tokokken** verursacht. Warum zählt sie trotzdem nicht zu den infekti-ösen Endokarditiden?

Antwort: Beim **rheumatischen Fieber** handelt es sich nicht um eine di-rekte Entzündung durch Streptokokken, sondern um eine infektindu-zierte Autoimmunerkrankung, die sich an Herz, Gelenken, Haut, ZNS und Subkutangewebe manifestieren kann. Sie wird dadurch verursacht, dass das **M-Protein** der **β-hämolysierenden A-Streptokokken** eine **Kreuzreaktivität** mit sarkolemnalen Antigenen aufweist. Es finden sich **Immunkomplexe** u.a. an Myokard und Endokard. Histologisch erkennt man Aschoff-Knötchen, eine fibrinoide Nekrose umgeben von Lym-phozyten.

☐ ☐ ☐ **?**
☺ ☺ ☹

Frage: Bei den Endokarditiden sind primär die Herzklappen betrof-fen. Welche Klappen sind bei der **Endocarditis verrucosa rheumatica** besonders befallen, beschreiben Sie deren Morphologie und welche Folgen sich daraus ergeben!

Antwort: Zu 80 % liegt ein Befall der **Mitralklappe** vor, in 20 % der Fälle ist die **Aortenklappe** betroffen. Die Immunkomplexe lagern sich am Rand der Klappe fest an. Nach einiger Zeit bilden sich durch Orga-nisationsprozesse warzenförmige 1–3 mm große Ablagerungen, die grau-glasig erscheinen. Histologisch sieht man ein fibrinöses Ödem der Klappenbasis mit Histio- und Lymphozytenanreicherung. Die Folgen können stenosierte oder insuffiziente Klappen mit entsprechenden hä-modynamischen Auswirkungen sein.

☐ ☐ ☐ **?**
☺ ☺ ☹

Frage: Nicht bei allen Endokarditiden steht der Befall der Klappen im Vordergrund. Welche Endokarditis spielt sich vor allem im parie-talen Endokard ab?

Antwort: Die **Endocarditis fibroplastica Löffler** befällt bevorzugt das parietale Endokard im Spitzenbereich des linken Ventrikels. Zusätzlich ist auch das Myokard betroffen. Da eine eosinophile Infiltration der Wandschichten zu finden ist, geht man von einer allergischen Genese aus. Die Erkrankung führt zu einer Fibrosierung des Endo- und Myo-kards mit restriktiver Kardiomyopathie.

Frage: Welche Erkrankung könnte die in Foto 06 (☞ Foto 06) zu sehenden Veränderungen verursacht haben?

Antwort: Im makroskopischen Bild erkennt man auf der eröffneten Mitralklappe thrombotische Auflagerungen, die bakteriell infiziert sind und zu einer Destruktion der Klappe geführt haben. Im zugehörigen Histo-Bild sieht man einen Bakterienrasen, Fibringerinnsel und viele segmentkernige Leukozyten als Zeichen einer Entzündung. Es handelt sich hier um eine Endocarditis ulceropolyposa, verursacht durch eine akute bakterielle Infizierung des Endokards.

Frage: Erklären Sie den **Pathomechanismus** der Entwicklung einer akuten bakteriellen Endokarditis!

Antwort: Prädisponierender Faktor für die Entwicklung einer akuten Endokarditis ist eine Vorschädigung der Herzklappe, sei es durch rheumatisches Fieber, angeborene Vitien, altersbedingte Klappenschäden, künstlicher Klappenersatz oder Läsionen durch Katheter. Durch eine transitorische Bakteriämie siedeln sich Bakterien, die unter normalen Bedingungen schnell aus dem Serum eliminiert werden an der geschädigten Klappe ab. Das Eindringen von Bakterien in die Blutbahn kann durch alle invasiven klinischen Maßnahmen (z.B. Venenkatheter, Schrittmacher), eine Zahnbehandlung, Eingriffe am Respirations-, Gastrointesinal- und Urogenitaltrakt oder eine bakterielle Organinfektion auftreten. Ein besonders erhöhtes Risiko besteht neben dem vorbestehenden Klappenschaden bei Diabetes mellitus, Verbrennung, Immundefizit, Leberzirrhose, Alkoholabusus und „Fixern". Bei diesen kommt es durch verunreinigte Nadeln gehäuft zu Schädigung der Klappen des rechten Herzens.

Die Bakterienvegetationen an den Klappen führen zu einer weiteren Destruktion mit Ulzerationen und gelbbraunen Vegetationen, was sich in der Bezeichnung Ulceropolyposa widerspiegelt. Diese Bakterienansiedlungen können als **Streuherd** für bakterielle Emboli im gesamten Körper fungieren. Mögliche Folgen sind septischer Schock, embolische Herdenzephalitis, Nieren- und Milzinfarkte, Mikroembolien an der Haut mit Petechien, subungualen Blutungen und **Osler-Knötchen**. Osler-Knötchen sind purpurrote, leicht erhabene Hauteffloreszenzen an Finger- und Zehenkuppen.

☐ ☐ ☐ **?**
☺ 😐 ☹

Frage: Im Gegensatz zur akuten Endokardits, die eine bedrohliche Erkrankung darstellt verläuft die **subakute Endokarditis** milder und weniger fulminant. Welcher Erreger ist in den meisten Fällen der Verursacher der Endocarditis lenta?

Antwort: In 70 % der Fälle können **nichthämolysierende Streptokokken** wie **Streptococcus viridans** als Verursacher der subakuten Endokarditis ausgemacht werden. Weitaus seltener sind Infektionen mit Staphylokokken oder Bakterien der Hämophilus-Gruppe.

☐ ☐ ☐ **?**
☺ 😐 ☹

Frage: Bei der **koronaren Herzkrankheit** liegt eine relative bzw. beim Myokardinfarkt eine absolute **Koronarinsuffizienz** vor. Definieren Sie Koronarinsuffizienz!

Antwort: Eine Koronarinsuffizienz liegt vor, wenn die Herzkranzgefäße nicht mehr in der Lage sind, die Blut- bzw. Sauerstoffversorgung zu gewährleisten, die zur Versorgung des Herzmuskels nötig ist.

☐ ☐ ☐ **?**
☺ 😐 ☹

Frage: Was sind die Ursachen für eine **koronare Herzkrankheit**?

✚ Die klinische Manifestation der koronaren Herzerkrankung kann sein:
• Angina pectoris
• Herzinfarkt
• Linksherzinsuffizienz
• Herzrythmusstörungen
• Plötzlicher Herztod infolge Kammerflimmerns

Antwort: In den allermeisten Fällen (ca. 90 %) ist die Ursache für eine Koronarinsuffizienz die **Atherosklerose** der großen extramuralen Koronararterien. Seltene Ursachen können **Koronarspasmen** (= Prinzmetal-Angina), **Vaskulitiden**, **Dissektion von Arterienwänden** oder verschleppte **Endokarditiden** sein.

Weitere Ursachen für eine Koronarinsuffizienz können sein: **Aortenklappeninsuffizienz** bzw. **-stenose**, ein starker **Blutdruckabfall**, **verminderter O_2-Gehalt** des **Blutes** (z.B. bei einer Anämie oder einer Ventilationsstörung), **vermehrter O_2-Bedarf des Herzens** (z.B. bei körperlicher Anstrengung, Tachykardie, Hypertrophie des Herzens) und eine **arterielle Hypertonie** (vermehrte Druckarbeit). Diese Faktoren verstärken auch eine Koronarinsuffizienz, die durch Atherosklerose bedingt ist.

Frage: Zählen Sie die **Risikofaktoren der Arteriosklerose** nach der Framingham-Studie auf!

Antwort: Die Risikofaktoren der Arteriosklerose lassen sich unterteilen in:

Unbeeinflussbare Risikofaktoren:
- Familiäre Disposition
- Lebensalter
- Männliches Geschlecht

Beeinflussbare Risikofaktoren:
- 1. Ordnung (sehr wichtig)
  - Fettstoffwechselstörungen: LDL-Cholesterin erhöht, HDL-Cholesterin erniedrigt, Triglyceride erhöht
  - Arterieller Hypertonus
  - Diabetes mellitus
  - Nikotinabusus
- 2. Ordnung
  - Lipoprotein (a) erhöht
  - Hyperfibrinogenämie
  - Hyperhomocysteinämie
  - Antiphospholipid-AK
  - Genetisch bedingte t-PA-Defekte
  - Bewegungsmangel
  - Psychosoziale Risikofaktoren: negativer Stress, niedriger sozialer Status

✚ Die Risikofaktoren Fettstoffwechselstörung, Stammfettsucht, Bluthochdruck und Diabetes mellitus (Insulinresistenz und Hyperinsulinismus) werden als **metabolisches Syndrom** bezeichnet.

Frage: Zur Abschätzung des Schweregrades ist es von Bedeutung die Zahl der Koronargefäße mit kritisch stenosierenden Läsionen und deren Lumeneinengung zu definieren. Nennen Sie mir die 4 wichtigsten Koronargefäße und deren Versorgungsgebiete beim Normalversorgertyp (80 %)!

Antwort: Aus dem Aortenabgang entspringen die rechte und die linke Koronararterie. Die **rechte Koronararterie (RCA)** versorgt den rechten Ventrikel und die diaphragmale Hinterwand. Die **linke Koronararterie (LCA)** versorgt die Vorderwand des linken Ventrikels und den größten Teil des Kammerseptums. Die LCA zweigt sich in **Ramus interventricularis anterior (RIVA)** und **Ramus circumflexus (RCX)** auf. Betrachtet man RCA, RIVA und RCX, so unterteilt man die koronare Herzkrankheit in **1-, 2-, und 3-Gefäßerkrankung**. Prädilektionsstellen für einen Verschluss eines Herzkranzgefäßes sind die Hauptstämme und deren Abgänge, da es dort am häufigsten zur Plaque-Ruptur eines durch Makroangiopathie entstandenen Atheroms kommt.

☐ ☐ ☐ **?**
☺ ☺ ☹

Frage: Können Sie mir etwas über die Schweregradeinteilung nach Stenosierungsausmaß des Koronargefäßes erzählen?

Antwort: Man unterteilt in vier Schweregrade:
- Grad I: 25–49 %
- Grad II: 50–74 % (signifikante Stenose)
- Grad III: 75–99 % (kritische Stenose)
- Grad IV: 100 % (kompletter Verschluss)

☐ ☐ ☐ **?**
☺ ☺ ☹

Frage: Wie imponiert ein Myokard morphologisch bei Vorliegen einer koronaren Herzerkrankung?

Antwort: Man sieht auf dem Myokard eine gelbe Streifung, hauptsächlich im Bereich der Papillarmuskeln. Diese Erscheinung wird auch als **„Tigerherz"** bezeichnet. Verursacht wird diese Streifung durch eine intrazelluläre Verfettung der Herzmuskelfasern. Bei einer rezidivierenden Koronarinsuffizienz entwickeln sich disseminierte kleine Nekrosen, welche von Makrophagen abgetragen werden und durch Bindegewebe ersetzt werden. Diese Myokardfibrosierung kann bis zur dilatativen Kardiomyopathie führen. Zusätzlich bilden sich zahlreiche kleine Kollateralgefäße aus.

☐ ☐ ☐ **?**
☺ ☺ ☹

Frage: Was beschreibt der Begriff der **„letzten Wiese"**?

✚ Bei einigen Patienten wurden in den atherosklerotischen Plaques entzündliche Infiltrate, v.a. aus T-Lymphozyten gefunden. In diesen Läsionen ließen sich molekularbiologische Viren (Epstein-Barr-Virus, Herpes-simplex-Virus, Zytomegalievirus) und Chlamydien nachweisen. Ob eine infektiöse Komponente bei der Entstehung von atherosklerotischen Plaques eine Rolle spielt wird derzeit intensiv untersucht.

Antwort: Die Blutversorgung des Herzens erfolgt von außen nach innen. Kommt es zu rezidivierenden Koronarinsuffizienzen mit ischämischen Arealen, so findet man diese zuerst am Endokard, meist der linken Kammer und den Papillarmuskeln. Man spricht dann von einem **Innenschichtinfarkt**.

Frage: Kann man bei einem **plötzlichen Herztod** die morphologischen Zeichen eines frischen Herzinfarktes sehen?

Antwort: Der plötzliche Herztod ist meist die Folge einer durch Ischämie verursachten Herzrhythmusstörung und nicht primär eines Herzinfarktes. So findet man meist organisierte Thromben und zahlreiche Mikroembolien. Zeichen eines Herzinfarktes lassen sich nicht erkennen. Zudem erfolgen die sichtbaren Umbaumaßnahmen nach einem Infarkt nur am lebenden Herz.

Frage: Nun ist ein **akuter Myokardinfarkt** eingetreten. Dieser durchläuft unterschiedliche morphologische Stadien. Beschreiben Sie den zeitlichen Ablauf der Herzinfarktstadien und deren morphologisches Bild!

Antwort: Die Stadien des Myokardinfarktes lassen sich in fünf Phasen unterteilen:

Zeit	Makroskopisch	Mikroskopisch
frühe Phase	Gefäßverschluss, Herzdilatation	Zellödem des Sarkoplasmas, Querstreifung des Myokards vergröbert
nach 6 Stunden	Abblassung des Infarktgebietes	intensive Eosinfärbung des Zytoplasmas der Kardiomyozyten
nach 12 Stunden	lehmfarbene Nekrose, hyperämischer Randsaum	Eingewanderte Entzündungszellen, Koagulationsnekrosen
ab 4. Tag	lehmgelbe Nekrose, rotes Granulationsgewebe	Granulationsgewebe
nach 6 Wochen	weiße Schwiele	Fibrose

Tab 8.2:   Die morphologischen Stadien des Herzinfarktes

Frage: Welche Seite des Herzens ist in den meisten Fällen von einem Infarkt betroffen?

Antwort: Meist ist die linke Kammer von einem Infarkt betroffen. Isolierte Rechtsherzinfarkte sind extrem selten.

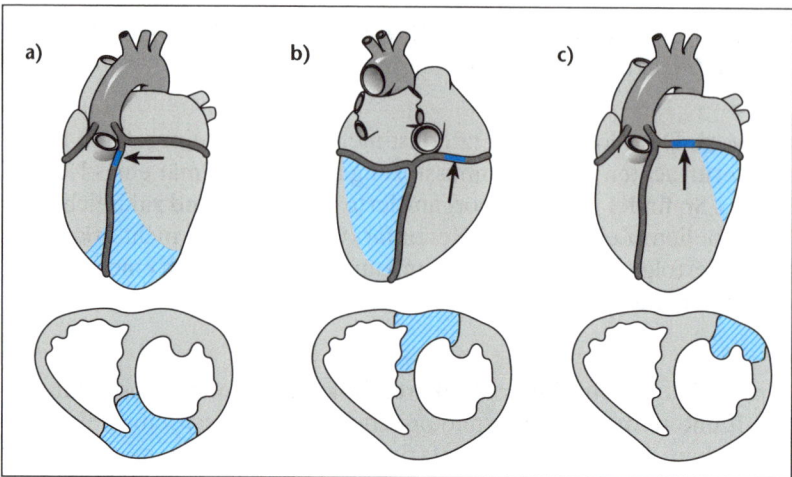

Abb. 8.1:   Lokalisation des Myokardinfarktes, [3]
a) Vorderwandinfarkt bei Verschluss des Ramus interventricularis anterior (RIVA)
b) Hinterwandinfarkt bei Verschluss der A. coronaria dextra
c) Seitenwand- oder Kanteninfarkt bei Verschluss des Ramus circumflexus der A. coronaria sinistra

Frage: Oft entscheidend für die Prognose und die Therapie sind die bei einem Herzinfarkt auftretenden Komplikationen. Zählen Sie die möglichen Komplikationen auf, die in Folge eines Myokardinfarktes auftreten können!

Antwort: Die auftretenden Komplikationen bei einem Herzinfarkt sind:

* **Linksherzinsuffizienz** und **kardiogener Schock:** Bei Infarzierung von über 40 % Muskelgewebe der linken Kammer kommt es zum kardiogenen Schock, der mit einer hohen Letalität von 90 % verbunden ist.
* **Rhythmusstörungen:** Treten bei fast 90 % der Infarktpatienten auf. Oft in einer frühen Phase.
* **Pericarditis epistenocardica:** In 30 % der Infarkte liegt eine entzündliche Beteiligung des Herzbeutels vor. Auskultatorisch ist ein Reibegeräusch hörbar. Die Organisation der fibrinösen Perikarditis kann zu Verwachsungen von Epi-und Perikard führen und somit zu einer Obliteration des Herzbeutels.
* **Herzwandruptur:** Kritische Phase ist der 3. bis 10. Tag nach Infarktbeginn. Zur Ruptur kommt es aufgrund der Nekroseabräumung. Die Herzwandruptur führt durch Herzbeuteltamponade zum Tod des Patienten.
* **Endokardthrombose:** Abscheidungsthromben können zu arteriellen Thromboembolien führen.

- **Herzwandaneurysma:** Im Narbengewebe entstehen Aussackungen des Myokards. Diese begünstigen die Entsehung von Thromben, und werden deshalb meist operativ versorgt.
- **Papillarmuskelabriss:** Folge ist eine akute Mitralinsuffizienz mit akuter Linksherzinsuffizienz.

Frage: Die WHO und die ISFC-Task-Force führten 1995 eine neue Klassifikation der **Kardiomyopathien** ein. Kennen Sie diese Klassifikation?

Antwort: Allgemein werden alle Erkrankungen des Herzmuskels, die mit einer kardialen Funktionsstörung einhergehen als Kardiomyopathie (CM) bezeichnet. Folgende Formen werden unterschieden:
- **Dilatative Kardiomyopathie** (DCM): Systolische Dysfunktion der linken oder beider Herzkammern.
- **Hypertrophische Kardiomyopathie** mit und ohne Obstruktion (HCM): Diastolische Dysfunktion (mangelnde Dehnbarkeit) des Herzmuskels.
- **Restriktive Kardiomyopathie** (RCM): Endomyokardfibrose; ebenfalls diastolische Dysfunktion.
- **Arrhythmogene rechtsventrikuläre Kardiomyopathie** (ARVCM): Verdünnung des rechtsventrikulären Myokards mit ventrikulären Tachykardien.
- **Nicht klassifizierbare Kardiomyopathien** (NKCM)

Frage: Welche Ursachen für die Entwicklung einer **dilatativen Kardiomyopathie** sind Ihnen bekannt?

Antwort: Ursachen für eine DCM sind zu einem Viertel der Fälle unbekannt (idiopathische DCM), wobei man in 20 % dieser Fälle eine familiäre Häufung beobachten kann. Weitere Ursachen der DCM können eine ischämische Herzerkrankung, Herzklappenfehler, arterielle Hypertonie, Alkoholabusus, medikamentöse Nebenwirkungen, entzündliche, neuromuskuläre Erkrankungen oder Stoffwechsel- bzw. endokrine Erkrankungen sein.

Merke: Bei der **hypertrophen Kardiomyopathie** unterscheidet man eine **obstruktive** (HOCM) von einer **nichtobstruktiven** (HNCM) Form. Bei der HOCM kommt es zu einer Einengung der ventrikulären Ausflussbahn. Meist ist das Septum oder die subvalvuläre Region unterhalb der Aortenklappe betroffen. Histologisch sieht man eine Störung in der regulären Anordnung der Myofibrillen. Die Ursache ist meist genetisch bedingt (autosomal-dominanter Erbgang).

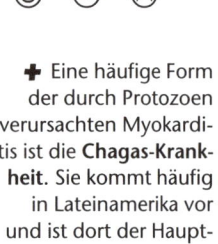

Frage: Eine Entzündung des Herzmuskels kann vielfältige Ursachen haben. Erzählen Sie mir etwas zur Ätiologie der **Myokarditis!**

✚ Eine häufige Form der durch Protozoen verursachten Myokarditis ist die **Chagas-Krankheit**. Sie kommt häufig in Lateinamerika vor und ist dort der Hauptverursacher einer dilatativen Kardiomyopathie. Es finden sich disseminierte Muskelnekrosen und eine fibrotische Zerstörung von Nervenzellen, woraus schwere Herzrhythmusstörungen resultieren.

Antwort: Man kann infektiöse von nicht infektiösen Ursachen unterscheiden: Zu den Verursachern einer **infektiösen** Myokarditis zählen Viren, die für 50 % der Myokarditisfälle verantwortlich sind. Häufige Erreger sind Coxsackie-B-Viren. Natürlich kann eine Myokarditis auch bakteriell verursacht werden. Zum Beispiel können im Rahmen einer septischen Erkrankung Staphylokokken, Enterokokken, Streptokokken u.a. ins Myokard eingeschwemmt werden und eine Entzündung verursachen. Bakterielle Myokarditiden verlaufen oft sehr schwer und haben eine hohe Letalität. Außerdem werden infektiöse Myokarditiden durch Pilze, Protozoen und Parasiten verursacht.

Zu den **nicht infektiösen** Myokarditiden gehören die rheumatoide Arthritis, Kollagenosen, Vaskulitiden, medikamentös verursachte, allergisch-hyperergische Myokarditiden und die idiopathische Myokarditis (z.B. Fiedler-Myokarditis).

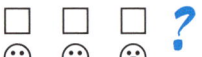

Frage: Eine Klassifikation der Myokarditis erfolgt nach histologischen und immunhistologischen Kriterien, die 1987 in den so genannten Dallas-Kriterien und 1998 in der ISFC-Klassifikation festgelegt wurden. Können Sie diese Klassifikationen kurz skizzieren?

Antwort: Die Myokarditis klassifiziert sich wie folgt:

Diagnose	Konventionelle Histologie (Dallas-Kriterien 1987)	Immunhistologische Kriterien (ISFC-Klass. 1998)
1. Aktive/akute Myokarditis	Fokale oder diffuse mononukleäre Entzündungsinfiltrate, Myozytolyse, interstitielles Ödem	Infiltrat mit monoklonalen Antikörpern, Immunglobulin- und Komplementfixation; liegt bei Fehlen einer zellulären Infiltration eine vermehrte Expression von HLA-Antigenen der Klasse I und II auf Myozyten und Endothel vor, so spricht dies für eine Entzündung
2. Fortbestehende Myokarditis	Wie 1., jedoch in Folgebiopsie	
3. Abheilende Myokarditis	Lymphozytäres Infiltrat mit/ohne Myozytolyse, kleine Narben	

Diagnose	Konventionelle Histologie (Dallas-Kriterien 1987)	Immunhistologische Kriterien (ISFC-Klass. 1998)
4. Borderline Myokarditis	vereinzelt Lymphozyten ohne Myozytolyse	Grenzbefund bei 1–13 Lymphozyten/mm³
5. Chronische Myokarditis, dilatative Kardiomyopathie mit Inflammation	kein einheitliches Bild	14 Lymphozyten und Makrophagen/mm³, fakultativ: Nachweis von viraler RNA/DNA

Tab. 8.3: Klassifikation der Myokarditis nach histologischen und immunhistologischen Kriterien.

Frage: Normalerweise enthält das Perikard bis zu 30 ml einer serösen Flüssigkeit, um den Reibungswiderstand bei der myokardialen Kontraktion zu vermindern. Dieser Flüssigkeitsgehalt kann jedoch pathologisch erhöht sein. Erklären Sie mir bitte wie es zu einem **Herzbeutelerguss** kommen kann?

Antwort: Je nach Art der Flüssigkeitsansammlung im Perikard unterscheidet man ein Hydroperikard von einem Hämatoperikard. Ein **Hydroperikard** entsteht durch nichtentzündliche Flüssigkeitsansammlung. Diese ist bernsteinfarben und weist einen geringen Eiweißgehalt auf. Ein Hydroperikard kann bei einer chronischen Herzinsuffizienz oder einer Hypalbuminämie auftreten.

Bei einem **Hämatoperikard** sammelt sich Blut im Herzbeutel. Ursachen dafür können die Ruptur eines Aortenaneurysmas, die Ruptur des Myokards im Rahmen eines transmuralen Herzinfarktes, Einrisse von Gefäßen und Myokard im Rahmen eines Thoraxtraumas, Blutbeimengungen bei Perikardkarzinose oder eine Perikarditis sein.

Frage: Welche klinisch-hämodynamischen Folgen können aus einem **Perikarderguss** resultieren?

Antwort: Die hämodynamischen Folgen sind abhängig vom Ausmaß des Ergusses und der Schnelligkeit des Auftretens. Bei einem sich schnell entwickelnden Perikarderguss kommt es zur **Herzbeuteltamponade**. Diese verursacht eine Druckerhöhung im Herzbeutel, welche die enddiastolische Füllung der Ventrikel beeinträchtigt. Die Auswurfleistung des Herzens reduziert sich und es resultiert schnell ein **kardialer Schock**. Nur die sofortige Perikardpunktion kann diesen Prozess rückgängig machen. Bei einem sich langsam ausbildenden Herzbeutelerguss hat das Perikard Zeit sich auszudehnen, sodass bis zu einem Liter Flüssigkeit ohne hämodynamische Folgen toleriert wird.

□ □ □ **?**
☺ ☺ ☹

Frage: Die Ätiologie der **Perikarditis** ist vielfältig. Geben Sie einige Beispiele!

tipp Klinisch ist die Trennung zwischen Myokarditis und Perikarditis nicht immer möglich und sinnvoll. Deshalb spricht man bei Vorliegen der typischen Klinik meist von einer **Perimyokarditis**.

Antwort: Wie bei fast allen Entzündungen lassen sich auch hier erregerbedingte von nicht erregerbedingten Perikarditiden unterscheiden. Zu den Erregern einer Perikarditis gehören **Viren**, v.a. Coxsackie-, Echo- und Adeno-Viren. Darüber hinaus können natürlich auch **Bakterien** wie Staphylokokken, Mykobakterien, Streptokokken, E. coli, Haemophilus influenzae und Pilze das Perikard infizieren.

Zu den nichtinfektiösen Ursachen einer Perikarditis gehören **Stoffwechselerkrankungen** wie Urämie, diabetische Ketoazidose, **Bindegewebserkrankungen** wie rheumatoide Arthritis, oder systemischer Lupus erythematodes. Ebenso zu einer Entzündung des Herzbeutels führen kann ein **Myokardinfarkt**, eine **Myokarditis** oder **posttraumatisch** nach Perikardiotomie.

□ □ □ **?**
☺ ☺ ☹

Frage: Erzählen Sie mir etwas über die **Morphologie** der Perikarditis!

Antwort: Die Morphologie der Perikarditis ist abhängig von der Ätiologie. Bei viraler, rheumatoider, tuberkulöser und durch Bindegewebserkrankungen verursachten Perikarditis liegt eine **seröse** oder **serofibrinöse Perikarditis** vor. Makroskopisch lässt sich ein zottenartiges Aussehen durch gelblich-weiße Fibrinfäden sehen (Cor villosum). Histologisch ist diese Entzündung durch ein lymphozytäres, fibrinöses Exsudat gekennzeichnet.

Die Perikarditis infolge eines Herzinfarktes ist durch eine **fibrinöse Perikarditis** gekennzeichnet.

Die **eitrige Perikarditis** wird durch bakterielle Infektion verursacht und man erkennt ein gelblich-grünliches rahmiges Exsudat mit vielen Granulozyten und Kapillareinsprossungen. Infolge der Organisation der Entzündung kann es zu fibröser Verwachsung der Herzbeutelblätter kommen, was bis zu einer panzerartigen narbigen Verschwielung mit Verkalkung führen kann. Ein derartiges **„Panzerherz"** beeinträchtigt dann die hämodynamische Funktion des Herzens.

□ □ □ **?**
☺ ☺ ☹

Frage: Äußerst selten treten **Herztumoren** auf. Sekundäre Herztumoren, d.h. Tumoren infolge Metastsierung sind häufiger als primäre Herztumoren. Kennen Sie den häufigsten primären Herztumor?

Antwort: Der häufigste primäre Herztumor ist das **Vorhofmyxom**. Frauen sind etwas häufiger betroffen als Männer. Es tritt meist zwischen dem 30. und 60. Lebensjahr auf. Im Ultraschall erscheint der Tumor wie ein organisierter Thrombus. Er sitzt gestielt auf dem Endokard des meist linken Vorhofes und setzt sich aus endokardialen Mesenchymzellen zusammen. Der Tumor muss meist chirurgisch entfernt werden.

8.2 Arterien

> **Frage:** Die **Atherosklerose** spielt eine herausragende Rolle in der medizinischen Praxis. Definieren Sie bitte Atherosklerose!

Antwort: Nach der Definition der WHO handelt es sich bei der Atherosklerose um eine variable Kombination von Veränderungen der Intima, bestehend aus einer herdförmigen Ansammlung von Fettsubstanzen, komplexen Kohlenhydraten, Blut und Blutbestandteilen, Bindegewebe und Kalziumablagerungen, verbunden mit Veränderungen der Arterienmedia.

> **Frage:** Für die **Pathogenese** der Arteriosklerose existieren viele Theorien. Eine der häufigsten ist die der „reaction to injury hypothesis". Ihr liegt als zentraler Punkt eine primäre Endothelläsion zugrunde. Wissen Sie etwas über diese Hypothese?

Antwort: Wie Sie bereits erwähnten beginnt der ganze Schädigungsprozess mit einer **Endothelläsion**. Wie es zu dieser kommt ist nicht eindeutig geklärt. Möglich ist eine Anlagerung von T-Lymphozyten, die durch freigesetzte Zytokine eine verminderte Zelladhäsion des Endothels bewirken. Dadurch können Lipide aus dem Blut in die Intima gelangen. Vorgeschädigtes Endothel bietet Thrombozyten eine gute Angriffsfläche. Thrombozyten setzen Wachstumsfaktor PDGF, Prostaglandine und Leukotriene frei und unterhalten dadurch eine **Entzündungsreaktion**. Im nächsten Schritt versuchen Makrophagen und Monozyten die eingedrungenen Lipide zu phagozytieren. Es entstehen dadurch **Schaumzellen**. Durch die aktivierten Makrophagen werden T-Lymphozyten zur Bildung von TNF-α und Interferon-γ angeregt, die ebenfalls zur Entzündungsreaktion beitragen. Die Wachstumsfaktoren regen eine Bindegewebeneubildung an, aus der **fibröse Plaques** resultieren. In dieser Phase ist die Atherosklerose bereits in einem irreversiblen Stadium. Lipidansammlung und Mediaproliferation schreiten weiter voran. Zusätzlich fallen Cholesterinkristalle aus und Kalksalze werden eingelagert. Man spricht nun von einem **Atherom**. Der Entzündungsprozess schreitet weiterhin voran und es entstehen atherosklerotische Ulzera. Bricht nun ein derartig geschädigtes Endothel ein kommt es zum akuten Gefäßverschluss.

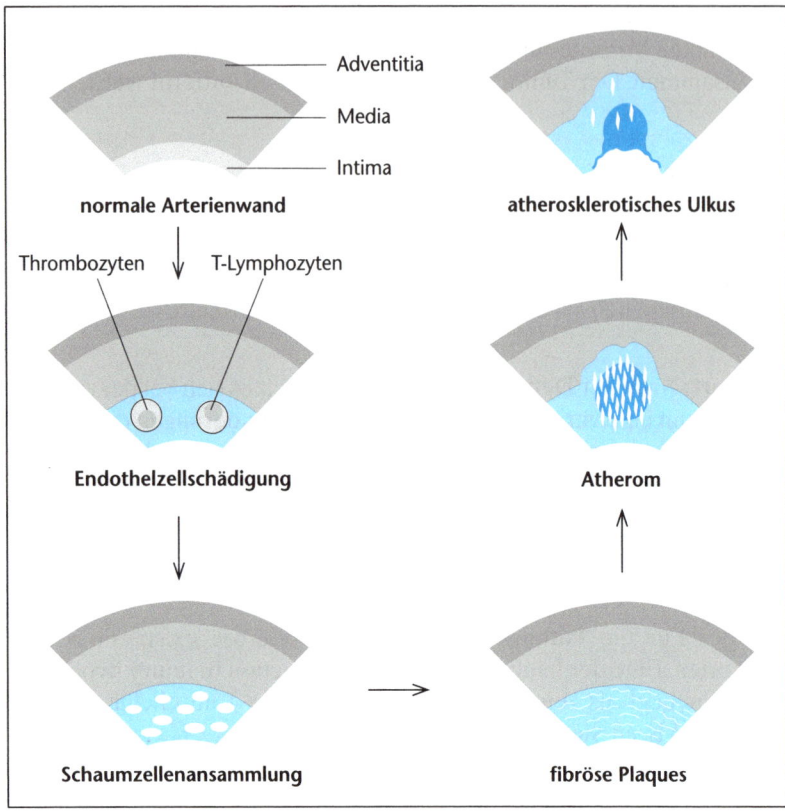

Abb. 8.2:   Pathogenese der Atherosklerose, [1]

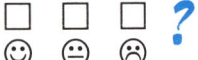

Frage: Aus Ihrer Erklärung gehen die verschiedenen Stadien der Entwicklung der Atherosklerose bereits hervor. Lassen Sie uns auf die morphologischen Stadien noch näher eingehen. Beschreiben Sie das Aussehen von Lipidflecken, fibrösen Plaques und komplexen Läsionen!

Antwort:
- **Lipidflecken:** In der Frühform der Atherosklerose entstehen sie durch die Ansammlung von Schaumzellen in der Intima. Diese Erscheinung ist prinzipiell reversibel und oft schon bei jungen Menschen zu sehen.
- **Fibröse Plaques:** Sie haben ihren Ursprung in der Proliferation glatter Muskelzellen und setzen sich zusammen aus Kollagen, Proteoglykanen und elastischen Fasern.
- **Komplexe Läsion:** Atherom aus Zelldetritus, Lipiden, Cholesterinkristallen und Kalksalzen mit einer kollagenreichen fibrösen Kappe.

Frage: Zu welchen **klinischen Folgen** führt die Atherosklerose?

Antwort: Das Aufbrechen der fibrösen Plaques kann durch Ablösung und Verschleppung thrombotischen Materials zu akuten **Organinfarkten** wie z.B. einem Mesenterialinfarkt oder einem Nieren- und Milzinfarkt führen.

Die geschädigte Media neigt zur Wandschwäche mit der Ausbildung von **Aortenaneurysmen**.

Durch die Atherosklerose kleiner und mittelgroßer Arterien resultieren Lumeneinengungen mit ischämischen Folgen für Organe. So führt dies am Herzen zur **Angina pectoris**, am Gehirn zur **transitorisch-ischämischen Attacke (TIA)**, an der Niere zum **renalen Hypertonus**, an den Extremitäten zur **peripheren arteriellen Verschlusskrankheit** mit Nekrose und Gangrän, welche klinisch als **Claudicatio intermittens** imponiert.

Plaqueruptur oder Einblutung in das Atherom führen zu plötzlichem Verschluss des Gefäßes mit der Folge eines akuten Infarktes des betroffenen Organs (Herz, Gehirn, Niere etc.).

(Hinweis: Zu den Risikofaktoren der Atherosklerose ☞ Kap. 8.1, Herz)

Frage: Wie Sie erwähnten, ist eine Folge der Atherosklerose die Ausbildung von **Aneurysmen**. Versuchen Sie eine Einteilung der verschiedenen Formen des Aneurysmas zu geben!

Antwort: Man kann bei den Aneurysmen ein echtes Aneurysma, das **Aneurysma verum**, bei dem eine Dehnung der gesamten Gefäßwand vorliegt von einem falschen Aneurysma, dem **A. spurium** unterscheiden, bei dem ein Hämatom mit Defekt in der Gefäßwand vorliegt. Eine dritte Form ist das **A. dissecans**, bei dem es durch einen Intimaeinriss zu einer Einblutung zwischen Intima und Media kommt.

✚ Nach der Form des Aneurysmas lassen sich das spindelförmige Aneurysma (fusiform) und das sackförmige Aneurysma (sacciform) unterscheiden.

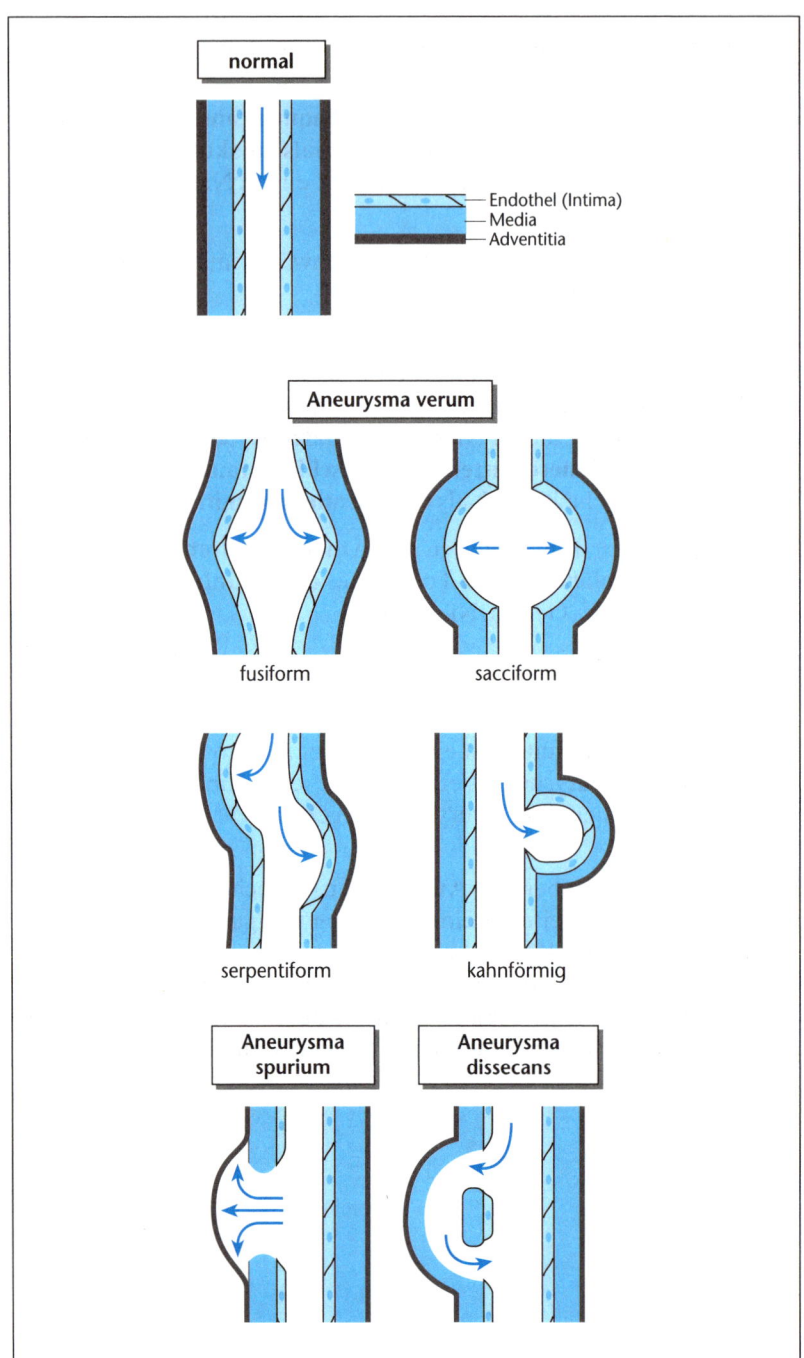

Abb. 8.3:   Schematische Darstellung der Aneurysmen, [3]

Frage: Was können Sie mir zur **Ätiologie** des Aneurysmas sagen?

Antwort: Die Voraussetzung für die Entstehung eines Aneurysmas ist die Gefäßwandschwäche. Diese kann angeboren oder erworben sein.

Zu den erworbenen Ursachen zählt die Atherosklerose. Sie ist für 80 % der Aneurysmen verantwortlich. Weitere erworbene Ursachen eines Aneurysmas sind die Erdheim-Gsell-Medianekrose, Trauma oder infektiös verursachtes Aneurysma (mykotisches A., Lues).

Frage: Je nach Ätiologie des Aneurysmas lassen sich typische **Lokalisationen** beobachten. Wo tritt das atherosklerotische, das syphilitische und das kongenitale Aneurysma typischerweise auf?

Antwort: Das **atherosklerotische Aneurysma**, welches als A. verum auftritt, ist zumeist an der Aorta abdominalis, unterhalb des Abgangs der Nierenarterien lokalisiert. Das Aneurysma dissecans, verursacht durch Atherosklerose, ist dagegen meist an der Aorta ascendens lokalisiert. Ebenso ist das **syphilitische Aneurysma** an der Aorta ascendens zu finden. **Kongenitale Aneurysmen** sind häufig an den Hirnbasisgefäßen lokalisiert.

Frage: Wie machen sich Aneurysmen **klinisch** bemerkbar?

Antwort: Durch die Größenzunahme des Aneurysmas können **Druckschäden** auf benachbarte Strukturen, wie die Wirbelsäule auftreten, was zu Rückenschmerzen führen kann. Des Weiteren können durch komprimierte benachbarte Gefäße **Durchblutungsstörungen** auftreten. **Lebensbedrohlich** ist die Ruptur eines Aneurysmas, was sich durch starke Schmerzen im Thorax, Rücken und Hals bemerkbar macht und je nach Lokalisation zu retroperitonealen, abdominalen, mediastinalen Blutungen mit Blutungsschock führt.

✚ Die klinische Einteilung der Aortenaneurysmen erfolgt nach **Stanford**. Diese orientiert sich nach der Ausdehnung der Aortendissektion. Stanford A bezeichnet Aortenaneurysmen in der Aorta ascendens. Bei Stanford B reicht die Aortendissektion bis zur Aorta descendens.

8.3 Venen

Frage: Erklären Sie die Begriffe **Thrombophlebitis** und **Phlebothrombose!**

Antwort: Eine **Phlebitis** ist eine Entzündung der Venen. Diese Entzündung geht meist mit einer Thrombose einher, begünstigt durch Faktoren, die in der **Virchow-Trias** beschrieben werden: Gefäßwandläsion, reduzierte Strömungsgeschwindigkeit (z.B. durch Varikosis) und Hyperkoagulabilität. Von **Thrombophlebitis** spricht man bei Beteiligung der oberflächlichen Venen. Diese ist meist ungefährlich.

Bei der **Phlebothrombose** sind die tiefen Beinvenen betroffen; hier findet man kaum entzündliche Wandveränderungen. Das Risiko für Thromboembolien ist stark erhöht.

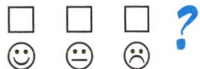

Frage: Wie entsehen **Beinvenen-Varizen?**

Antwort: Die oberflächlichen Venen werden durch Vv. perforantes in die tiefen Beinvenen drainiert. Im Mittelpunkt der Pathogenese steht der hohe hydrostatische Druck, dem die Beinvenen ausgesetzt sind. Diese Druckeinwirkung führt zur **Venenklappeninsuffizienz**, sodass die oberflächlichen Venen einem erhöhten Druck ausgesetzt sind. Folgende Faktoren prädisponieren zur Entwicklung von Varizen:
- Genetische Disposition
- Stehender Beruf
- Schwangerschaft, Pilleneinnahme
- Adipositas
- Beinvenenthrombose
- Weibliches Geschlecht
- Abflussbehinderung tiefer Beinvenen (z.B. durch Tumor)

8.4   Kreislaufpathologie

Frage: Der arterielle Blutdruck ist das Produkt aus kardialem Blutauswurfvolumen und peripherem Gefäßwiderstand. Man kann die Hypertonie des großen Kreislaufs von der des kleinen Kreislaufs, **dem pulmonalen Hypertonus**, unterscheiden. Unterteilen Sie bitte den **arteriellen Hypertonus** des großen Kreislaufs nach ätiologischen Gesichtspunkten!

Antwort: Nach ätiologischen Kriterien lässt sich der Hypertonus in die **primäre** (essentielle) Hypertonie und die **sekundäre** Hypertonie unterteilen.

Die **primäre Hypertonie** ist dadurch gekennzeichnet, dass die auslösende Ursache nicht geklärt ist. Er macht 90 % der Hypertonien aus. Die Ätiologie des primären Hypertonus muss als multifaktorielle Kombination aus genetischen Faktoren und Umweltfaktoren gesehen werden. Im Einzelnen diskutiert werden:
- Renale Komponente: NaCl und H_2O- Elimination nur bei erhöhten Blutdruckwerten ausreichend
- Kochsalzkonsum

- Erhöhter peripherer Gefäßwiderstand: Sensitive Reaktion auf vaso-pressorische Substanzen
- Gesteigerte sympathische Aktivität
- Renin-Angiotensin-Aldosteron-System
- Umweltfaktoren: Stress, Rauchen, Essgewohnheiten
- Adipositas: erhöhtes Herzzeitvolumen

Bei den **sekundären Hypertonieformen** sind die Ursachen bekannt. Man unterscheidet folgende Formen:

- **Renale Hypertonie:** Bei einer Nierenarterienstenose oder infolge einer Nierenparenchymschrumpfung wird vermehrt Renin ausgeschüttet, was über das Renin-Angiotensin-Aldosteron-System zur gesteigerten Wasserretention und infolgedessen zur hypervolämischen Hypertonie führt. Zusätzlich kommt es über Angiotensin II zu einer direkten Vasokonstriktion mit gesteigertem peripheren Widerstand.
- **Endokrine Hypertonie:** Die verstärkte Ausschüttung von bestimmten Hormonen führt zur Widerstandserhöhung und/oder gesteigerten Wasserretention. Beispiele hierfür sind Katecholamine beim Phäochromozytom, Kortison und Aldosteron beim Conn- und Cushing-Syndrom sowie beim adrenogenitalen Syndrom und Schilddrüsenhormone bei Hyperthyreose.
- **Kardiovaskuläre Hypertonie:** Bei der Arteriosklerose der Aorta wird die Windkesselfunktion eingeschränkt. Es resultiert eine gesteigerte Blutdruckamplitude.
- **Neurogene Hypertonie:** Geschädigte Barorezeptoren im Karotissinus führen zu einer Fehlregulation des Blutdrucks.

> **Frage:** Der jahrelange arterielle Hypertonus führt zu einer Vielzahl von morphologischen Veränderungen und **Komplikationen**. Welche kennen Sie?

Antwort: Zu den Folgeerscheinungen und Komplikationen der arteriellen Hypertonie gehören:

- **Kardiale Schäden:** Durch die vermehrte Druckarbeit des linken Ventrikels resultiert eine konzentrische Herzmuskelhypertrophie. Nach Überschreitung eines kritischen Wertes (ca. 500 g) kommt es zu Durchblutungsstörungen des Myokards in deren Folge eine Linksherzdilatation mit Herzinsuffizienz entsteht (exzentrische Hypertrophie).
- **Arteriosklerose:** Die art. Hypertonie ist ein Risikofaktor 1. Ordnung für die Entstehung der Arteriosklerose. Die Pathogenese erfolgt vermutlich über druckbedingte Endothelschäden.
- **Zerebralarteriensklerose:** Fast alle Patienten mit Apoplex oder Hirnblutungen haben einen jahrelangen arteriellen Hypertonus.
- **Koronararteriensklerose:** Mit den Folgen Angina pectoris, Myokardinfarkt und plötzlicher Herztod.

- **Renale Schäden:** Die als Nephrosklerose bezeichnete Schädigung der Nierengefäße führt zur Fixierung der arteriellen Hypertonie und kann bis zur Niereninsuffizienz führen.
- **Retinopathie:** Typische Veränderungen der retinalen Gefäße mit Gunn-Zeichen (sanduhrartige Verengung der Venen an Kreuzungsstellen), Salus-Zeichen (bogenförmiges Ausweichen der Venen) und Cotton-wool-Flecken (kleine Infarkte).

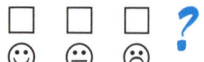

Frage: Geben Sie bitte eine Definition der **Herzinsuffizienz!**

Antwort: Eine Herzinsuffizienz ist ein klinisches Syndrom. Bei der Herzinsuffizienz handelt es sich aufgrund einer unzureichenden systolischen Auswurfleistung oder einer mangelhaften ventrikulären Füllung um ein Missverhältniss zwischen dem Blutbedarf des Körpers und der geförderten Blutmenge.

Frage: Welche **Ursachen** gibt es für eine Herzinsuffizienz?

Antwort: Für die Entwicklung einer Herzinsuffizienz kommen eine Vielzahl von Ursachen in Betracht:
- **Myokardiale Erkrankungen:** Myokardinfarkt, Myokarditis, Kardiomyopathie
- **Druck- und Volumenbelastung des Herzens:** Arterielle Hypertonie, Klappeninsuffizienz/stenose, chronische Lungenerkrankung, Lungenembolie, Septumdefekt, Überinfusion
- **Diastolische Behinderung der Ventrikelfüllung:** Perikarderkrankungen, Herzbeuteltamponade, Endokardfibrose, Mitralstenose
- **Biochemische Ursachen:** Elektrolytstörungen, Medikamente
- Herzrhythmusstörungen

Frage: Skizzieren Sie kurz den **Pathomechanismus** bei der Entwicklung der Herzinsuffizienz und gehen Sie dabei auf den **Frank-Starling-Mechanismus** ein!

tipp Man kann das nur so klar darstellen, wenn man es wirklich verstanden hat.

Antwort: Kommt es zu einer reduzierten systolischen Auswurfleistung, so erhöht sich das **enddiastolische ventrikuläre Füllungsvolumen.** Bei erhöhter enddiastolischer Ventrikelfüllung **(Vorlast)** steigen die **Ventrikelspannung** und die **diastolische Vordehnung.** Reflektorisch nimmt dadurch das **Schlagvolumen** zu. Dieser Mechanismus wird als **Frank-Starling-Mechanismus** bezeichnet. Er wird durch eine **Sympathikusaktivierung** unterstützt, welche zu einer **Erhöhung der Herzfrequenz** und der **Kontraktionsgeschwindigkeit** und somit zu einer Kontraktion der **venösen Kapazitätsgefäße** führt. Durch Letzteres wird die **Vorlast** weiter erhöht. Diese Mechanismen sind beim Gesunden wichtig zur Anpassung der Herzleistung an die Bedürfnisse der Körpergewebe. Bei einer **reduzierten Auswurfleistung** des Herzens kann das erhöhte enddiastolische Volumen nicht mehr ausgeworfen werden, die Vorlast nimmt weiter zu und in der unterversorgten **Peripherie** werden weitere **Regulationsmechanismen** aktiviert, die zu einer Aggravierung der Situation führen. Zu diesen Regulationsmechanismen gehört eine **Sympathikusaktivierung**, die wie bereits erwähnt zu einer weiteren Zunahme der Vorlast führt und darüber hinaus den **peripheren Gefäßwiderstand** erhöht. Des Weiteren wird das **Renin-Angiotensin-Aldosteron-System** aktiviert, welches zu einer **Wasserretention** und ebenfalls zu einer **Widerstandserhöhung** im arteriellen System führt **(Nachlasterhöhung)**. Die Vorlast- und Nachlasterhöhung führen zur weiteren Reduktion der Auswurfleistung, zur Herzdilatation und Myokardfibrose, welche wiederum die Herzleistung reduziert. Ein **Circulus vitiosus** ist in Gang gesetzt.

Frage: Welche morphologischen Veränderungen finden sich bei der **Linksherzinsuffizienz**, und welche bei der **Rechtsherzinsuffizienz?**

Antwort: Bei der **Linksherzinsuffizienz** finden sich folgende morphologische Veränderungen:
- Dilatiertes linkes Herz (= exzentrische Hypertrophie)
- Lungenödem, Einrisse von Lungenkapillaren mit Blut in den Alveolen, Lungenfibrose, die Lunge ist schwer und blutgefüllt, Herzfehlerzellen (durch Alveolarmakrophagen phagozytiertes Blut) im Sputum

Bei der **Rechtsherzinsuffizienz** findet sich:
- Stauung von Blut bis in Leber, Milz und Nieren
- Organe sind blutreich und geschwollen
- Fibrotischer Umbau der gestauten Organe, Muskatnussleber
- Aszites
- Periphere Ödeme

Frage: Was versteht man unter einem **Schock?**

Antwort: Ein Schock ist eine kritische Verminderung der Mikrozirkulation mit Hypoxie der Gewebe und metabolischen Störungen.

Frage: Nennen Sie mir bitte einige Schockformen und beschreiben Sie mit einem Satz die jeweilige Pathogenese!

Antwort: Man unterscheidet 6 Schockformen:
- **Hypovolämischer Schock:** Ein absoluter Volumenmangel durch Blutverlust oder Volumenverlust durch z.B. Polyurie oder Cholera.
- **Kardiogener Schock:** Bei verminderter Herzleistung.

- **Septisch-toxischer Schock:** Durch Toxine wird die Gefäßpermeabilität und Mikrozirkulation gestört, wobei bei dieser Schockform das Herzminutenvolumen primär erhöht ist (hyperdynamer Schock).
- **Anaphylaktischer Schock:** Freisetzung vasoaktiver Substanzen wie Histamin und Bradykinin verursachen eine Gefäßdilatation mit relativem Volumenmangel.
- **Neurogener Schock:** Seltenes Geschehen, bei dem durch neurogene Fehlregulation der Gefäßtonus der Peripherie gestört ist.
- **Endokriner Schock:** Durch die Fehlregulation bestimmter Hormone kommt es zu Störungen des Zellstoffwechsels und der Flüssigkeitsverteilung.

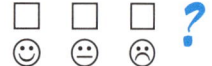

Frage: Das Schockgeschehen mündet in einen Circulus vitiosus, wodurch das Schockgeschehen immer weiter voranschreitet. Dabei spielt die jeweilige Schockform eine untergeordnete Rolle. Beschreiben Sie diese „**Schockspirale**"!

Antwort: Durch die Minderversorgung der Peripherie werden reflektorisch Katecholamine ausgeschüttet. Dies führt zur Herzfrequenzanstieg und Engstellung der arteriellen und venösen Gefäße. Durch die Verteilung der α- und β-Rezeptoren erfolgt eine **Zentralisation**, um die Durchblutung von Herz und Gehirn aufrechtzuhalten. Mit zunehmender Minderversorgung und dadurch bedingter **Hypoxie** der Gewebe werden saure Metabolite angereichert. Diese führen zu einer **Azidose**, worauf die präkapillaren Gefäßabschnitte mit einer Atonie reagieren, während die postkapillären Abschnitte weniger empfindlich auf Azidose reagieren und ihren Gefäßtonus weiter aufrechterhalten. Dadurch kommt es zu einer Abschließung von Blut und Austritt von intravasaler Flüssigkeit in den Extravasalraum. Die Hypovolämie wird dadurch verstärkt. Zusätzlich entwickeln sich in diesen Abschnitten **Mikrothromben**, die im Extremfall zu einer **Verbrauchskoagulopathie** führen können.

9 Gastrointestinaltrakt

9.1 Mundhöhle und Speicheldrüsen

Frage: Erklären Sie den Begriff **Epulis**. Was ist der Unterschied zwischen Epulis und **Enulis?**

Antwort: Bei der Epulis kommt es zu einer **überschießenden Bildung von Zahnfleisch** an den Zahnfleischpapillen, die auf den Bereich eines oder mehrerer benachbarter Zähne beschränkt ist. Makroskopisch erscheinen die Zahnfleischpapillen als rundliche rote bis blaurote, weiche Vorwölbung am Zahnfleischrand, die von Mundschleimhaut überzogen sind. Je nach histologischem Aufbau der Gingivawucherung unterscheidet man verschiedene Typen. Die häufigste Form ist die **Riesenzellepulis** (peripheres Riesenzellgranlulom, Epulis gigantocellularis), die neben Fibroblasten und Gefäßen aus zahlreichen mehrkernigen Riesenzellen besteht.

Die **Enulis** ist die zentrale Form der Epulis. Sie liegt intraossär und wird auch als zentrales Riesenzellgranulom bezeichnet.

✚ Die Epuliden treten am häufigsten zwischen dem 20. und 40. Lebensjahr auf, Frauen sind häufiger betroffen als Männer. Es handelt sich nicht um Neoplasien, sondern um reaktive Proliferationen.

✚ Formen der Epuliden: Riesenzellepulis, Epulis granulomatosa, Epulis fibromatosa, Epulis gravidarum.

Fallbeispiel: In Ihre Praxis kommt eine Frau so um die 50 mit einer **Schwellung im Kieferwinkelbereich**. Welche Differentialdiagnosen fallen Ihnen spontan zu diesem Symptom ein?

Antwort: Ursachen einer Schwellung im Kieferwinkel können sein: akute oder chronische Entzündungen z.B. der Speicheldrüsen, direkter Tumorbefall in diesem Bereich wie z.B. Tumoren der Speicheldrüsen, Lymphome, Tumormetastasen …

Frage: Bleiben wir zunächst bei den **Tumoren der Speicheldrüsen**. Zählen Sie die jeweils zwei häufigsten Speicheldrüsentumoren auf – sowohl benigne als auch maligne – mit den typischen klinischen und pathologischen Merkmalen.

Antwort: Die zwei wichtigsten gutartigen Speicheldrüsen-Tumoren sind das pleomorphe Adenom und das Zystadenolymphom (Warthintumor):

✚ Kribriform = siebartig

- Das **pleomorphe Adenom** ist ein Mischtumor und besteht histologisch aus epithelialen (solide, tubulär) und mesenchymalen (mukoid, hyalin, chondroid) Anteilen. Er kommt bevorzugt bei Frauen im 4. bis 5. Lebensjahrzehnt vor und befällt meist die Parotis. Nach unvollständiger Exzision des Tumors treten häufig Rezidive auf, eine maligne Entartung sieht man dagegen eher selten (5 % der Fälle).
- Das **Zystadenolymphom** ist der zweithäufigste gutartige Speicheldrüsentumor und kommt meist bei Männern über dem 50. Lj vor. Histologisch sieht man tubulär-zystische Strukturen mit einem doppelreihigen, onkozytären Epithel und mit lymphatischem Gewebe im Stroma. Entartung und Rezidive sind hier eher selten.

Zu den wichtigsten bösartigen Speicheldrüsentumoren zählen das Mukoepidermoidkarzinom (etwa 1/3 der Karzinome) und das adenoid-zystisches Karzinom:

- Das **Mukoepidermoidkarzinom** ist der häufigste maligne Speicheldrüsentumor und betrifft bevorzugt Frauen ab dem 50. Lj. Histologisch zeigt er ein buntes Bild aus Plattenepithelzellen und drüsig-schleimbildenden Zellen. Je nach Malignitätsgrad unterscheidet man einen **gut differenzierten Typ** (zystisch) und einen **wenig differenzierten Typ** (solide). Er wächst infiltrierend und metastasiert in ca. 15 % der Fälle.
- Das **adenoidzystische Karzinom** wächst diffus infiltrierend und typischerweise entlang von Nervenscheiden (perineurale Karzinose), weswegen man häufig eine Fazialisparese sieht. Histologisch findet man epitheliale Zellnester, die siebartig durchlöchert erscheinen. Lymphknotenmetastasen bilden sich früh, später auch hämatogene Metastasen.

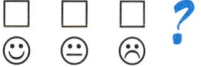

Frage: Was fällt Ihnen zu **Autoimmunerkrankungen** in Verbindung mit **Speicheldrüsen** ein?

✚ Das Risiko, an einem Non-Hodgkin-Lymphom zu erkranken, ist beim Sjögren-Syndrom erhöht.

Antwort: Speicheldrüsenentzündungen (Sialadenitiden) können autoimmuner Genese sein. Sie können entweder als **isolierte** Erkrankung oder aber in Verbindung mit dem **Sjögren-Syndroms** auftreten. Hierbei handelt es sich um eine chronische Entzündung von Tränen- und Speicheldrüsen aus dem rheumatischen Formenkreis, deren Leitsymptome eine Keratokonjunktivitis sicca mit Xerophthalmie (= Augenaustrocknung) und eine verminderte Speichelsekretion mit Xerostomie (= Mundaustrocknung) sind.

9.2 Ösophagus

Frage: Was verstehen Sie unter dem Begriff „**Ösophagitis**" und welche Ursachen können diese Erkrankung auslösen?

Antwort: Eine Ösophagits ist eine Entzündung der Speiseröhre, die auf verschiedene Ursachen zurückgehen kann:

Refluxöso-phagitis	gesteigerter Reflux von saurem Mageninhalt
Verätzungs-ösophagitis	tritt insbesondere bei Kindern oder bei Selbstmordversuchen nach Herunterschlucken von Haushaltsreinigern, Säuren oder Laugen auf
infektiöse Ösophagitis	Candida albicans (Soorösophagitis, Hinweis auf eine Abwehrschwäche des Patienten), Herpes-simplex-Virus, Zytomegalie
alternative Ösophagitis	Druckulzera bei langer Bewusstlosigkeit (Larynx drückt den Ösophagus auf die Wirbelsäule), lang liegende Magensonden

Tab. 9.1: Ätiologie der Ösophagitis

Frage: Die von Ihnen genannte **Refluxösophagitis** ist die häufigste Form der Ösophagitiden in den westlichen Ländern. Durch welche Faktoren wird der gastroösophageale Reflux begünstigt und mit welchen Konsequenzen muss man rechnen?

Antwort: Die Refluxösophagitis beruht häufig auf eine **Insuffizienz** des **unteren Ösophagussphinkters**, z.B. in Verbindung mit einer Hiatushernie. Der Übertritt von Magen- und Intestinalsekreten in den unteren Ösophagus hat eine Schädigung der Ösophaguswand zur Folge. Darüber hinaus kann auch ein **erhöhter intraabdomineller Druck**, z.B. bei Adipositas oder einer Schwangerschaft, oder eine **Magenausgangsstenose** den Reflux begünstigen. Je nach Schweregrad finden sich streifige Rötungen bzw. Erosionen (Grad I), konfluierende longitudinale Erosionen (Grad II), zirkulär konfluierende Erosionen (Grad III) oder letztendlich im Komplikationsstadium Ulzerationen, Stenosen oder ein Barrett-Ösophagus.

✚ Symptome bei Refluxösophagitis: Sodbrennen, restrosternales Druckgefühl, Luftaufstoßen, Übelkeit und Dysphagie.

> **!**
>
> **Merke:** Eine **Refluxkrankheit** nennt man einen gastroösophagalen Reflux mit Beschwerden. Von einer **Refluxösophagitis** spricht man, wenn darüber hinaus makroskopische und mikroskopische Veränderungen der Ösophagusschleimhaut erkennbar sind.

?

Frage: Was ist ein **Barrett-Ösophagus?**

Antwort: Beim Barrett-Ösophagus ist das Plattenepithel im distalen Ösophagus zirkulär durch **Zylinderepithel** mit **Becherzellen** ersetzt. Dies nennt man **intestinale Metaplasie**. Im makroskopischen bzw. endoskopischen Bild erscheint die ösophagogastrale Grenze nach oben verlagert und der Ösophagus dadurch verkürzt; man spricht daher auch von **„Endobrachyösophagus"**. Da der Barrett-Ösophagus eine Präkanzerose ist und zu **maligner Entartung** neigt (ca. 10 %), sollten regelmäßig endoskopische Kontrollen mit Biopsien erfolgen.

?

Frage: Ab welcher Länge bzw. Ausdehnung des Zylinderepithels nach proximal spricht der Pathologe von einer Barrett-Mukosa?

✚ CAVE: seit kurzer Zeit gibt es auch den Begriff des „short barrett" bei einer Länge von nur 2–3 cm.

Antwort: Erst ab einer Ausdehnung von mindestens 3 cm metaplastischen Epthels von der Magengrenze gerechnet, spricht man von einem Barrett-Ösophagus.

?

Frage: Welche Art von Karzinom kann aus einem Barrett-Ösophagus entstehen?

Antwort: Da es sich bei der Barrett-Muskosa um ein intestinal-metaplastisches Drüsenepithel handelt, kommt es bei einer malignen Entartung zur Bildung eines **Adenokarzinoms**.

?

Frage: Ist das Adenokarzinom ein häufiger Tumor des Ösophagus? Welche anderen Ösophaguskarzinome kennen Sie und in welchen Abschnitten treten sie bevorzugt auf?

Antwort: Die **Adenokarzinome** machen etwa nur 5–10 % aller Ösophaguskarzinome aus, haben aber in den westlichen Ländern drastisch zugenommen. Überwiegend handelt es sich bei Ösophaguskarzinomen aber um **Plattenepithelkarzinome** (ca. 80–90 %), daneben gibt es noch sehr seltene kleinzellige Karzinome.

Die Plattenepithelkarzinome treten entlang der gesamten Speiseröhre auf, bevorzugt aber im Bereich der drei physiologischen Ösophagusengen, besonders im mittleren und unteren Drittel. Adenokarzinome finden sich vorwiegend im distalen Ösophagus und am ösophago-gastralen Übergang.

Merke: Die Adenokarzinome des distalen Ösophagus und des ösophago-gastralen Übergangs (AEG), die im Areal von (+) 5 cm oral bis (-) 5 cm aboral der anatomischen Kardia liegen, werden nach Siewert in drei Typen eingeteilt:
- AEG Typ I: Adenokarzinom des distalen Ösophagus (Bereich +5 cm → +1 cm)
- AEG Typ II: eigentliches Kardiakarzinom (Bereich +1 cm → -2 cm)
- AEG Typ III: subkardiales Magenkarzinom (Bereich -2 cm → -5 cm)

!

Frage: Welche Faktoren spielen bei der Entstehung eines Ösophaguskarzinoms eine Rolle?

? ☐ ☐ ☐
☺ ☺ ☹

Antwort: Prädisponierende Faktoren des Plattenepithelkarzinoms sind vorwiegend exogene Noxen wie **Alkohol**, **Nikotin** oder **nitrosaminhaltige Nahrungsmittel**. Ein erhöhtes Risiko findet sich darüber hinaus bei Patienten mit **Achalasie**, **Plummer-Vinson-Syndrom** oder **Verätzungsstrikturen**. Das Adenokarzinom entsteht meist auf dem Boden eines **Barrett-Ösophagus**.

Frage: Welche Formen der **Metastasierung** kennen Sie beim Ösophaguskarzinom?

? ☐ ☐ ☐
☺ ☺ ☹

Antwort: Der Tumor metastasiert frühzeitige **lymphogen** in die regionalen periösophagalen und perigastrischen Lymphknoten und **infiltriert** früh die Nachbarorgane aufgrund der fehlenden Serosa. Die **hämatogene** Metastasierung erfolgt erst spät und führt zu Fernmetastasen in der Leber bei tief sitzenden Tumoren und in der Lunge bei hoch sitzenden Tumoren.

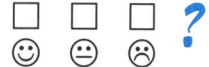

Frage: Zählen Sie die wichtigsten Ursachen einer **oberen gastrointestinalen Blutung** auf.

Antwort: Es handelt sich um Blutungen im GI-Trakt oberhalb des Treitz-Bandes. Die Blutungsquellen können daher im Ösophagus, im Magen oder im Duodenum liegen:

Ursachen	Häufigkeit
Ulzerationen: meist im Duodenum und Magen, im unteren Ösophagus, im Anastomosenbereich	50 %
Erosionen: meist im Magen, Bulbus duodeni, im unteren Ösophagus	35 %
Varizen: Ösophagus und Magenfundus	10 %
Mallory-Weiss-Sndrom: Schleimhautrisse im Ösophagus-Kardiabereich bei heftigem Erbrechen	5 %
Karzinome: z.B. Magenkarzinom	3 %
seltene Ursachen: Angiodysplasien, Hämobilie	

Tab. 9.2: Häufige Ursachen einer oberen gastrointestinalen Blutung

9.3   Magen und Duodenum

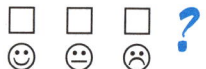

Frage: Was können Sie mir zum Krankheitsbild der **Gastritis** sagen? Welche ätiopathogenetischen Faktoren kennen Sie?

✚ Zellen der Magenmukosa: Hauptzellen (→ Pepsinogen), Belegzellen (→ HCl, Intrinsic-Faktor), Nebenzellen (→ Schleim).

Antwort: Eine Gastritis ist eine Entzündung der Magenschleimhaut, die akut oder chronisch verlaufen kann. Auslösende Faktoren für die **akute Gastritis** sind exogene Noxen, z.B. **Alkohol**, **Medikamente** wie NSRA oder ASS, **Bakterien** (Helicobacter pylori), und auch **Stress** auslösende Ereignisse wie Traumata, Schock oder postoperative Zustände. Diese Faktoren führen zu einem Missverhältnis zwischen schleimhautaggressiven (HCl, Pepsin, Gallensäuren) und schleimhautprotektiven (Schleimbildung) Faktoren. Durch das Überwiegen der schleimhautaggressiven Faktoren wird eine akute Entzündung provoziert.

Die **chronische Gastritis** teilt man nach ihren Ursachen in drei verschiedene Typen ein:

- **Typ-A**-Gastritis (5 %): ist eine **autoimmunologisch** bedingte Entzündung mit Bildung von Autoantikörpern gegen Belegzellen und Intrinsic-Faktor.
- **Typ-B**-Gastritis (85 %): entsteht durch eine Infektion der Magenschleimhaut mit **Helicobacter pylori**.

- **Typ-C**-Gastrtis (10 %): wird durch **chemisch-toxische** Irritationen induziert, z.B. durch Medikamente (Acetylsalicylsäure, nicht-steroidale Antirheumatika) oder gastroduodenalen Reflux (Galle, Duodenalflüssigkeit).

> **Merke:** Ätiologie der chronischen Gastritis: **a**utoimmunologisch (Typ **A**), **b**akteriell (Typ **B**) und **c**hemisch-toxisch (Typ **C**). **!**

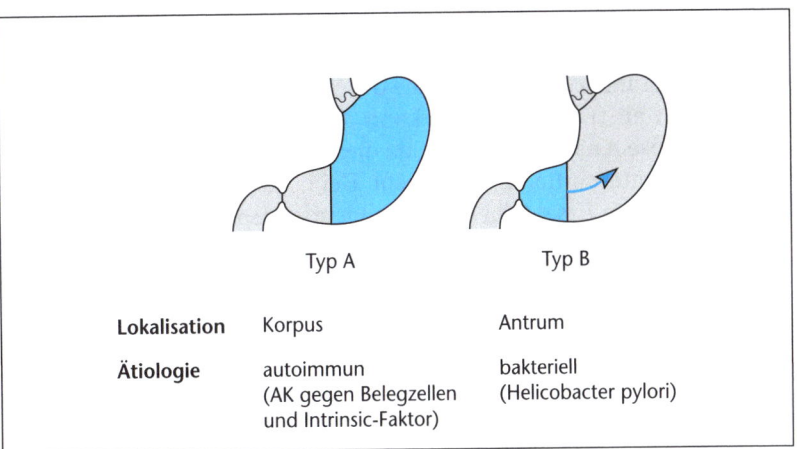

Lokalisation	Korpus	Antrum
Ätiologie	autoimmun (AK gegen Belegzellen und Intrinsic-Faktor)	bakteriell (Helicobacter pylori)

(Typ A / Typ B)

Abb. 9.1: Gastritistypen und Lokalisation, [3]

Frage: Wie unterscheiden sich die akute und chronische Gastritis bezüglich des entzündlichen Infiltrats? **?** ☺ ☺ ☹

Antwort: Bei der **akuten** Gastritis findet man eine Infiltration mit **Granulozyten**. Typisch für die **chronische** Gastritis ist ein **lymphoplasmazelluläres** Infiltrat. Bei der Typ-B-Gastritis liegt häufig neben dem chronischen lymphoplasmazellulären Infiltrat auch ein aktives granulozytäres Infiltrat vor, weshalb sie auch als chronisch-aktive Gastritis bezeichnet wird.

Frage: Wo genau sitzt der **Helicobacter pylori** in der Magenschleimhaut und welche **Komplikationen** kann eine Typ-B-Gastritis nach sich ziehen? **?** ☺ ☺ ☹

Antwort: Der Helicobacter pylori ist ein nicht-säurefestes Bakterium und liegt im Magen zwischen der schützenden Schleimschicht und der Epitheloberfläche. Gelingt es nicht, das Bakterium mittels Eradikationstherapie wirksam zu unterdrücken, können sich folgende Komplikationen entwickeln:

- Gastroduodenalulzera
- Magenkarzinom
- Autoimmungastritis (25 %)
- MALT-Lymphome

Frage: Sie haben vorhin erwähnt, dass es bei der **Typ-A-Gastritis** zur Bildung von Autoantikörpern gegen Belegzellen und Intrinsic-Faktor kommt. Welche Folgen und **Komplikationen** ergeben sich daraus?

Antwort: Die Zerstörung der Belegzellen, insbesondere deren Protonenpumpen, führt zu einer Atrophie der Schleimhaut mit **Achlorhydrie**. Der Mangel an Intrinsic-Faktor kann durch den Vitamin-B_{12}-Mangel eine **perniziöse Anämie** bewirken, da dieser Faktor die Vitamin-B_{12}-Resorption im unteren Ileum ermöglicht. Bei langem chronischen Verlauf kann es zu einem Ersatz des schleimbildenden Epithels durch Bürstensaumepithel mit Becherzellen kommen **(= intestinale Metaplasie)**. Die Typ-A-Gastritis ist eine fakultative **Präkanzerose** mit einem Karzinomrisiko von ca. 10 % und sollte daher regelmäßig endoskopisch-bioptisch kontrolliert werden.

Frage: Auf dem Foto (☞ Foto 07) sehen Sie – so viel kann ich Ihnen verraten – einen Ausschnitt aus der Magenwand. Bitte beschreiben Sie die Abbildung. Welche pathologischen Elemente sehen Sie?

Antwort: Auf dem Dia ist ein Schleimhautdefekt der Magenwand zu erkennen, der über die Muscularis mucosae hinausgeht. Es handelt sich um ein Magenulkus mit einer wallartigen Aufwerfung am Ulkusrand. Der Ulkusgrund zeigt einen typischen, schichtweisen Wandaufbau:
- oberflächlicher Detritus
- fibrinoide Kollagenfasernekrose
- kapillarreiches Granulationsgewebe (Fibroblasten, Lymphozyten, Kapillaren etc.)
- Ulkusgrund mit Narbengewebe

Frage: Wie unterscheiden sich **Erosion** und **Ulkus** histologisch?

Antwort: Bei einer Erosion handelt es sich um einen Schleimhautschaden, der maximal bis zur Muscularis mucosae ausgedehnt ist. Ulzera dagegen sind Substanzdefekte der Schleimhaut, die die **Muscularis mucosae** überschreiten.

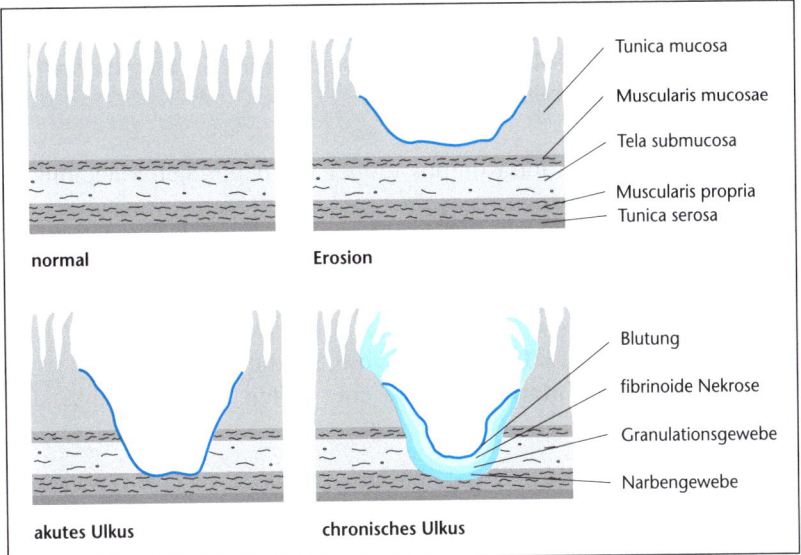

Abb. 9.2: Erosion und Ulkus, [7]

Frage: Welche **Faktoren** spielen bei der Entstehung eines Ulkus im Magen oder Duodenum eine Rolle?

Antwort: Pathogenetisch entscheidend ist ein Missverhältnis zwischen den **schleimhautaggressiven** Faktoren, wie z. B. HCl, Pepsin oder Gallensäuren, und den **schleimhautprotektiven** Faktoren, wie z. B. intakter oberflächlicher Schleimhautfilm, eine ausreichende Durchblutung und Prostaglandine.

Die meisten Ulzera entstehen durch eine **H.-p.-Infektion**. Bei ca. 99 % der Patienten mit Ulcus duodeni findet man eine Besiedelung der Schleimhaut mit H. p. (75 % bei Ulcus ventriculi). Auch genetische Faktoren scheinen eine Rolle zu spielen: so werden Duodenalgeschwüre häufig bei Patienten mit der **Blutgruppe 0** beobachtet. Bei den medikamentös verursachten Geschwüren stehen an erster Stelle die **NSAR** und **ASS**, die die lokale Prostaglandinsynthese hemmen. **Schock-** oder **Stressulzera**, z.B. im Rahmen einer intensivmedizinischen Behandlung nach Polytraumen oder großen Operationen, entwickeln sich aufgrund von Mikrozirkulationsstörungen, die zu ischämischen Schleimhautschäden führen. Eine seltenere Ursache von Ulzera ist das **Zollinger-Ellison-Syndrom**. Es handelt sich um ein Syndrom, bei dem gastrinproduzierende Tumoren des GIT die Säureproduktion im Magen stark stimulieren.

□ □ □ **?**
☺ ☺ ☹

Frage: Die **Komplikationen** im Verlauf eines peptischen Ulkus können u. U. lebensbedrohlich verlaufen. Beschreiben Sie kurz die wichtigsten Komplikationen.

Antwort: Die wichtigsten Komplikationen des peptischen Magenulkus sind:
- **Blutungen** (25 % der Fälle): Die Arrosion größerer Arterien kann zu lebensbedrohlichen Blutungen führen.
- **Perforationen** in die freie Bauchhöhle mit nachfolgender Peritonitis.
- **Penetration** in Nachbarorgane wie z. B. in das Pankreas.
- **Narbige Stenosen,** z. B. Pylorusstenose, Sanduhrmagen.
- **Karzinomatöse Entartungen** sind eher selten, nur in ca. 3 % der Fälle.

□ □ □ **?**
☺ ☺ ☹

Frage: Sie sagten eben, dass das peptische Ulkus eher selten zur Entstehung eines Magenkarzinoms beiträgt – welche Faktoren begünstigen denn die Karzinomentwicklung?

✚ Höchste Erkrankungsziffern in Japan, Skandinavien und auf Island.

Antwort: Das Magenkarzinom ist das dritthäufigste Karzinom beim Mann und kommt häufig bei Patienten über 50 vor. Folgende Faktoren sind für die Entstehung eines Magenkarzinoms prädisponierend:

genetische Faktoren	• Blutgruppe A • familiäre Häufung
Ernährungsfaktoren	• hoher Nitratgehalt in geräucherten und gesalzenen Speisen • Alkohol, Tabak
Erkrankungen mit erhöhtem Karzinomrisiko	• H.-p.-Gastritis • Autoimmungastritis • Adenome des Magens • M. Ménétrier • Z. n. Magenresektion

Tab. 9.3:   Ätiologie des Magenkarzinoms

□ □ □ **?**
☺ ☺ ☹

Frage: Wie lassen sich die Magenkarzinome **histologisch** grundsätzlich einteilen?

Antwort: Bei den meisten Magenkarzinomen handelt es sich histologisch um **Adenokarzinome**. Diese können ein papilläres, tubuläres oder muzinöses Erscheinungsbild haben. Eine Sonderform stellt hier das **Siegelringzellkarzinom** dar. Es ist gekennzeichnet durch eine diffuse Infiltration der Magenwand und eine intrazelluläre Schleimbildung der Tumorzellen. Da die Zellkerne durch den Schleim an den Rand der Zelle gedrängt werden, erhält die Tumorzelle das Aussehen eines Siegelrings (Siegelringzellen).

Eher selten findet man im Magen **Plattenepithelkarzinome, adenosquamöse kleinzellige** oder **undifferenzierte Karzinome**.

> **Frage:** Die Magenkarzinome lassen sich histologisch nach der so genannten **Lauren-Klassifikation** einteilen. Beschreiben Sie diese Klassifikation. Wofür ist sie wichtig?

Antwort: Die Lauren-Klassifikation teilt die Magenkarzinome nach dem **Wachstumsmuster** ein und ist entscheidend für die Festlegung des **Resektionsausmaßes** beim operativen Vorgehen.

- Der **intestinale** Typ wächst polypös, überwiegend drüsig ins Magenlumen und ist vorwiegend gut begrenzt. Die Zellen sind gut differenziert und kohärent. Die Prognose ist im Vergleich zum diffusen Typ günstiger.
- Der **nicht-intestinale** bzw. **diffuse** Typ wächst infiltrativ ins Magenlumen mit z. T. weit verstreuten, nicht-kohärenten Tumorzellen und ist überwiegend schlecht begrenzt. Wegen der frühen Metastasenbildung ist die Prognose schlechter. Da die makroskopisch erkennbare Tumorgrenze meist nicht der mikroskopischen entspricht und Tumorzellen sich häufig mehrere Zentimeter jenseits der makroskopischen Grenze befinden, muss hier ein größerer Sicherheitsabstand bei der Resektion (ca. 8–10 cm) eingehalten werden.
- Darüber hinaus gibt es noch einen **Mischtyp**, bei dem das Karzinom gleichzeitig in Richtung Magenlumen und seitwärts in die Magenwand wächst.

✚ Das diffuse Wachstum des nicht-intestinalen Typs entsteht durch eine Mutation im Gen des Zelladhäsionsmoleküls E-Cadherin.

> **Frage:** Beim Magenkarzinom wird das **Frühkarzinom** vom **fortgeschrittenen Karzinom** unterschieden. Was wissen Sie über das Frühkarzinom und wie grenzt es sich gegenüber dem Carcinoma in situ und einem fortgeschrittenen Karzinom ab?

Antwort: Das Magenfrühkarzinom ist ein Tumor, der auf die **Mukosa** oder **Submukosa** beschränkt ist. Es handelt sich um ein invasives Karzinom, das bereits **Lymphknotenmetastasen** haben kann, da die Basalmembran überschritten ist. Der wesentliche Unterschied zum fortgeschrittenen Karzinom besteht in der **günstigeren Prognose** nach kurativer Operation. Das Carcinoma in situ dagegen ist ein intraepithelialer Tumor, der die Lamina propria nicht überschreitet. Das Carcinoma in situ, das Magenfrühkarzinom und das fortgeschrittene Karzinom unterscheiden sich also in der Invasionstiefe, was sich in der Prognose und auch in der TNM-Klassifikation widerspiegelt.

TX	Primärtumor nicht beurteilbar
T0	kein Anhalt für Primärtumor
Tis	**Carcinoma in situ**, keine Invasion der Lamina propria mucosae
T1	Tumor infiltriert **Lamina propria mucosae** und/oder **Submukosa**
T2	Tumor infiltriert **Muscularis propria** oder **Subserosa**
T3	Tumor infiltriert **Serosa**, Nachbarorgane tumorfrei
T4	Befall der **Nachbarorgane** (Colon transversum, Leber, Pankreas, Zwerchfell, Milz, Bauchwand)

Tab. 9.4:   TNM-Klassifikation des Magenkarzinoms

Frage: Wie lassen sich die fortgeschrittenen Magenkarzinome **makroskopisch** einteilen?

tipp Magenwandaufbau gut einprägen, da er ab und zu als kleine Zusatzfrage gestellt wird!

Antwort: Zur Einteilung der fortgeschrittenen Karzinome nach dem makroskopischen Aspekt verwendet man die Borrmann-Klassifikation:
- **Typ I:**   polypös, scharf begrenzt
- **Typ II:**   ulzerierend
- **Typ III:**   infiltrierend-ulzerierend
- **Typ IV:**   diffus-infiltrierend

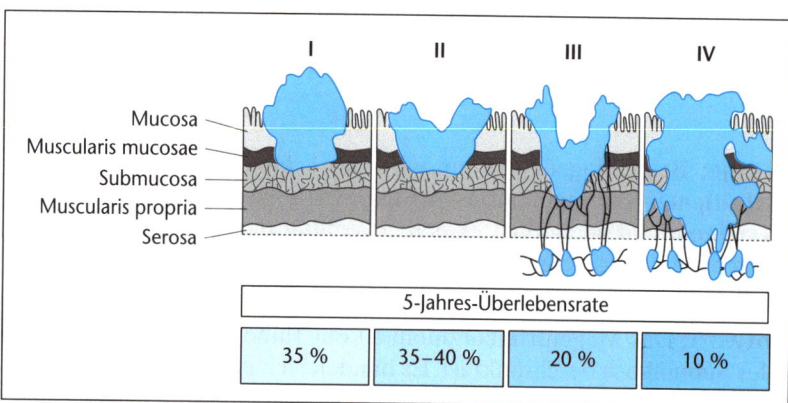

Abb. 9.3:   Einteilung des Magenkarzinoms nach Borrmann, [9]

Frage: Welche **Metastasierungswege** gibt es beim Magenkarzinom?

Antwort: Die Metastasierung erfolgt durch Ausbreitung in der Magenwand **(intramural)** und **per continuitatem** auf Nachbarorgane, **lymphogen**, **hämatogen** in Leber, Lunge und Knochen und über die **Peritonealhöhle** in Form von Abtropfmetastasen z.B. in die Ovarien (= Krukenberg Tumor).

Frage: Welche **Lymphknotenstationen** sind bei der Metastasenausbreitung relevant?

Antwort: Die lymphogene Metastasierung folgt je nach Tumorsitz den vier Lymphabflusszonen des Magens.
1. Lymphknoten der **Kardiaregion** und **proximalen kleinen Kurvatur**
2. Lymphknoten der **distalen kleinen Kurvatur**
3. Lymphknoten des **Milzhilus** und der **proximalen großen Kurvatur**
4. Lymphknoten der distalen **großen Kurvatur** und der **Pylorusregion**

Frage: Welche anderen **nicht-epithelialen Magentumoren** sind Ihnen bekannt?

Antwort: Es gibt Leiomyome, Neurinome, Lipome, MALT-Lymphome …

tipp Die meisten Prüfer wollen bei dieser Fragestellung auf die MALT-Lymphome hinaus.

Frage: … **MALT-Lymphom?** Diesen Tumor müssen Sie mir etwas genauer erklären. Welche Zellen sind beteiligt? Kommt es ausschließlich im Magen vor?

Antwort: MALT-Lymphome zählen zu den **Non-Hodgkin-Lymphomen (NHL)** und sind in der Regel niedrig maligne **B-Zell-NHL** des MALT-Systems. MALT bedeutet „**m**ucosa **a**ssociated **l**ymphoid **t**issue" und stellt das primär in Schleimhäuten vorhandene lymphatische Gewebe dar. Die MALT-Lymphome finden sich am häufigsten im **Magen** und können durch chronische Entzündungsreize ausgelöst werden. Man vermutet, dass die Entstehung des MALT-Lymphoms in der Magenschleimhaut mit einer **Helicobacter-pylori-Infektion** assoziiert ist. Daher führte auch die Behandlung mit einer Eradikationstherapie in vielen Fällen zu einer Rückbildung des Lymphoms. Da die Tumorzellen lange in der Magenschleimhaut verbleiben („Homing") und erst spät absiedeln, ist die Prognose insgesamt gut.

9.4   Dünndarm und Dickdarm

☐ ☐ ☐ **?**
☺ ☺ ☹

Frage: Was können Sie auf dem vorliegenden makroskopischen Präparat (☞ Foto 08) erkennen?

Antwort: Auf dem makroskopischen Präparat ist ein aufgeschnittener Darmabschnitt erkennbar. Die Schleimhaut ist gerötete und von kleinen runden, gelb-weißen Belägen bedeckt, die ein fibrinähnliches, schmieriges Aussehen haben. Es könnte sich um eine pseudomembranöse Kolitis handeln.

☐ ☐ ☐ **?**
☺ ☺ ☹

Frage: Es handelt sich in der Tat um eine **pseudomembranöse Kolitis**. Wie sieht die **Ätiologie** und **Pathogenes** dieser Erkrankung aus?

Antwort: Pseudomembranöse Kolitiden treten typischerweise während oder nach Antibiotikatherapien auf und werden durch das Bakterium **Clostridium difficile** verursacht. Die Pathogenese läuft folgendermaßen ab: Ca. 3 % der Erwachsenen sind Träger des Clostridium difficile. Die Störung der physiologischen Darmflora durch eine antibiotische Behandlung führt dazu, dass das Clostridium difficile die Darmflora überwuchern kann. Die Schädigungen der Darmschleimhaut werden durch die **Enterotoxine** des Bakteriums hervorgerufen und führen zu den auf der Abbildung erkennbaren **Pseudomembranen** aus Fibrin und Dedritus. In leichten Fällen genügt das Absetzen des Antibiotikums als therapeutische Maßnahme. In schweren Fällen kann man das Bakterium mit **Vancomycin** oder Metronidazol wirkungsvoll bekämpfen.

☐ ☐ ☐ **?**
☺ ☺ ☹

Frage: Kennen Sie weitere **infektiöse, mikrobielle Darmentzündungen**, die sich im **Kolon** abspielen? Differenzieren Sie zwischen invasiven und nicht-invasiven Erkrankungen.

Antwort: Zu den **mikrobiellen** Entzündungen im Kolon zählen z.B. die Shigellen- und Amöbenruhr oder die Bilharziose, die aber im Vergleich zur pseudomembranösen Kolitis invasiv verlaufen.

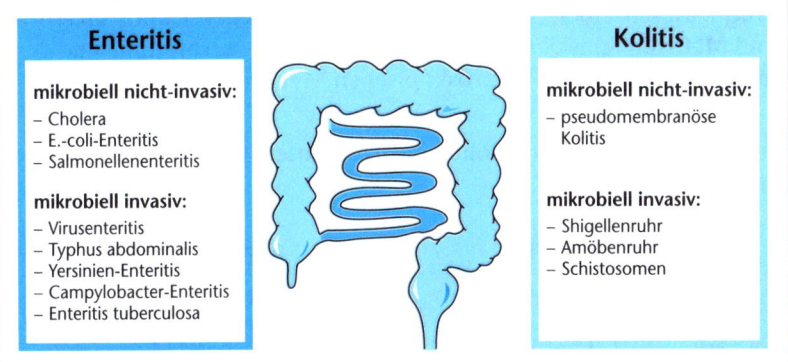

Enteritis

mikrobiell nicht-invasiv:
– Cholera
– E.-coli-Enteritis
– Salmonellenenteritis

mikrobiell invasiv:
– Virusenteritis
– Typhus abdominalis
– Yersinien-Enteritis
– Campylobacter-Enteritis
– Enteritis tuberculosa

Kolitis

mikrobiell nicht-invasiv:
– pseudomembranöse
  Kolitis

mikrobiell invasiv:
– Shigellenruhr
– Amöbenruhr
– Schistosomen

Abb. 9.4: Übersicht über mikrobielle, infektiöse Enteritiden und Kolitiden, [10]

Frage: Sie sehen eine makroskopische und die dazugehörige mikroskopische Abbildung (☞ Foto 09). Beschreiben Sie beide Abbildungen und stellen Sie anschließend eine Diagnose.

Antwort: Auf der makroskopischen Abbildung ist ein Darmausschnitt erkennbar mit einem kopfsteinpflasterartigen Schleimhautrelief. Auf der mikroskopischen Abbildung sieht man entzündliche Infiltrate, die die gesamte Darmwand durchsetzen. In der Submukosa kann man darüber hinaus ein Granulom erkennen, das nicht verkäsend ist und von einem Lymphozytenwall umgeben wird. Diese pathologischen Befunde sind typisch für einen Morbus Crohn.

Frage: Um welche Erkrankung handelt es sich beim **M. Crohn?**

Antwort: Der M. Crohn zählt zusammen mit der Colitis ulcerosa zu den **chronisch-entzündlichen Darmerkrankungen**, deren Ätiologie weitgehend unbekannt ist. Diskutiert wird eine **multifaktorielle Genese**, wobei neben genetischen Defekten und Infektionen v. a. immunologische Mechanismen eine große Rolle spielen.

☐ ☐ ☐ **?**
☺ 😐 ☹

 Dies ist wirklich eine Standardfrage und sollte aus dem FF beherrscht werden; wird auch regelmäßig in den Fächern Innere Medizin und Chirurgie geprüft.

Frage: Beschreiben Sie die **Unterschiede** zwischen **Colitis ulcerosa** und **M. Crohn** hinsichtlich der Lokalisation, der Ausbreitung und der mikroskopischen und makroskopischen Merkmale.

Antwort: M. Crohn und Colitis ulcerosa unterscheiden sich in folgenden Merkmalen:

	M. Crohn	**Colitis ulcerosa**
Lokalisation	gesamter GIT	Kolon
Niveau	transmural	vorwiegend Mukosa und Submukosa
Ausbreitung	diskontinuierlich	kontinuierlich von distal nach proximal
Morphologie	makroskopisch: • Pflastersteinrelief: tiefe, fissurale Ulzerationen neben vorgewölbter Schleimhaut • Stenosen, Fisteln	makroskopisch: • Ulzerationen • Verlust der Haustrierung • Pseudopolypen • Abflachung der Schleimhaut
	mikroskopisch: • entzündliches Infiltrat • Fissuren • Granulome	mikroskopisch: • entzündliches Infiltrat • Kryptenabszesse • flache Ulzerationen • Verlust von Becherzellen, Kryptendeformierung

Tab. 9.5: Differentialdiagnose chronisch-entzündlicher Darmerkrankungen

☐ ☐ ☐ **?**
☺ 😐 ☹

Frage: Beschreiben Sie in groben Zügen die **Komplikationen** beider Erkrankungen.

Antwort: Typische Komplikationen des **M. Crohn** sind Stenosen, Fisteln, Abszesse, das toxische Megakolon und selten auch eine maligne Entartung.

Bei der **Colitis ulcerosa** kann es zu Blutungen, einem toxischen Megakolon, einer malignen Entartung (Karzinomrisiko), Strikturen, Fissuren, Fisteln oder Abszessen kommen.

Bei beiden Krankheitsbildern können im Verlauf verschiedene **extraintestinale Begleiterkrankungen** auftreten:
• **Haut:** Erythema nodosum
• **Gelenke:** Polyarthritis, Sakroileitis
• **Augen:** Episkleritis, Uveitis, Iridozyklitis

Fallbeispiel: Eine 55-jährige Frau kommt mit linksseitigen Unterbauchschmerzen. Welche Differentialdiagnosen fallen Ihnen zu dieser Symptomatik ein?

Antwort: Ein linksseitiger Unterbauchschmerz ist typisch für eine Divertikulitis bzw. Divertikulose, Darmulzera, M. Crohn, kolorektales Karzinom, Rektumkarzinom und auch für gynäkologische Erkrankungen.

Frage: Was ist eine **Divertikulose** bzw. **Divertikulitis?** Wo kommen diese Erkrankungen bevorzugt vor und wie entstehen sie?

Antwort: Divertikel sind **Ausstülpungen der Darmwand**. Der Begriff Divertikulose beschreibt das Vorhandensein von Divertikeln im Darm. In der überwiegenden Zahl der Fälle hat der Patient keine Beschwerden. Erst, wenn sich Divertikel entzünden, können Beschwerden, wie Schmerzen im linken Unterbauch, Stuhlunregelmäßigkeiten oder Fieber auftreten.

✚ Das Sigma hat eine „Reservoirfunktion" im GIT, daher entstehen auch hier bevorzugt Divertikel.

Prinzipiell können Divertikel im gesamten Magendarmtrakt entstehen, kommen aber bevorzugt im **Sigma** vor. Da die Symptome einer Appendizitis ähneln, jedoch im linken Unterbauch lokalisiert sind, spricht man auch von einer **„Linksappendizitis"**. Bei der Entstehung von Divertikeln spielen eine ballaststoffarme Ernährung und Obstipation eine große Rolle, die durch einen erhöhten Druck im Darmlumen die Divertikelbildung provozieren. Prädilektionsstellen bei der Entstehung sind Schwachstellen in der Darmwand vorwiegend im Bereich von Muskellücken an Gefäßaustrittsstellen. Durch die Retention von Darminhalt in den Divertikeln kann es zu entzündlichen Veränderungen kommen und sich eine Divertikulitis ausbilden.

Frage: Um welche **Art von Divertikel** handelt es sich bei Sigmadivertikeln? Wie sieht der Bruchsack aus?

Antwort: Grundsätzlich unterscheidet man **echte** von **unechten** Divertikeln. Echte Divertikel sind Ausstülpungen der **gesamten Darmwand** und treten sehr selten auf, z.B. als Meckeldivertikel. Bei unechten Divertikeln oder Pseudodivertikeln kommt es zur Ausstülpung lediglich der **Schleimhaut** durch Schwachstellen in der Darmwand. Bei Sigmadivertikeln handelt es sich meist um Pseudodivertikel (Graser-Divertikel), d.h. der Bruchsack besteht lediglich aus Darmschleimhaut.

☐ ☐ ☐ **?**
☺ ☹ ☹

Frage: Welche **Komplikationen** können bei der Divertikulitis auftreten?

Antwort: Mögliche Folgen einer Divertikulitis sind:
- **Blutungen** (rezidivierende Blutung, auch Massenblutung)
- **Abszessbildung**
- **Fisteln** in Blase, Scheide oder Dünndarm
- **Darmstenosen**, **Ureterstrikturen**
- **Perforation** (meist gedeckt, freie Perforationen mit Peritonitis sind selten)

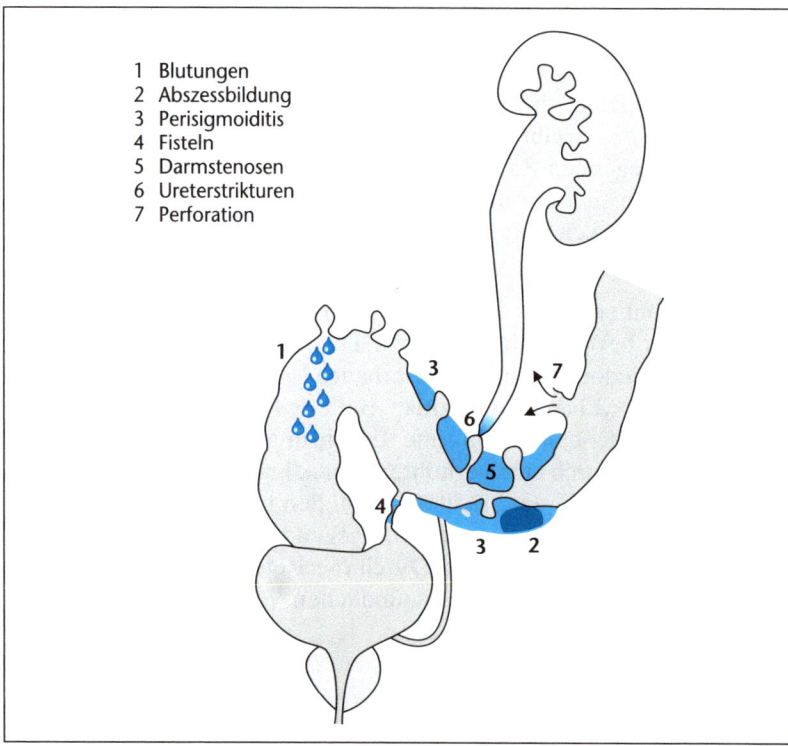

1 Blutungen
2 Abszessbildung
3 Perisigmoiditis
4 Fisteln
5 Darmstenosen
6 Ureterstrikturen
7 Perforation

Abb. 9.5:   Komplikationen einer Divertikulitis, [10]

☐ ☐ ☐ **?**
☺ ☹ ☹

Frage: Welche **Entzündungsformen** sind typisch für eine **akute Appendizitis?**

Antwort: Die akute Appendizitis verläuft stadienhaft, wobei sämtliche Formen der eitrigen Entzündung auftreten können:
- **Primäraffekt:** gerötete Serosa, Schleimhauterosionen und umschriebene granulozytäre Infiltrate
- **Phlegmonösen Appendizitis:** Rötung und Verdickung, transmurale Ausbreitung des Granulozyteninfiltrats

- **Ulzerophlegmonöse Appendizitis:** multiple Schleimhautulzerationen, Fibrinbeläge auf der Serosa
- **Abszedierenden Appendizitis:** Fibrinbeläge, multiple Abszesse in der Mukosa
- **Gangränösen Appendizitis:** schwarz-rötliches, nekrotisches Gewebe

Frage: Was wissen Sie über die **Pathogenese** der akuten Appendizitis?

Antwort: Die Pathogenes der akuten Appendizitis ist **multifaktoriell**. Wahrscheinlich führt eine Obstruktion des Lumens mit folgender Entleerungsstörung des Wurmfortsatzes, z.B. durch Kotsteine, Fremdkörper, Parasiten oder Tumoren, zu einer Entzündung der Appendixwand. Darüber hinaus kann es auch im Rahmen von Entzündungen des Darms z.B. durch E. coli oder Enterokokken, zu einer Mitbeteiligung der Appendix kommen. Auch Überempfindlichkeitsreaktionen v.a. bei Kindern werden diskutiert.

Frage: Sie haben eben **Tumoren der Appendix** erwähnt. Welche typischen Appendixtumoren kennen Sie?

Antwort: Zu den häufigsten Tumoren der Appendix zählen die **neuroendokrinen** Tumoren, wie z.B. das Karzinoid. Weitaus seltener findet man in der Appendix **epitheliale** Tumoren, wie Adenome oder Karzinome, und **nicht-epitheliale** Tumoren, wie Fibrome, Neurinome oder Lipome.

Frage: Was ist ein **Pseudomyxoma peritonei?**

Antwort: Beim Pseudomyxoma peritonei oder Gallertbauch handelt es sich um eine Ansammlung gallertiger Massen in der Bauchhöhle, die durch die Ruptur einer Mukozele des Wurmfortsatzes oder eines Zystenadenoms im Ovar entstehen kann.

tipp Kurze Frage, kurze Antwort.

Fallbeispiel: Ein Patient kommt zu Ihnen und klagt über **Blut im Stuhl**. Welche Differentialdiagnosen fallen Ihnen spontan dazu ein?

Antwort: Differentialdiagnosen für Blut im Stuhl sind: Hämorrhoiden, sämtliche Karzinome des Gastrointestinaltrakts, Polypen, Ulzera, Divertikel, M. Crohn, Colitis ulcerosa oder infektiöse Colitis.

☐ ☐ ☐ **?**
☺ ☺ ☹

Frage: Im Rahmen einer Koloskopie entdecken Sie einen Polypen. Wie ist das weitere Vorgehen?

Antwort: Je nach Größe des Polypen sollte er mit der Zange bzw. mit der Schlinge abgetragen und histogisch untersucht werden. Da Polypen häufig multipel vorkommen, sollten weitere Polypen endoskopisch ausgeschlossen werden.

☐ ☐ ☐ **?**
☺ ☺ ☹

Frage: Definieren Sie den Begriff **Polyp?** Welche **Dickdarmpolypen** kennen Sie?

Antwort: Polypen sind makroskopisch erkennbare Gewebsvermehrungen, die über das Schleimhautniveau hinausgehen. Im Kolon unterscheidet man nicht-neoplastische Polypen von neoplastischen Polypen.

Nicht-neoplastische Polypen	Neoplastische Polypen
Hyperplastische Polypen • entzündliche Polypen (Colitis ulcerosa) • lymphoide Polypen • hamartome (Peutz-Jeghers-Syndrom)	Epitheliale Tumoren (Adenome): • tubulär • tubulär-villös • villös

Tab. 9.6:   Nicht-neoplastische und neoplastische Dickdarmpolypen

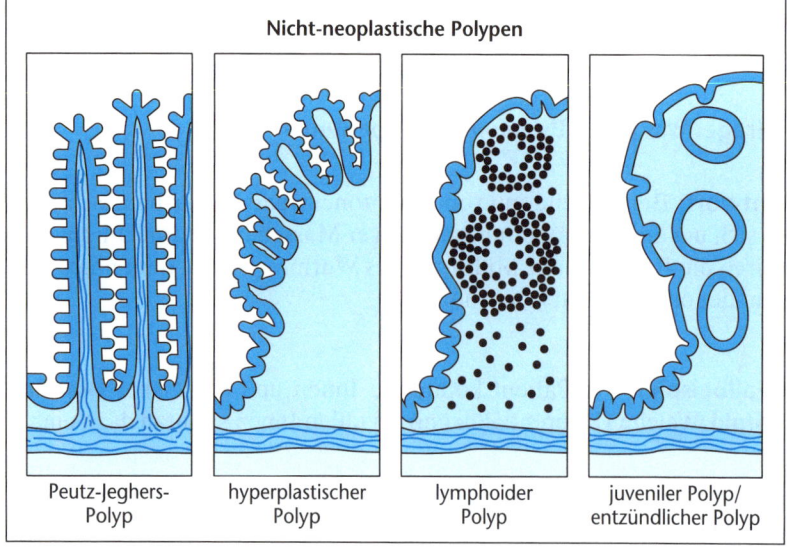

Abb. 9.6:   Histologie nicht-neoplastischer und neoplastischer Polypen, [10]

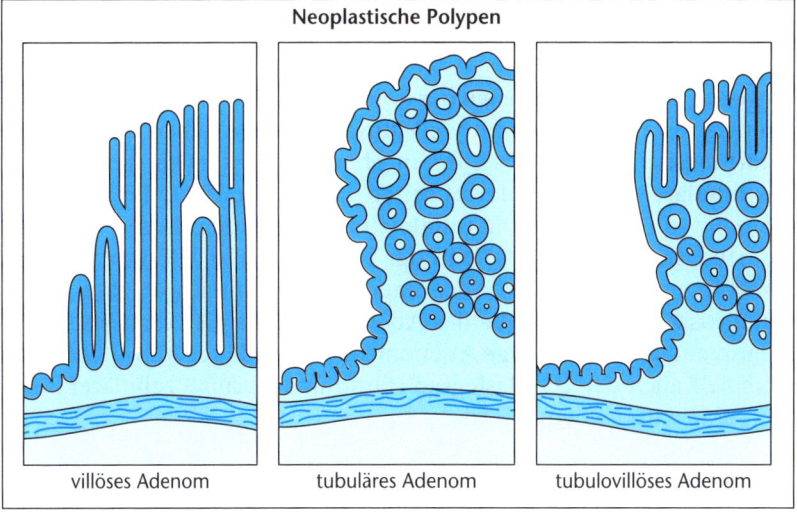

Abb. 9.6: Fortsetzung

Frage: Gehen wir nun einmal davon aus, der Polyp wurde endoskopisch entfernt und landet bei Ihnen in der Pathologie. Nach welchen Kriterien müssen Sie das Gewebe histologisch begutachten?

Antwort: Bei der histologische Begutachtung muss nach der **WHO-Klassifikation** (s. Tab. 9.7) befundet werden und es müssen Angaben über den **Dysplasiegrad**, über die **Entfernung im Gesunden** und bei Karzinom Angaben über den **Differenzierungsgrad** (high risk und low risk) gemacht werden. Nach der kompletten Abtragung neoplastischer Polypen (Adenome) sollte unabhängig vom Dysplasiegrad eine Kontrollendoskopie nach 3 Jahren erfolgen. Nach Abtragung nicht-neoplastischer Polypen ist keine endoskopische Nachsorge nötig.

WHO-Klassifikation der Kolontumoren
1. Epitheliale Tumoren
1.1 Gutartig 1.1.1. Adenome: tubulär, villös, tubulovillös 1.1.2. Adenomatose (familiäre adenomatöse Polypose)
1.2. Bösartig 1.2.1.–3. Adenokarzinome (muzinös, Siegelringzelltyp) 1.2.4. Plattenepithelkarzinom 1.2.5. Adenosquamöses Karzinom 1.2.6. Kleinzelliges Karzinom 1.2.7. Undifferenziertes Karzinom
2. Endokrine Tumoren: Karzinoid, Kombinationen
3. Mesenchymale Tumoren

Tab. 9.7: WHO-Klassifikation der Kolontumoren

☐ ☐ ☐ **?**
☺ 😐 ☹

Frage: Mit welcher Häufigkeit entarten kolorektale Adenome?

Anwort: Das **Entartungsrisiko** der kolorektalen Adenome ist abhängig von dem jeweiligen Adenomtyp: **Villöse** Adenome haben das höchste Entartungsrisiko (20–40 %), treten aber eher selten auf (ca. 11 %). Das **tubuläre** Adenom entartet selten (1–10 %) und ist der häufigste Adenomtyp (ca. 62 %). Die **tubulovillösen** Adenome liegen mit dem Entartungsrisiko (ca. 20 %) und der Häufigkeit (26 %) zwischen den tubulären und den villösen Adenomen. Darüber hinaus steigt das Entartungsrisiko mit der **Größe** des Adenoms: bei größer 2 cm bis 50 %. Ebenso entarten **breitbasige** Adenome häufiger als gestielte. Letztendlich spielt auch der **Dysplasiegrad** (Grad und Ausmaß zellulärer Atypien) eine entscheidende Rolle.

!
Merke: Entartungsrisiko kolorektaler Adenome: villös > tubulovillös > tubulär.

☐ ☐ ☐ **?**
☺ 😐 ☹

Frage: Auf der makroskopischen Abbildung (☞ Foto 10) sehen Sie Dickdarmschleimhaut. Für welche Erkrankung ist dieses Bild typisch?

Antwort: Auf der Abbildung sind zahlreiche, unterschiedlich große Adenome der Schleimhaut zu erkennen. Da die Anzahl der Adenome sehr hoch ist, denke ich, dass es sich wohl um eine familiäre adenomatöse Polyposis handeln wird.

☐ ☐ ☐ **?**
☺ 😐 ☹

Frage: Richtig erkannt. Erzählen Sie mehr zu diesem Erkrankungsbild.

✚ Die FAP wird durch genetische Veränderungen im APC-Tumorsuppressorgen auf Chromosom 5 autosomal dominant vererbt.

Antwort: Die familiäre adenomatöse Polyposis (FAP) ist gekennzeichnet durch **multiple Adenome** (> 100) der kolorektalen Schleimhaut und tritt **gehäuft familiär** auf. Bereits im jungendlichen Alter bilden sich hunderte bis tausende von Darmpolypen, die zwar zunächst gutartige Gewebewucherungen sind, im Laufe der Zeit mit einem fast 100-prozentigem Risiko zum Karzinom entarten. Deshalb sollte schon in jungen Jahren gezielt mit Vorsorgeuntersuchungen begonnen werden.

Frage: Welche anderen Präkanzerosen bzw. welche Risikofaktoren des **kolorektalen Karzionoms** kennen Sie?

Antwort: Typische **Präkanzerosen** des kolorektalen Karzonoms sind:
- Polypen, v.a. villöse Adenome > 2 cm
- familiäre adenomatöse Polyposis
- andere Adenomatosen mit extrakolischer Manifestation:
  - Peutz-Jeghers-Syndrom (+ Ovarialkarzinom, Melaninflecken an Lippen und Mundschleimhaut),
  - Gardner-Syndrom (+ Desmoide, Osteom, Fibrome, Epidermoid-zysten)
  - Turcot-Syndrom (+ Glio-/Medulloblastome)
- Colitis ulcerosa

+ Lynch-Syndrom I → proximale Kolonkarzinome,
Lynch-Syndrom II → proximale Kolonkarzinome + Endometriumkarzinome.

Ein erhöhtes Risiko besteht weiterhin in Familien mit dem **Lynch-Syndrom**. Darüber hinaus werden **ernährungsbedingte Risikofaktoren** wie ballaststoffarme, fett- und fleischreiche Kost und langjähriger Alkohol- und Zigarettenkonsum diskutiert.

Mehr als 90 % aller kolorektalen Karzinome entwickeln sich aus bestehenden Adenomen **(Adenom-Karzinom-Sequenz)**. Die Aktivierung von Onkogenen (z.B. durch Mutationen des **K-ras-Gens**) und die Inaktivierung von Tumorsuppressorgenen (z.B. durch Mutationen/Deletionen des **APC-**, **p53-**, und **DCC-Gens**) führen über einen mehr- bzw. vielstufigen Prozess zur malignen Entartung.

Frage: Welche **histologischen Typen** des kolorektalen Karzinoms gibt es?

Antwort: Es werden folgende histologischen Typen unterschieden:
- **Adenokarzinome:** mit tubulären, papillären und papillo-tubulären Subtypen. Sie entsprechen ca. 90 % aller kolorektalen Karzinome.
- **Muzinöse Adenokarzinome:** Charakteristisch ist hier eine ausgedehnte extrazelluläre Verschleimung, die mehr als 50 % des Tumors einnimmt.
- **Siegelringzellkarzinome:** Sie bestehen zu mehr als 50 % aus Siegelringzellen mit intrazellulärer Schleimbildung.
- Eher seltene Tumortypen sind Plattenepithelkarzinome, adenosquamöse, kleinzellige und undifferenzierte Karzinome.

☐ ☐ ☐ **?**
☺ ☻ ☹

Frage: In welchen Bereichen des Dickdarms sind kolorektale Karzinome bevorzugt lokalisiert?

Antwort: Knapp **50 %** aller kolorektalen Karzinome finden sich im **Rektum**, 20 % im Sigma, 10 % im Zökum/Colon ascendens und die restlichen Tumoren im übrigen Kolon.

☐ ☐ ☐ **?**
☺ ☻ ☹

Frage: Aufgrund unterschiedlicher chirurgischer Verfahren bei der Entfernung von Kolon- und Rektumkarzinomen, sollte präoperativ eine genaue Lokalisation des Karzinoms erfolgen. Woher weiß der Arzt in der Endoskopie, ob es sich nun um ein Karzinom des Rektums oder des Colon sigmoideum handelt?

✚ Wichtig ist der gemessene <u>untere</u> Tumorrand. Selbst wenn die Haupttumormasse im Sigmoid lokalisiert ist, der untere Tumorrand aber ins Rektum reicht, zählt dieser Tumor zu den Rektumkarzinomen.

Antwort: Eine makroskopisch erkennbare Grenze zwischen Rektum und Sigmoid gibt es in diesem Sinne nicht. Als Rektumkarzinom werden alle Tumoren bezeichnet, die endoskopisch gemessen **ab** der **Linea dentata** bis zu einer Höhe von **12 cm** bzw. ab der Anokutanlinie bis zu einer Höhe von 16 cm lokalisiert sind.

☐ ☐ ☐ **?**
☺ ☻ ☹

Frage: Sagt Ihnen die **Dukes-Klassifikation** bezüglich kolorektaler Karzinome etwas? Wie lautet sie?

Antwort: Die Einteilung der kolorektalen Karzinome erfolgt nach Dukes A, B, C und D:

Dukes	Definition	TNM	Stadium
	Carcinoma in situ	Tis	0
A	Infiltration bis max. **Muscularis propria,** ⊘ LKM, ⊘ FM	T1, T2, N0, M0	I
B	**B1:** Infiltration **über Muscularis propria** hinaus, ⊘ LKM, ⊘ FM	T3, N0, M0	II
	B2: Invasion der **Serosa** oder des **perikolischen Fettgewebes,** ⊘ LKM, ⊘ FM	T4, N0, M0	
C	Tumorausbreitung wie A od. B, **LMK**	Tx, N 1–3, M0	III
D	Tumorausbreitung wie C, **FM**	Tx, Nx, M1	IV

Tab. 9.8:   Dukes-Klassifikation und Stadieneinteilung des kolorektalen Karzinoms (LKM = Lymphknotenmetastasen, FM = Fernmetastasen)

Frage: Welche Formen und Wege der **Metastasierung** sind Ihnen beim kolorektalen Karzinom bekannt?

Antwort: Das kolorektale Karzinom metastasiert zunächst **lymphogen**. Je nach Sitz des Karzinoms bilden sich die Metastasen entsprechend der arteriellen Versorgung. Das **Kolonkarzinom** im Colon ascendens und transversum metastasiert entlang der A. mesenterica superior, bei Sitz im Colon descendens entlang der A. mesenterica inferior oder auch entlang beider Arterien, wenn das Karzinom im mittleren Colon transversum im Bereich der Riolan-Arkade liegt. Das **Rektumkarzinom** metastasiert entlang der A. mesenterica inferior bei hohem Sitz, zusätzlich entlang der A. iliaca bei mittlerem Sitz oder zusätzlich entlang der A. inguinalis bei tief sitzendem Tumor.

Die **hämatogene** Ausbreitung erfolgt entsprechend dem venösen Abfluss über das Pfortadersystem. Daher metastasiert das kolorektale Karzinom zunächst in **Leber** und **Lunge** und erst anschließend in andere Organsysteme wie Gehirn, Nebenniere und Skelettsystem. Bei fortgeschrittenem Karzinom kann es auch zu einer **Peritonealkarzinose** kommen.

Frage: Welche anderen Tumoren können eine **Peritonealkarzinose** verursachen?

Antwort: Die Peritonealkarzinose kommt vorwiegend bei **malignen Tumoren des Bauchraums** vor, z.B. bei Karzinomen des Magens, des Ovars, des Pankreas, des Kolons oder der Gallenblase. Sekundäre Tumoren sind die häufigsten maligenen Tumoren des Peritoneums. Primär maligne Tumoren des Peritoneums, wie z.B. das Mesotheliom, sind eher selten.

Frage: Wie sieht die **Krebsvorsorge** zur Prävention eines kolorektalen Karzinoms aus?

Antwort: Das Ziel der Krebsvorsorge ist, einen Tumor in einem möglichst frühen Stadium zu diagnostizieren, noch bevor Beschwerden auftreten. Ab dem 45. Lebensjahr sollten daher sowohl bei Männern als auch bei Frauen mit einem durchschnittlichen Krebsrisiko jährlich eine digital-rektale Untersuchung und ein Hämoccultest durchgeführt werden. Darüber hinaus wird eine Rektosigmoideoskopie bei über 50-Jährigen im Abstand von 5 Jahren empfohlen.

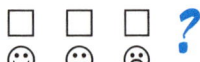

Antwort: Bei der Melanosis coli handelt es sich um eine hellbraune bis tiefschwarze Verfärbung der Kolonschleimhaut, die man häufig bei Patienten nach langjähriger Einnahme von anthrachinonhaltigen Abführmitteln beobachten kann. Es handelt sich um eine reversible Veränderung, die sich unter Wegfall der auslösenden Noxe wieder zurückbilden kann und insgesamt harmlos ist.

10 Hepatopankreatisches System

10.1 Leber

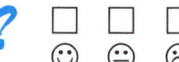

Antwort: Bei der Stauungsleber kommt es aufgrund eines gestörten venösen Abflusses zu einem Blutrückstau, der meist Folge einer **Rechtsherzinsuffizienz** bzw. einer globalen Herzinsuffizienz oder einer **Pericarditis constrictiva** ist. Die Stauung betrifft zunächst die Zentralvenen und die zentralen Sinusoide, die stark erweitert und blutreich sind. Die zentralen Bereiche der Läppchen reagieren daher zuerst auf die Minderversorgung mit hypoxischer **Leberzellverfettung** und **-nekrosen**. Im weiteren Verlauf können ausgedehnte **Stauungsstraßen** entstehen, die zusammen mit der gelblichen Parenchymverfettung makroskopisch das Bild einer Muskatnussleber ergeben. Besteht die Stauung über einen längeren Zeitraum, bildet sich zunehmend eine **Fibrose** ("Fibrose cardiaque"). Bei ausgeprägter Leberstauung kann sich eine portale Hypertonie mit Aszites und Splenomegalie entwickeln.

✚ **Klassisches Leberläppchen:** V. zentralis im Mittelpunkt, **periportales Läppchen:** periportales Feld im Mittelpunkt

✚ DD Glisson-Trias: **Gallengänge** → kubisches bis hochprismatisches Epithel, Äste der **V. portae** → weitlumig, dünne und muskelarme Wände, Äste der **A. hepatica** → englumig, kräftige Wände

Antwort: Als portale Hypertonie bezeichnet man eine Erhöhung des Pfortaderdrucks auf über 12 mmHg (normal < 10 mmHg). Je nach der Lokalisation unterscheidet man prähepatische, intrahepatische und posthepatische Ursachen:

Lokalisation	Ursachen
Prähepatisch: extrahepatisches Pfortadersystem	thrombotischer Verschluss (Pfortader, Milzvene)
Intrahepatisch:	
präsinusoidal	Bilharziose, myeloproliferative Erkrankungen, Lebermetastasen
sinusoidal	Leberzirrhose
postsinusoidal	Budd-Chiari-Syndrom (= thrombotischer Verschluss der Lebervenen), Venookklusionskrankheit (Endophlebitis hepatica obliterans)
Posthepatisch: V. cava inferior, Herzbeutel, Herz	V.-cava-Obstruktion, Rechtsherzinsuffizienz, Pericarditis constrictiva

Tab. 10.1:   Klassifikation und Ursachen der portalen Hypertonie

Frage: Infolge der portalen Hypertension bilden sich **Umgehungskreisläufe** vom portalen ins kavale Venensystem, um den Abfluss des Blutes zu erleichtern. Wo sind diese typischerweise lokalisiert und wie entstehen sie?

Antwort: Umgehungskreisläufe entstehen vor allem im Bereich des **Ösophagus** und des proximalen **Magens** (Abfluss über die V. azygos). Durch den erhöhten Blutfluss und Druck in den Venen kommt es zu einer Überdehnung bzw. Ausweitung der Venenwände und damit zur Bildung von Ösophagus- und Fundusvarizen, die bei Ruptur gefährliche Blutungen zur Folge haben können. Andere Kollateralen können sich im Bereich des **Rektums**, der **Bauchwand** (paraumbilikale Vene → V. epigastricae superior), der **Milz** oder der **Niere** bilden.

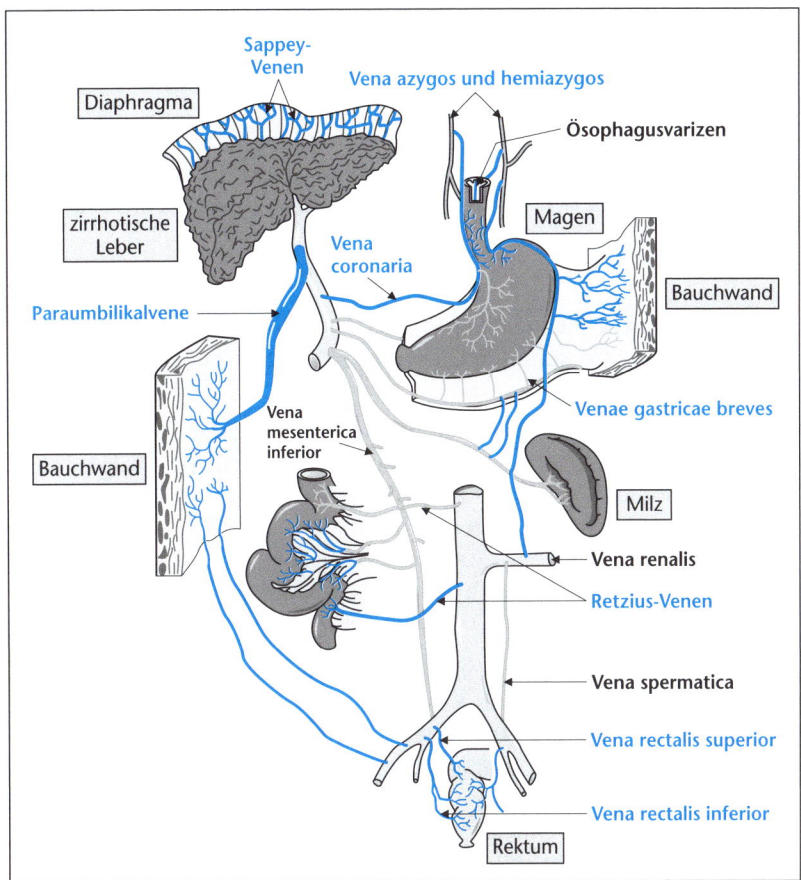

Abb. 10.1: Umgehungskreisläufe bei portaler Hypertension, [11]

Frage: Was fällt Ihnen zu diesen zwei Abbildungen (☞ Foto 11) ein? **?**

Antwort: Auf der makroskopischen Abbildungen ist eine Leber zu se-hen, die vergrößert erscheint und darüber hinaus eine Gelbfärbung auf-weist, so wie es typisch für eine Fettleber wäre. Das histologische Bild bestätigt die Diagnose: Hier sind deutlich Fettvakuolen in den Hepato-zyten zu erkennen, die aufgrund ihrer Größe die Zellkerne an den Rand drängen, ähnlich einer großtropfigen Verfettung. Darüber hinaus finden sich verstreut einige Zellansammlungen aus Lymphozyten und Granu-lozyten.

☐ ☐ ☐ **?**
☺ 😐 ☹

Frage: Wann spricht man von einer **Leberverfettung**, wann von einer **Fettleber?**

Antwort: Kommen die Fettvakuolen in **weniger als 50 %** der Hepatozyten vor, spricht man von einer **Leberverfettung**. Enthalten **mehr als 50 %** der Hepatozyten Fetttropfen, wird der Begriff **Fettleber** verwendet.

☐ ☐ ☐ **?**
☺ 😐 ☹

Frage: Welche Mechanismen führen zur Entwicklung einer **Fettleber?** Welche ätiologischen Faktoren spielen dabei eine Rolle?

Antwort: Die Fettleber entwickelt sich auf dem Boden eines gestörten Fettsäure- und Triglyzeridstoffwechsels in der Leberzelle infolge
- eines erhöhten Fettangebots an die Leberzelle
- einer vermehrten Fettsäuresynthese
- einer verminderten Fettsäureoxidation oder
- eines verminderten Fettabtransports aus der Leber infolge fehlender Apoprotein- und VLDL-Synthese.

Ätiologischen Faktoren, die eine Fettleber zur Folge haben, sind:
- **Toxische Stoffe:** Alkohol, Medikamente (z.B. Tetrazykline, Glukokortikoide), halogenierte Kohlenwasserstoffe
- **Ernährungsfaktoren:** Hungerzustände, Adipositas, Eiweißmangelernährung (Kwashiorkor)
- **Endokrine Ursachen und Stoffwechselstörungen:** Diabetes mellitus (v. a. Typ II), Hyperlipoproteinämie, Schwangerschaft (→ Schwangerschaftsfettleber), Frühstadium des Morbus Wilson

☐ ☐ ☐ **?**
☺ 😐 ☹

Frage: Die Fettleber stellt das erste Stadium im Rahmen einer **alkoholischen Hepatopathie** dar. Welche weiteren Stadien gibt es und welche histologischen Besonderheiten zeigt die alkoholische Hepatopathie?

✚ Mallory-bodies sind aggregierte, intermediäre Filamente (Zytoskelettanteile).

Antwort: Je nach Schwere des alkoholischen Leberschadens unterscheidet man die 3 Stadien Alkoholfettleber, Alkoholhepatitis und Alkoholzirrhose:
- **Alkoholfettleber:** Die Alkohol induzierte Verfettung beginnt in der Regel läppchenzentral und ist klein- bis großtropfig. In den Hepatozyten findet man vereinzelt als Ausdruck des Leberzellschadens **Mallory-bodies**, die aus intrazellulärem alkoholischen Hyalin bestehen, und **Einzelzellnekrosen**. Dieses Stadium ist bei Alkoholkarenz **reversibel.**
- **Alkoholhepatitis:** Sie ist charakterisiert durch **Mallory-bodies** und **granulozytäre Infiltrate** um degenerierte Hepatozyten. Im weiteren Verlauf bildet sich ein perivenöses (um die Zentralvene) und peri-

zelluläres bzw. perisinusoidales Faserwerk, die so genannte **Maschendrahtfibrose**. Auch dieses Stadium ist meist reversibel.

- **Alkoholzirrhose:** Typisch ist hier ein Umbau des Leberparenchyms zu einer **kleinknotigen Zirrhose**. Sie ist das Endstadium der alkoholischen Hepathopathie und ist ein **irreversibler** Zustand.

Frage: Sie sehen hier einen histologischen Schnitt, einmal in HE-Färbung und einmal in Berliner-Blau-Färbung (☞ Foto 12).

Antwort: Es handelt sich um einen histologischen Schnitt von Lebergewebe. Deutlich zu erkennen ist eine massive Überladung der Leberzellen mit Eisen, das sich typischerweise in der Berlin-Blau-Färbung blau darstellt. Ursache solcher Eisenspeicherungen können primäre Hämochromatosen oder sekundäre Siderosen sein.

tipp Bei „Berliner-Blau-Färbung" sollte eigentlich sofort der Groschen fallen: Es muss etwas mit Eisen zu tun haben!

Frage: Welche Mechanismen führen zur Entstehung einer **Hämochromatose?**

Antwort: Die Hämochromatose ist eine **autosomal-rezessiv** vererbte Eisenspeicherkrankheit, die eine fortschreitende Schädigung wichtiger Organe zur Folge hat. Der genaue Pathomechanismus dieser Erkrankung ist noch nicht im Detail geklärt, eine pathologisch **gesteigert Eisenresorption** im Dünndarm scheint aber eine wesentliche Rolle zu spielen. Die vermehrte Eisenresorption führt zu einer **Eisenüberladung** v. a. in Leber und Pankreas, aber auch in anderen endokrinen Organen, in Milz und Herz. Die Eisenspeicherung in der Leber erfolgt in erster Linie in den periportalen Hepatozyten, aber auch in Gallengangsepithelien und Kupffer-Sternzellen. Auf Dauer kommt es zu schweren Zellschäden, die im Spätstadium eine **Leberzirrhose** zur Folge haben können. Im Pankreas äußert sich eine andauernde Zellschädigung der Inselzellen in Form eines Diabetes mellitus. Wegen der häufig gleichzeitig bestehenden bräunlichen Verfärbung der Haut spricht man von **„Bronzediabetes"**.

✚ Wichtige histologische DD zu sekundären Siderosen: Bei Hämochromatose Eisen auch in Gallengangsepithelien.

✚ Das Hämochromatose-Gen (HFE) codiert ein wichtiges Steuerprotein für die Eisenaufnahme und -abgabe durch die Enterozyten. Seine genaue Funktionsweise ist noch nicht bekannt.

✚ Therapie: regelmäßige Aderlässe (je 500 ml) oder Erythrophorese!

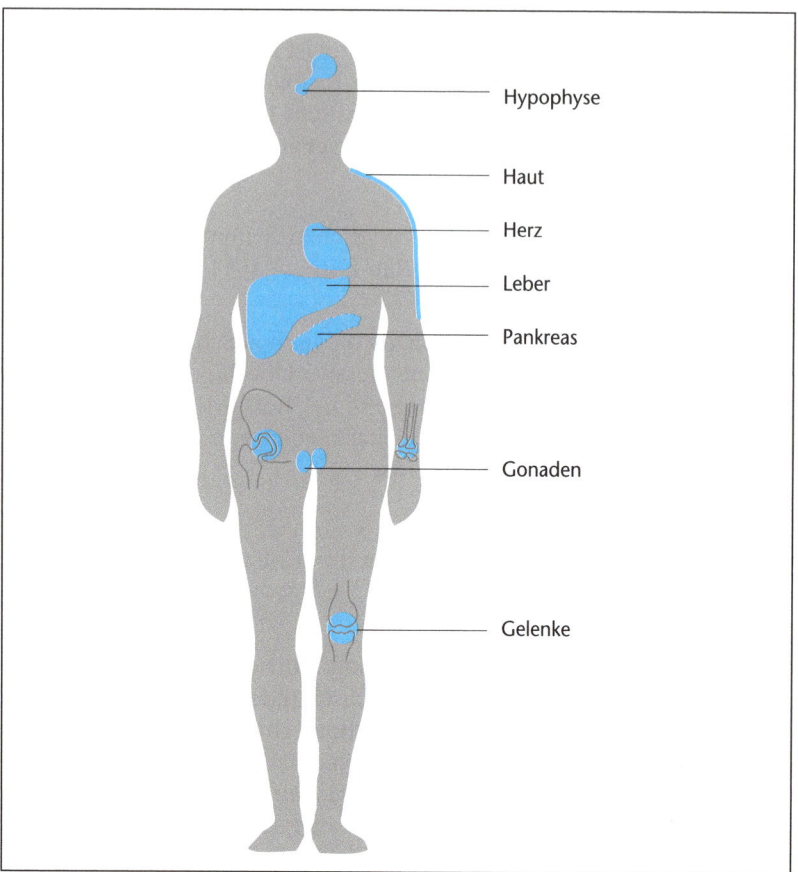

Abb. 10.2: Organschäden bei Hämochromatose, [1]

!   Merke: Typische Trias der Hämochromatose: Leberzirrhose, Diabetes mellitus, Hautpigmentierung (Bronzediabetes)!

☐ ☐ ☐ **?**
☺ ☺ ☹

Frage: Welche anderen **Ursachen** für eine **Eisenüberladung der Leber** kennen Sie?

Antwort: Sekundäre Siderosen können bei Erkrankungen mit ineffektiver Erythropoese (z.B. Thalassaemia major) oder durch wiederholte Bluttransfusionen (Transfusionssiderose) bedingt sein. Ebenso kann es im Rahmen einer alkoholischen Hepatopathie zu Eisenablagerungen in der Leber kommen.

> **Merke:** Die Eisenspeicherung erfolgt bei der Hämochromatose in erster Linie in den Hepatozyten, bei den sekundären Siderosen in erster Linie in den Zellen des RHS (Kupffer-Sternzellen, Makrophagen).

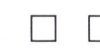

Frage: Kennen Sie den **M. Wilson?** Welcher Pathomechanismus liegt dieser Erkrankung zugrunde?

Antwort: Beim M. Wilson handelt es sich um eine **autosomal-rezessiv** vererbte **Kupferspeicherkrankheit**. Aufgrund einer Störung der Kupferausscheidung über die Galle kommt es zur Anhäufung des überschüssigen Kupfers in verschiedenen Körperorganen, v. a. in der **Leber**, im **Zentralnervensystem** und in der **Hornhaut** der Augen. Die Leberschädigung ist vielgestaltig und kann eine Leberzellverfettung, ausgedehnte Leberzellnekrosen oder eine Hepatitis verursachen und im Endstadium schließlich zur einer Leberzirrhose führen. Die Kupferspeicherung im Gehirn äußert sich vorwiegend in Bewegungs- und Sprachstörungen. Im Auge zeigt sich typischerweise ein grünlich-braun gefärbter Ring um die Hornhaut, der sog. **Kayser-Fleischer-Kornealring**.

+ Erniedrigter Coeruloplasminspiegel (= Kupfertransportprotein) im Plasmas und gesteigerte Kupferausscheidung im Urin bei Morbus Wilson.

+ Defekt des Wilson-Gens (ATP7B) auf Chromosom 13.

Frage: Welche Formen bzw. welche Ursachen der **Hepatitis** sind Ihnen bekannt?

Antwort: Entzündungen der Leber haben sehr vielfältige Ursachen und können durch **Infektionen** (viral, bakteriell, parasitär), **Stoffwechselstörungen**, **Autoimmunerkrankungen** oder durch **toxische Faktoren** wie Alkohol oder Medikamente ausgelöst werden.

tipp Bei so weitläufigen Fragen ist es wichtig die Nerven zu behalten und sich strikt an eine Gliederung zu halten, sonst kommt man vom Hundertsten ins Tausendste.

infektiös	• **viral:** Hepatitis-Viren A, B, C, D, E, (F, G) Virusbegleithepatitis: z.B. Epstein-Barr-Virus (infektiöse Mononukleose), Zytomegalievirus • **bakteriell:** z.B. Leptospirose, Brucellose • **parasitär:** z.B. Amöben (Amöbenabszess), Echinokokken, Malaria
toxisch	• Alkohol • Medikamente: z.B. Isoniazid, Paracetamol, Sulfonamide • Tetrachlorkohlenstoff, Knollenblätterpilzgift
Stoffwechsel-erkrankungen	• M. Wilson • Hämochromatose
autoimmun	• Autoimmunhepatitis
granulomatös	• Sarkoidose • Tuberkulose

Tab. 10.2: Ursachen einer Hepatitis

☐ ☐ ☐ **?**
☺ 😐 ☹

Frage: Wie unterscheiden sich die **Virushepatitiden** hinsichtlich ihrer Übertragung und ihres Verlaufs?

Antwort: Hepatitis A und E werden fäkal-oral übertragen und zeigen keine chronischen Verläufe. Hepatitis B, C und D werden durch Blut und virushaltige Körpersekrete übertragen. Während die Hepatits B nur in ca. 5–10 % der Fälle chronisch verläuft, entwickeln ca. 50 % der Patienten mit Hepatitis C eine chronische Hepatitis. Von chronischer Hepatitis spricht man, wenn die akute Hepatitits nach 6 ~~Wochen~~ nicht ausgeheilt ist. Eine Infektion mit dem Hepatitis-D-Virus ist nur bei einer bestehenden Hepatitis-B-Infektion möglich.

☐ ☐ ☐ **?**
☺ 😐 ☹

Frage: Wie unterscheidet sich die **Morphologie** bei akuten und chronischen Verlaufsformen der hepatitisspezifischen Viren?

+ Milchglashepatozyten: Vermehrung des Endoplasmatischen Retikulums infolge exzessiver Produktion von HBs-Antigen. HBs-Ag lässt sich in diesen Zellen immunhistochemisch nachweisen.

Mottenfraßnekrosen: Leberzellnekrosen der parenchymatösen Grenzplatte.

Antwort: Bei der **akuten** Virushepatitis ist die Leber meist vergrößert und gerötet. Histologisch fallen entzündliche Infiltrate v.a. in den Portal- bzw. Periportalfeldern und vereinzelt in den Leberläppchen auf. Typische Parenchymveränderungen sind Leberzellverfettungen, hydropisch geschwollene, **ballonierte Leberzellen** und Einzelzellnekrosen **(Councilman-Körperchen)**. Darüber hinaus kommt es zu einer Kupffer-Zell-Aktivierung und -Proliferation.

Bei der **chronischen** Virushepatitis unterscheidet man zwei Formen: die chronisch-persistierende und die chronisch-aggressive Hepatitis. Bei der **chronisch-persistierenden** Hepatitis sind die lymphohistiozytären Infiltrate scharf auf die Portalfelder begrenzt und es entwickeln sich keine Mottenfraßnekrosen. **Milchglashepatozyten** findet man insbesondere bei der Hepatitis B. Sie sind Ausdruck einer Vermehrung des endoplasmatischen Retikulums. Bei der **chronisch-aggressiven**, schwereren Form greifen die lymphohistiozytären Infiltrate auf die Läppchen über und darüber hinaus findet man hier **Mottenfraßnekrosen**. Ein Fortschreiten der Nekrosen, die Ausbildung einer Fibrose und von Fibrosesepten können schließlich zu einer **Leberzirrhose** führen.

☐ ☐ ☐ **?**
☺ 😐 ☹

Frage: Was ist eine **Leberzirrhose?** Welches sind die wichtigsten ätiologischen Faktoren?

Antwort: Eine Leberzirrhose ist das **Endstadium** unterschiedlicher chronischer Erkrankungen der Leber, bei der es zu einer Zerstörung der Läppchen- und Gefäßstruktur der Leber kommt. Verschiedene Lebernoxen bewirken den Untergang von Leberzellen, der von der Leber teilweise durch die Ausbildung **bindegewebigen Septen** und einer gesteigerten hepatozellulären Regeneration **(Regeneratknoten)** kompensiert wird. Diese Vorgänge laufen ungeordnet und gesteigert ab und führen letztendlich zu Veränderungen der normalen lobulären und vaskulären Läppchenarchitektur.

In den westlichen Ländern entsteht die Leberzirrhose am häufigsten durch einen chronischen **Alkoholabusus**, gefolgt von den chronischen **viralen Hepatitiden** (Hepatitis B und C). Weitere Ursachen sind:
- **Toxisch:** Medikamente (z.B. Methrotrexat), Chemikalien (z.B. Tetrachlorkohlenstoff)
- **Biliär:** Gallensteine, Cholangitiden, primär sklerosierende Cholangitis
- **Metabolisch:** Hämochromatose, M. Wilson, α_1-Antitrypsinmangel, Porphyria cutanea tarda
- **Autoimmun:** Autoimmunhepatitis, primär biliäre Zirrhose
- **Kardiovaskulär:** chronische Rechtsherzinsuffizienz, Pericarditis constrictiva, Budd-Chiari-Syndrom
- **Infektiös:** Bilharziose, Toxoplasmose

Merke:
- **Primär biliäre Zirrhose:** Autoimmunerkrankung (Auto-AK gegen Mitochondrien) mit Destruktion der intrahepatischen Gallengänge, betrifft meist Frauen.
- **Primär sklerosierende Cholangitis:** Cholangitis mit obstruktiver Fibrose der intra- und extrahepatischen Gallengänge, häufig assoziiert mit Colitis ulcerosa, Männer sind häufiger betroffen als Frauen.

Frage: Wie lässt sich die Leberzirrhose morphologisch einteilen?

Antwort: Makroskopisch lassen sich je nach Größe der nodulären Veränderungen 3 Formen unterscheiden:

Einteilung	Morphologie
mikronoduläre Zirrhose	relativ regelmäßige Knoten, schmale Bindegewebssepten Durchmesser < 5 mm v.a. metabolisch, biliär, alkoholbedingt
makronoduläre Zirrhose	unregelmäßige Knoten, breite irreguläre Bindegewebssepten Durchmesser 5 mm bis 3 cm; v. a. bei Virushepatitis
gemischtknotige Zirrhose	wechselnde Knotengröße

Tab. 10.3: Morphologische Einteilung der Leberzirrhose

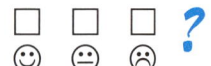

Frage: Welche **Funktionsstörungen** bzw. **Komplikationen** ergeben sich aus dem zirrhotischen Umbau der Leber?

Antwort: Die Komplikationen der Leberzirrhose ergeben sich zum einen aus der verminderten Leberparenchymleistung und zum anderen aus der Störung des portalen Blutkreislaufs.

Es kommt zu einer verminderter Bilirubinausscheidung mit **Ikterus**, zu einer verminderter Proteinsynthese (**Hypalbuminämie**, Blutgerinnungsstörungen etc.) und **endokrinen Störungen** (z.B. Gynäkomastie, Bauchglatze).

Durch die Behinderung des intrahepatischen Blutabflusses kann sich eine **portale Hypertonie** mit Bildung von Umgehungskreisläufen (v.a. Ösophagusvarizen) und **Aszites** entwickeln.

Im weiteren Verlauf können ein **hepatorenales Syndrom**, eine **hepatische Enzephalopathie** bis hin zum **Leberausfallkoma** folgen. Schließlich kann sich auf dem Boden einer Leberzirrhose ein **hepatozelluläres Karzinom** entwickeln.

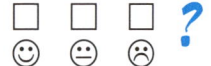

Frage: Stichwort **hepatozelluläres Karzinom**. Was fällt Ihnen dazu ein?

✚ Erhöhtes AFP auch bei Keimzelltumoren (Hoden, Ovar) und bei Schwangeren.

Antwort: Das hepatozelluläre Karzinom (HCC) ist ein maligner Tumor der Leber, der von den Hepatozyten ausgeht. Es zählt weltweit zu den häufigsten Karzinomen und hat eine hohe Inzidenz in **südostasiatischen** und **afrikanischen Ländern**, in Europa und Nordamerika kommt es eher selten vor. **Männer** zwischen dem 50. und 60. Lj. sind häufiger betroffen als Frauen. Das HCC bildet sich meist in einer zirrhotisch umgebauten Leber. Hauptrisikofaktoren für die Entstehung eines HCCs sind v. a. in Asien und Afrika Infektionen mit **Hepatitis B** und **C**, in Europa und Nordamerika vorwiegend ein **chronischer Alkoholkonsum**. Weitere ätiologische Faktoren sind:
- Mykotoxine: z.B. **Aflatoxine** (Pilzgift des Aspergillus flavus in Weizen, Nüssen, Reis)
- Stoffwechselerkrankungen: z.B. **Hämochromatose, α_1-Antitrypsinmangel**
- Verschiedene chemische Substanzen: Androgene, Kontrazeptiva, Arsen, Röntgenkontrastmittel (Thorotrast)

Makroskopisch zeigt das HCC ein **großknotiges**, **multizentrisches** oder **diffuses** Wachstumsmuster. Die Metastasierung erfolgt **hämatogen** in Lunge, Skelett und Nebennieren und **lymphogen** in regionale Lymphknoten.

Die **Symptome** sind eher **unspezifisch** wie Schmerzen im rechten Oberbauch, Gewichtsverlust und Abgeschlagenheit und deuten auf ein bereits fortgeschrittenes Stadium hin.

Große Bedeutung hat bei der Diagnostik neben den bildgebenden Verfahren wie Sonographie und CT die Bestimmung des Tumormarkers α-**Fetoprotein** (AFP), der bei den überwiegenden Fällen (90 %) erhöht ist. Eine Therapie mit kurativer Zielsetzung durch Leberteilresektion oder Lebertransplantation ist nur bei wenigen Patienten möglich. Daher ist die **Prognose** insgesamt sehr **schlecht**.

Frage: Welche Differentialdiagnosen fallen Ihnen neben dem hepatozellulären Karzinom zu einem raumfordernden Prozess in der Leber ein?

Antwort: Raumfordernde Prozesse in der Leber können folgende Ursachen haben:

maligne Tumoren	• **primär:** Hepatozelluläres Karzinom, intrahepatisches Cholangiokarzinom, Zystadenokarzinom der Gallengänge, Hepatoblastom (Kinder), Angiosarkom, fibrolamelläres Karzinom • **sekundär:** Lebermetastasen
benigne Tumoren	• Leberhämangiom • Leberzelladenom • Fokale noduläre Hyperplasie (FNH)
zystische Veränderungen	• Leberabszess: pyogen, Amöbenabszess • Leberzysten: angeboren, erworben (z.B. Echinokokkose) • Leberhämatom

Tab. 10.4: Differentialdiagnose raumfordernder Prozesse in der Leber

Frage: Auf dem Foto (☞ Foto 13) sehen Sie einen raumfordernden Prozess der Leber. Welche Diagnose stellen Sie?

Antwort: Auf der linken Seite der Abbildung befindet sich normales Leberparenchym, auf der rechte Seite erkennt man große, mit Endothelzellen ausgekleidete Hohlräume, die dicht mit Erythrozyten ausgefüllt sind. Die Kavernen sind voneinander und gegenüber der normalen Leberarchitektur durch Bindegewebszüge getrennt. Es handelt sich um ein kavernöses Leberhämangiom, den häufigsten benignen Lebertumor. Das Leberhämangiom liegt meist solitär und ist häufig ein symptomloser Zufallsbefund im Rahmen einer Oberbauchsonographie, einer Operation oder auch einer Autopsie. Bei oberflächlicher Lage kann der Tumor leicht rupturieren und bluten.

✚ „Krebsnabel": Einziehung auf der Oberflächen von knotigen Lebermetastasen infolge zentraler Nekrosen.

Frage: Welche Tumoren zählen zu den häufigsten malignen Lebertumoren?

Antwort: Die häufigsten malignen Lebertumoren sind **Lebermetastasen**. Die Primärtumoren liegen meist im Einzugsgebiet der V. portae und sind daher vorwiegend **Karzinome des GIT** (z.B. Kolon-/Rektum-Karzinom). Weniger häufig metastasieren Bronchial-, Mamma- und Uteruskarzinome in die Leber. Auch maligne Systemerkrankungen wie Leukämien oder maligne Lymphome können die Leber befallen.

!

Merke: lym**p**hatische Leukämie → Infiltration der **P**ortalfelder
myeloische Leukämie → diffuse Infiltration

10.2 Extrahepatische Gallenwege und Gallenblase

Frage: Erklären Sie den Begriff **Stippchengallenblase**.

Antwort: Bei der Stippchengallenblase bzw. **Cholesteatose** handelt es sich um Cholesterinablagerungen in Makrophagen (Schaumzellen), die als punktförmige gelbliche Punkte oder netzförmig-konfluierende Stippchen auf dem Hintergrund einer rötlichen Gallenblasenschleimhaut erscheinen. Diese Veränderung ist zurückzuführen auf einen **erhöhten Cholesteringehalt der Blasengalle** oder eine intravesikale **Gallenstauung**. Die Stippchengallenblase ist ein häufiger und harmloser Befund ohne Krankheitswert.

tipp Originalfrage! Zur Auflockerung der Prüfsituation greifen Prüfer manchmal zu eher unkonventionellen Fragestellungen.

Frage: Was hat die Gallenblase mit Weihnachten zu tun?

Antwort: Ich nehme an, Sie spielen auf die Aufnahme fetthaltiger Speisen an den Weihnachtsfeiertagen in Verbindung mit einem Gallensteinleiden an. **Cholelithiasis** kann eine postprandiale Unverträglichkeit fetthaltiger Nahrung bewirken und mit Schmerzen im rechten oberen Quadranten einhergehen.

Frage: Welche **Gallensteinarten** kennen Sie? Beschreiben Sie kurz Ursachen und Folgen der Gallensteinbildung.

Antwort: Je nach chemischer Zusammensetzung der Steine unterscheidet man **Cholesterinsteine** (meist solitär), **Pigmentsteine** (meist multipel) und **gemischte Steine** (am häufigsten). Sie entstehen durch ein Missverhältnis zwischen den Bestandteilen der Gallenflüssigkeit: Cholesterin, Phospholipide, Gallensäuren, Bilirubin, Proteine.

Faktoren, die cholesterinhaltige Steine begünstigen, sind das weibliches Geschlecht, Übergewicht, höheres Alter (> 40 J.), falsche Ernährung und eine positive Familienanamnese.
Pigmentgallensteine findet man bei vermehrtem Anfall von Bilirubin z.B. im Rahmen einer chronischen Hämolyse.
Die meisten Gallensteinträger haben keine Beschwerden. Symptomatische Gallensteine machen sich in erster Linie durch Gallenkoliken und unspezifische Oberbauchbeschwerden bemerkbar. Die häufigsten Komplikationen sind der Verschluss des Ductus cysticus mit nachfolgendem **Gallenblasenhydrops** oder **-empyem** oder der Verschluss des Ductus choledochus mit mechanischer **Cholestase** und **Ikterus**. Weitere Komplikationen sind eine **akute** oder **chronische Cholezystitis** (Porzellangallenblase), eine **Cholangitis** oder eine **Gallenblasenperforation** mit **Gallensteinileus**.

+ Mirizzi-Syndrom: Gallenblasenhalsstein komprimiert den benachbarten Ductus hepaticus → Verschlussikterus

Merke: Ätiologie der Cholelithiasis→ **6-F**-Regel: **f**emale, **f**air (hellhäutig), **f**at, **f**ourty, **f**ertile, **f**amily!

!

Frage: Nennen Sie die **bösartigen Tumoren** der extrahepatischen Gallenwege.

Antwort: Zu den bösartigen Tumoren des extrahepatischen Gallenwegsystems zählen das Gallenblasenkarzinom, das Gallengangskarzinom und das Papillenkarzinom:
- **Gallenblasenkarzinom:** In den meisten Fällen liegt histologisch ein Adenokarzinom vor. Es handelt sich um einen seltenen Tumor, der häufig bei Frauen und jenseits des 70. Lj. auftritt. Prädisponierende Faktoren sind Gallensteine und eine chronisch-rezidivierende Cholezystitis. Die klinischen Symptome sind eher unspezifisch und die Prognose demzufolge sehr schlecht.
- **Gallengangskarzinom:** Es handelt sich ebenfalls um einen seltenen Tumor, wobei Männer häufiger betroffen sind als Frauen. Es besteht eine Assoziation mit Colitis ulcerosa und Leberegelbefall. Tumoren im Bereich der Hepatikusgabel, d.h. im Bereich des Zusammenflusses des rechten und linken Ductus hepaticus, werden **Klatskin-Tu-**

moren genannt. Klinisch besteht häufig ein schmerzloser Ikterus mit tastbarer, vergrößerter Gallenblase, das so genannte **Courvoisier-Zeichen**. Auch hier ist die Prognose sehr schlecht.

• **Papillenkarzinom:** Es kann von der Papille, vom Pankreaskopf, vom Duodenum oder vom Ductus choledochus ausgehen. Die Prognose ist insgesamt besser als bei den anderen Gallenwegskarzinomen, doch kommt es hier häufiger zu Blutungen, Cholangitis oder Pankreatis.

10.3   Pankreas

□ □ □ **?**
☺ ☹ ☹

Frage: Nennen Sie die wichtigsten ätiologischen Faktoren einer **akuten Pankreatitis**. Welche Pathogenese liegt dieser Erkrankung zu Grunde?

✚ Das Schlüsselenzym mit einer Aktivierung weiterer Enzyme ist das **Trypsin** (Hauptenzym der Eiweißverdauung).

Antwort: Die häufigsten Ursachen einer akuten Pankreatitis sind **Gallenwegserkrankungen** (z.B. Choledochussteine, Papillenstenose) und **chronischer Alkoholabusus**. Seltenere Ursachen sind Medikamente (z.B. Diuretika, Kortikoide), Operationen, Traumen oder Virusinfektionen (z.B. Mumps). Das pathogenetische Prinzip ist eine **Autodigestion** des Pankreasparenchyms mit einer begleitenden entzündlichen Reaktion. Die Selbstverdauung kommt dadurch zustande, dass die vom exokrinen Pankreas gebildeten Vorstufen proteolytischer Enzyme bereits im Pankreas aktiviert werden. In Abhängigkeit vom Schweregrad unterscheidet man 2 Verlaufsformen:

• **Milde interstitiell-ödematöse Form:** graue und ödematöse Organschwellung, peripankreatische Fettgewebsnekrosen, interstitielles Ödem, i.d.R. keine Parenchymnekrosen.

• **Schwere hämorrhagisch-nekrotisierende Form:** zusätzlich Nekrosen des Pankreasparenchyms und der Pankreasgefäße (→ hämorrhagisch-nekrotisierende Entzündung), Kalkspritzernekrosen durch Reaktion von Kalziumsalzen mit freien Fettsäuren, Bildung von Pseudozysten oder Abszessen.

□ □ □ **?**
☺ ☹ ☹

Frage: Welche **Komplikation** können sich im Verlauf einer schweren akuten Pankreatitis ergeben?

Antwort: Die gefürchteten und oft schwerwiegenden **Komplikationen** einer akuten Pankreatitis ergeben sich aus dem Ausmaß der Nekrosen und durch das freigesetzte Kallikrein:

• Kreislaufschock
• akutes Lungen- und Nierenversagen
• Verbrauchskoagulopathie
• Pankreaspseudozysten, Abszessbildung und Sepsis

- Ausdehnung der Nekrosen auf die Umgebung (z.B. Colon transversum)
- intestinale Blutungen

Frage: Wie sieht das Erkrankungsbild der **chronischen Pankreatitis** im Vergleich zur akuten Pankreatitis aus?

Antwort: Die ätiologischen Faktoren der chronischen Pankreatitis sind der akuten Entzündungsform sehr ähnlich, nur steht hier der **chronische Alkoholabusus** an erster Stelle. Die chronische Pankreatitis verläuft im Vergleich zur akuten sehr schleichend. Meist sind kleinere Anteile des Pankreasparenchyms betroffen und im Vordergrund stehen hier **fibrosierende Parenchymveränderungen**.

Frage: Was wissen Sie über **Pankreastumoren**. Welche gibt es und wie kann man sie einteilen?

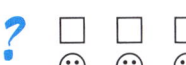

Antwort: Pankreastumoren kann man unterteilen in exokrine und endokrine Tumoren:

Exokrine Pankreastumoren	
benigne	**Adenome:** • seröses und muzinöses Zystadenom • intraduktales papilläres muzinöses Adenom
maligne	**Adenokarzinome:** • duktales Adenokarzinom • Azinuszell- oder Zystadenokarzinom (selten)
Endokrine Pankreastumoren	
• **Insulinom** (häufigster): meist gutartig, solitär, Insulinproduktion → Hypoglykämiesyndrom • **Gastrinom** (zweithäufigster): meist maligne, Gastrinbildung → Zollinger-Ellison-Syndrom (Magenhyperazidität, rez. Ulzera in Magen und Duodenum) • **VIPom** (selten): meist maligne, **v**asoaktive **i**ntestinale **P**eptide produzierender Tumor, Verner-Morrison-Syndrom, → „**WDHA-Syndrom**": wässrige Diarrhö, **H**ypokaliämie u. **A**chlorhydrie • **Glukagonom** (selten): meist maligne, Glukagonbildung → Diabetes mellitus, nekrolytische Dermatitis	

Tab. 10.5: Einteilung der Pankreastumoren

✚ Genmutation beim Pankreaskarzinom: Aktivierung des Onkogens K-ras, Inaktivierung des Tumorsuppressorgens p53.

✚ Es wird vermutet, dass der Nikotinabusus der wichtigste Risikofaktor bei der Entstehung eines Pankreaskarzinoms ist und dass ca. 30 % der Karzinome darauf zurückzuführen sind.

Frage: Gehen Sie näher auf das **Pankreaskarzinom** ein.

Antwort: Beim Pankreaskarzinom handelt es sich in den überwiegenden Fällen um ein **duktales Adenokarzinom** mit Ausgang von den Pankreasgängen. Es ist meist im **Pankreaskopf** lokalisiert. Die Ätiologie ist derzeit unbekannt, es werden aber Risikofaktoren wie Nikotinabusus, fett- und fleischreiche Ernährung, Diabetes mellitus und chronische Pankreatitis diskutiert. Die **Metastasierung** erfolgt früh lymphogen in die regionalen Lymphknoten und hämatogen in Leber und Lunge. Die Diagnosestellung erfolgt meist im fortgeschrittenen Stadium, da typische Frühsymptome fehlen. Die **Symptomatik** ist relativ unspezifisch und ähnelt einer chronischen Pankreatitis. Es treten z.B. unspezifische Oberbauchbeschwerden, Appetitlosigkeit, Gewichtsverlust und ein schmerzloser Ikterus auf. Die Prognose ist daher auch sehr schlecht.

Frage: Welche **Tumormarker** sind typisch für das Pankreaskarzinom und mit welchem Ziel werden sie bestimmt?

Antwort: Bei den Tumormarkern des Pankreaskarzinoms steht an erster Stelle das **CA 19-9**. Es eignet sich nicht als Screening-Parameter, da es im Frühstadium nicht erhöht ist und sich darüber hinaus auch bei anderen gastrointestinalen Tumoren findet. Vielmehr ist das CA 19-9 ein wichtiger **Verlaufsparameter** für das Ansprechen der Therapie und der Prognose der Patienten. An zweiter Stelle steht die Bestimmung des Tumormarkers **CEA**.

Frage: Beschreiben Sie allgemein die Merkmale der **endokrinen Pankreastumoren**. Welche **Malignitätskriterien** sind für diese Tumoren ausschlaggebend?

✚ Nachweis hormonell aktiver Tumoren durch immunhistochemische Techniken.

Antwort: Neben den **hormonell aktiven** endokrinen Pankreastumoren, gibt es auch so genannte nicht funktionelle Tumoren, die **keine hormonelle Aktivität** aufweisen. Die Symptomatik der hormonell aktiven Tumoren ergibt sich aus dem jeweils sezernierten Hormon (s. Tab. 10.5). Makroskopisch erscheinen die endokrinen Pankreastumoren meist als **solitärer**, **runder Tumor** im Pankreasparenchym. Histologisch finden sich **monomorphe**, **hochdifferenzierte Tumorzellen**, die solide, trabekulär oder pseudoglandulär angeordnet sind. Intrazellulär findet man meist ein feingranuläres Zytoplasma.

Zur Bestimmung der Malignität werden weniger die histologischen Merkmale herangezogen, da sie unzuverlässig sind. Als **sichere Malignitätskriterien** gelten der Nachweis von **Metastasen** oder **infiltratives Wachstum** in Nachbarorgane.

11 Niere und ableitende Harnwege

11.1 Niere

Frage: Nennen Sie einige Ursachen für das **akute Nierenversagen!** ?

Antwort: Das akute Nierenversagen (ANV) ist charakterisiert durch einen raschen, prinzipiell aber reversiblen Ausfall der Nierenfunktion. Sie kann ohne (**polyurisches** ANV) oder mit (**oligoanurisches** ANV) Beeinträchtigung der Filtrationsleitung einhergehen. Je nach Schädigungsursache unterscheidet man folgende Formen:

- **Prärenale Form:** Sie tritt auf bei akuter renaler Hypoperfusion, z.B. beim kardiogenen oder hypovolämischen Schock, bei Sepsis oder renaler Vasokonstriktion. Hier kommt es zu einer Durchblutungs- und Filtrationsabnahme, ohne dass primär die Tubulusfunktion gestört ist.
- **Renale Form:** Hier sind primär die Tubulusepithelien geschädigt: dies wird zum einen durch Nephrotoxine, wie z.B. bestimmte Medikamente oder Röntgenkontrastmittel verursacht. Zum anderen führen auch bestimmte, rasch progredient verlaufende Glomerulonephritiden oder interstitielle Nephritiden zu Schäden des Tubulusapparates.
- **Postrenale Form:** bei akuten oder chronischen Harnwegsobstruktionen v.a. durch Harnsteine oder Tumoren.

Frage: Kennen Sie den Begriff des **Crush-Syndroms?** ?

Antwort: Bei schweren Verbrennungen oder Gewebs- bzw. Muskelquetschungen werden die Tubulusepithelien durch das fulminante Anschwemmen von Zerfallsprodukten der Rhabdomyolyse geschädigt. Da derartige schwere Verletzungen oft mit massiven Blutverlusten einhergehen, führt die Kombination aus prärenaler Hypovolämie und intarenaler Tubulusschädigung zu einer akuten, oft lebensbedrohlichen Niereninsuffizienz. Diese wird zudem häufig von Lebernekrosen begleitet wird, die durch ähnlichen Mechanismen verursacht werden.

☐ ☐ ☐ **?**
☺ ☻ ☹

Frage: Welche Krankheiten verursachen eine **chronische Niereninsuffizienz?**

Antwort: Bei der chronischen Niereninsuffizienz führt der progrediente Verlust leistungsfähigen Nierenparenchyms zum irreversiblen Ausfall der Nierenfunktion. Die Krankheit läuft in mehreren Stadien ab: In frühen Stadien (Stadium der vollständigen Kompensation bzw. Stadium der kompensierten Retention) verläuft die Krankheit zunächst klinisch unauffällig. Mit der Zeit (Stadium der dekompensierten Retention) treten zunehmend urämische Symptome auf, die noch klinisch-konservativ behandelbar sind. Im terminalen Stadium der chronischen Niereninsuffizienz ist die Urämie nicht mehr beherrschbar, sodass der Patient dialyse- bzw. transplantationspflichtig wird. Ätiologisch kommen für eine chronische Niereninsuffizienz **Glomerulonephritiden**, **Pyelonephritiden**, **Zystennieren** und **diabetisch-vaskuläre Nierenerkrankungen** in Frage. Die häufigste Ursache der terminalen Niereninsuffizienz stellen die Glomerulonephritiden dar.

☐ ☐ ☐ **?**
☺ ☻ ☹

Frage: Welche Veränderungen können Sie bei einem Patienten mit manifester **Urämie** feststellen?

Antwort: Durch den Verlust der Nierenfunktion können Wasser, Elektrolyte und harnpflichtige Substanzen, wie Harnstoff, Kreatinin, Harnsäure und andere toxische Substanzen, sog. „Urämiegifte", nicht ausgeschieden werden. Dies ist für vielfältige pathomorphologische und pathophysiologische Phänomene verantwortlich:

- **Coma uraemicum** aufgrund eines Hirnödems
- **metabolische Azidose** durch Elektrolytverschiebungen
- **Herzrhythmusstörungen** durch Elektrolytverschiebungen
- **fibrinöse Pleuritis und Perikarditis**
- **„urämische Wasserlunge"** durch toxischen Alveolarschaden
- hämorrhagische Diathese durch die toxische Wirkung der Urämiegifte

Die verminderten Bildung von Erytropoetin und die urämiebedingte Hämolyse führen zur **renalen Anämie**. Man beobachtet im Rahmen einer chronischen Niereninsuffizienz einen **sekundäre Hyperparathyreoidismus** durch vermehrten Calciumverlust, vermehrte Phospatretention und verminderte Umwandlung von 25-Hydroxycholecalciferol zu 1,25 Dihydroxycholecalciferol. Im distalen Tubulus führt dies zur **renalen Osteopathie** mit charakteristischen Knochenveränderungen.

☐ ☐ ☐ **?**
☺ ☻ ☹

Frage: Sie erwähnten vorhin das Krankheitsbild der **Glomerulonephritis**. Definieren Sie den Begriff der Glomerulonephritis und geben Sie einige Einteilungsmöglichkeiten der Glomerulonephritiden an.

Antwort: Die Glomerulonephritiden sind **immunologisch** bedingte beidseitige entzündliche Nierenerkrankungen, die sich primär an den **Glomerula** abspielen. Sie unterscheiden sich zum einen durch ihr klinisches Erscheinungsbild, zum anderen durch die Antigene, die die Entzündung hervorrufen, und die immunologischen Abläufe, die dabei auftreten. Die Schädigung der Glomerula führt zu einer Permeabilitätssteigerung der glomerulären Filtrationsmembran für Proteine, wodurch es zu einer **Proteinurie** kommt, bei stärkeren Schädigungen auch zu einer Erythrozyturie. Vom klinischen Verlauf unterscheidet man Glomerulonephritiden **mit nephrotischem Syndrom**, Glomerulonephritiden **mit nephritischen Syndrom**, sowie Glomerulonephritiden **mit rapid-progressivem Verlauf**. Da das klinische Bild häufig variabel ist, lässt sich oftmals eine eindeutige Diagnose erst durch eine Nierenbiopsie stellen: Bereits lichtmikroskopisch lassen sich bei der Mehrzahl der Glomerulonephritiden charakteristische Veränderungen nachweisen. In einigen Fällen sind die typischen Befunde jedoch erst elektronenmikroskopisch nachzuweisen. Histologisch können die Glomerulonephritiden in **diffuse**, **segmentale** bzw. **fokale** und **minimale Glomerulonephritiden** eingeteilt werden.

Frage: Können Sie einige der wichtigsten **diffusen Glomerulonephritiden** benennen und gegeneinander abgrenzen?

Antwort: Ein Beispiel für eine diffuse Glomerulonephritis wäre die **diffuse endokapilläre**, auch **endotheliomesangiale Glomerulonephritis**, die oft **postinfektiös**, v.a. nach Infektionen mit β-hämolysierenden Streptokokken auftritt. Hier lagern sich die zirkulierenden Immunkomplexe an der Außenseite der Basalmembran an, wodurch es zu einer komplementvermittelten reaktiv-entzündlichen Proliferation von Endothel- und Mesangiumzellen kommt. Klinisch tritt ein akutes **nephritisches Syndrom** auf, d.h. Hämaturie, Proteinurie, Hypertonie und Ödeme. Betroffen sind überwiegend Kinder, die Prognose ist gut.

Die diffuse extrakapilläre (rapid progressive) Glomerulonephritis ist entweder eine Immunkomplexnephritis oder eine Anti-Basalmembran-Glomerulonephritis im Rahmen von Systemerkrankungen wie dem Goodpasture-Syndrom, oder der Wegener'schen Granulomatose. Hier proliferieren die Epithelzellen der Bowman-Kapsel halbmondförmig an der Außenseite des Glomerulum und komprimieren es, wodurch es zu einem raschen Verlust der glomerulären Funktion kommt. Klinisch imponiert eine rasche Verschlechterung der Nierenfunktion bis hin zur terminalen Niereninsuffizienz.

Als letztes Beispiel einer diffusen Glomerulonephritis sei noch die **IgA-Nephritis (Morbus Berger)** als weltweit häufigste Form der Glomerulonephritis genannt. Die Ätiologie und Pathogenese sind hier noch unklar. Die IgA-Nephritis ist durch Ablagerungen von IgA-Komplexen vor allem im Mesangium gekennzeichnet und kann histologisch verschiedene Formen („minimal-change", fokal oder mesangioproliferativ) zeigen. Sie betrifft häufig jüngere, männliche Patienten mit chronischen Entzündungen IgA-haltiger Mucosaoberflächen, wie chronische Bronchitis, Morbus Crohn etc. Die Prognose richtet sich nach den morphologischen Veränderungen und Schädigungen der Glomerula.

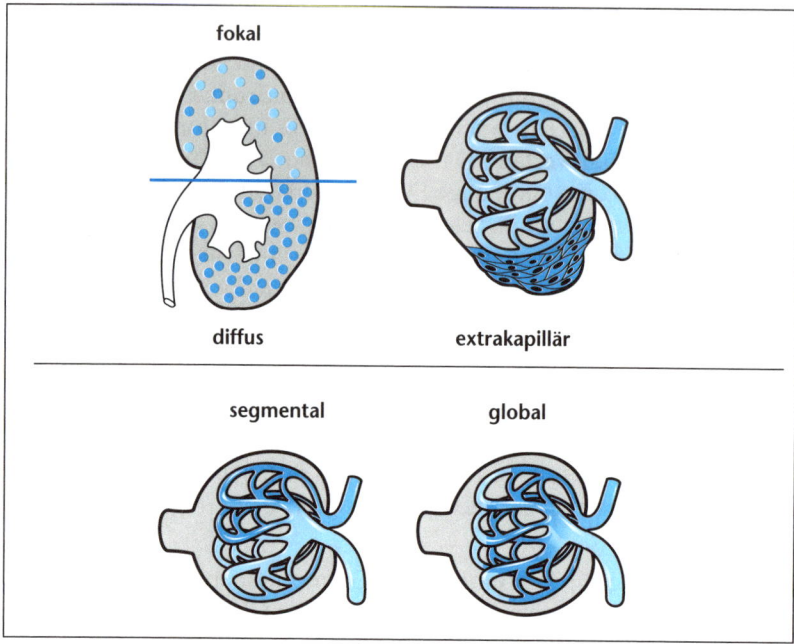

Abb. 11.1:   Verteilungsmuster der Glomerulonephritiden, [3]

morphologischer Typ	Glomerulumveränderung	klinischer Verlauf
Diffuse Glomerulonephritiden		
diffuse endokapilläre G.	Endothel- und Mesangium-proliferation	nephritisches Syndrom
diffuse extrakapilläre G.	extrakapilläre Proliferation (Halbmonde)	rapid-progressiv
diffuse membra-nöse G.	Basalmembranverdickung	nephrotisches Syndrom
diffuse mesangio-proliferative G.	Mesangium- und Endothel-proliferation	nephritisches Syndrom
diffuse membrano-proliferative G.	Basalmembranverdickung und Mesangiumproliferation	nephrotisches Syndrom

morphologischer Typ	Glomerulumveränderung	klinischer Verlauf
Fokale/segmentale Glomerulonephritiden		
fokal sklerosierende G.	einzelne Glomerula oder Schlingen	je nach Grundkrankheit
minimale G.	minimale Mesangiumproliferation	nephrotisches Syndrom

Tab. 11.1: Einteilung der Glomerulonephritiden

> **Merke:** **Nephrotisches Syndrom:** Proteinurie, Hypoproteinämie, hypalbuminämische Ödeme, Hyperlipoproteinämie.
> **Nephritisches Syndrom:** Hämaturie, Proteinurie, Hypertonie, Ödeme.

Frage: Welche **vaskulär bedingten Veränderungen** der Niere kennen Sie?

Antwort: Im Rahmen einer allgemeinen Arteriosklerose ist auch die Niere betroffen. Wenn die wesentlichen arteriosklerotischen Veränderungen am Hauptstamm der Nierenarterie zu finden sind, resultiert daraus eine zentrale Schädigung mit Minderdurchblutung der gesamten Niere, wodurch schließlich eine so genannte **zentralarterielle Schrumpfniere** entsteht.

Wenn aber die peripheren intrarenalen Äste betroffen sind, kommt es bei fortgeschrittenem Gefäßleiden zu anämischen Infarkten oder Subinfarkten nach hochgradigen Stenosen oder kompletten Gefäßverschlüssen. Daraus resultiert eine Parenchymnarbe, die zu einer umschriebenen **narbigen Einziehung** an der Nierenoberfläche führt.

Eine Sklerose der kleinen Nierenarterien bzw. der Nierenarteriolen (Arterio-Arteriolosklerose) findet man häufig bei einer nicht malignen Hypertonie. Hier zeigen sich gut durchblutete und schlechter durchblutete (sklerosierte und geschrumpfte) Parenchymanteile dicht nebeneinander. Dadurch entsteht eine feingranulierte Oberfläche der Niere, die man auch als **„rote Granularatrophie"** bezeichnet. Diese Nierenerkrankung ist jedoch prognostisch günstig und führt selten zu einer terminalen Niereninsuffizienz.

Im Rahmen einer malignen Hypertonie kann es jedoch zu fibrinoiden Wandnekrosen der Nierenarteriolen und Kapillarschlingen der Glomerula kommen. Dies wird als **Arteriolonekrose** bezeichnet und hat eine schlechtere Prognose. Häufig treten hier zudem auch Urämieerscheinungen auf.

Als Beispiel für eine Nierenbeteiligung bei einer systemischen Gefäßerkrankung sei die **Panarteriitis nodosa** genannt. Sie zeigt in 90 % der Fälle einen Nierenbefall mit fibrinoiden Gefäßwandnekrosen. Morphologisch zeigen sich multiple Infarkte, Infarktnarben und dazwischen liegendes hypertrophes Nierenparenchym.

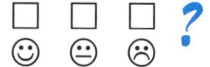

Frage: Welche Veränderungen an der Niere können Sie bei einem Patienten mit langjährigem **Diabetes mellitus** beobachten?

Antwort: Sie sprechen das Krankheitsbild der **diabetischen nodulären Glomerulosklerose**, bzw. das **Kimmerstiel-Wilson-Syndrom** an: die hier beobachteten Veränderungen spielen sich hauptsächlich an den Glomerula ab. Allerdings treten zusätzlich auch tubuläre, vaskuläre und interstitielle Schädigungen auf. Im Vordergrund steht eine **Verbreiterung der Basalmembranen**. Sie resultiert aus einem gesteigerten Anbau und einem verminderten Abbau von zuckerhaltigen Basalmembrankollagenen. Die Folge ist eine Beeinträchtigung der glomerulären Permeabilität. Makroskopisch sind die Nieren leicht vergrößert, häufig mit feinhöckeriger Oberfläche. Histologisch erkennt man homogen verbreiterte Basalmembranen der Glomerula mit diffuser, teils auch nodulärer Ablagerung von PAS-positivem Material im Mesangium. Die Hilusgefäße sind im Sinne einer Arteriolosklerose verändert. Zudem kann es in den Tubulusepithelien zu einer vermehrten Glykogenspeicherung kommen, sodass die Tubulushauptstückepithelien ein pflanzenzellenartiges Aussehen bekommen. Kompliziert kann das Krankheitsbild durch rezidivierende Pyelonephritiden werden. Sehr häufig beobachtet man allerdings ein Mischbild zwischen diabetischer und vaskulärer Nephropathie.

Fallbeispiel: Eine junge Frau stellt sich mit plötzlich aufgetretenem, hohen Fieber und einseitigen Flankenschmerzen vor. An welche Erkrankung denken Sie?

Antwort: Die Patientin zeigt typische Symptome einer **akuten Pyelonephritis**, eine ein- oder doppelseitige bakteriell, destruierend-abszedierende Entzündung des Niereninterstitiums mit Einbeziehung der Nierentubuli, sowie des Nierenbeckens.

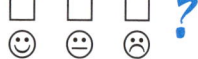

Frage: Wie entsteht eine **akute Pyelonephritis** und welche Veränderungen findet man an der betroffenen Niere?

Antwort: Die **Erreger** einer akuten Pyelonephritis bzw. interstitiellen Nephritis sind vor allem uropathogene E. coli, Klebsiellen und Proteus. **Stoffwechselkrankheiten** mit erhöhter Infektanfälligkeit wie Diabetes mellitus, Gicht, Oxalose oder Hyperkalzämie sind wegen der Vorschädigung des Nierenparenchyms begünstigende Faktoren. Ferner treten akute Pyelonephritiden häufig bei Patienten mit **Harnabflussstörungen** jeder Art auf, z.B. bei Harnsteinen, Harnwegstumoren, bei einer Prostatahyperplasie oder auch während der Schwangerschaft.

Die Bakterien gelangen überwiegend kanalikulär-aszendierend aus den unteren Harnwegen über den Harnleiter und das Nierenbecken in die Nieren. Weniger häufig ist der hämatogene Weg der Bakterien, z.B. im Rahmen einer Septikopyämie.

Makroskopisch sieht man bei der akuten Pyelonephritis vergrößerte, geschwollene Nieren, auf der Schnittfläche Eiterstraßen, Gewebseinschmelzungen und Abszesse.

Frage: Eine akute Pyelonephritis kann man ja gut mit Antibiotika behandeln. Womit muss man denn bei einer nicht behandelten Pyelonephritis rechnen?

Antwort: Die große Gefahr einer nicht behandelten akuten Pyelonephritis ist die Entstehung einer **Urosepsis** bei einem Übertritt der Erreger in die Blutbahn. Zudem ist bei nicht vollständiger Ausheilung eine Chronifizierung möglich, die letztlich in die **chronische Niereninsuffizienz** führt.

Frage: Kennen Sie auch **abakterielle interstitielle Nephritiden?**

Antwort: Akute abakterielle interstitielle Nephritiden sind selten. Häufig handelt se sich hierbei um allergische Reaktionen v.a. auf Arzneimittel. Über die akute Entzündung der Niere mit Ödem und ischämischer Schädigung der proximalen Tubuli kann es zum akuten Nierenversagen kommen. Bei der chronischen abakteriellen interstitiellen Nephritis handelt es sich um eine chronische Entzündung mit Fibrose. Dieses Bild wird z.B. bei der Uratnephropathie, beim Plasmozytom und bei langjährigem Phenacetinabusus beobachtet.

Frage: Was erkennen Sie auf diesem Bild? (☞ Foto 14).

Antwort: Man sieht eine Niere mit einem Tumor, der einen großen Teil des Nierenparenchyms einnimmt. Der Tumor zeigt eine bunte Schnittfläche mit größeren gelben Arealen, daneben auch Einblutungen, Nekrosen und zystische Veränderungen. Vom makroskopischen Aspekt handelt es sich am ehesten um ein klarzelliges Nierenzellkarzinom. Die gelbe Eigenfarbe des Tumors entsteht durch den hohen Lipidgehalt seiner Tumorzellen. In der Histologie würde ich hier zudem das typische pflanzenzellenartige Aussehen der Tumorzellen erwarten, das ebenfalls

✚ Die inzwischen veraltete Bezeichnung „Hypernephrom" für das klarzellige Nierenzellkarzinom ist auf die Ähnlichkeit der Tumorzellen mit den Zellen der Nebenniere zurückzuführen.

auf den hohen Lipid- und Glykogengehalt der Tumorzellen zurückzuführen ist. Der klarzellige Typ macht mit ca. 75 % den häufigsten Typ des Nierenzellkarzinoms aus. Weitere epitheliale Nierentumoren sind das papilläre (chromophile) Nierenzellkarzinom, sowie das chromophobe Nierenzellkarzinom. Sind diese Tumoren klein (unter 1 cm), metastasieren sie praktisch nie, und werden als Nierenzelladenome bezeichnet.

Frage: Welche **Metastasierungswege** bevorzugt das Nierenzellkarzinom?

Antwort: Da das Nierenzellkarzinom dazu neigt, früh in Blutgefäße einzubrechen, ist es oft bereits metastasiert, bevor der Primärtumor diagnostiziert wurde. Der Tumor metastasiert bevorzugt hämatogen nach dem Kava-Typ in die **Lungen**, das **Skelettsystem** und die **Leber**. Ein weiteres Charakteristikum ist die **Spätmetastasierung**, die auch nach 20 Jahren noch auftreten kann. Eine lymphogene Metastasierung tritt insgesamt weniger auf, als die hämatogene.

Frage: Können Sie etwas über **Risikofaktoren** und die **Pathogenese** des Nierenzellkarzinoms erzählen?

tipp Mit einem solchen Schlusssatz fordert man den Prüfer geradezu heraus, weiter in die Tiefe der Molekulargenetik (Tumorsuppressorgene, vgl. Kap. 6) zu gehen. Wenn man sich hier sicher fühlt, kann man hier sicherlich glänzen, andernfalls kann es ganz schön unbequem werden.

Antwort: In Studien konnte ein Zusammenhang zwischen **Nikotinabusus** und dem Auftreten von Nierenzellkarzinomen festgestellt werden. Chemische „renale" Kanzerogene sind für den Menschen bislang nicht belegt. Das Nierenzellkarzinom tritt am häufigsten sporadisch auf, wird aber auch **familiär** beim von-Hippel-Lindau-Syndrom, bei Sichelzellanämie und bei polyzystischen Nierenerkrankungen beobachtet. Molekulargenetisch zeigt sich beim klarzelligen Nierenzellkarzinom ein partieller oder kompletter Verlust des Chromosoms 3, was den Ausfall eines bzw. mehrerer Tumorsuppressorgene zur Folge hat.

Frage: Ich zeige Ihnen noch ein Bild eines Nierentumors. Dieses Operationspräparat stammt von einem 3-jährigen Kind. Wie lautet Ihre Diagnose? (☞ Foto 15)

tipp Es ist sinnvoll, sich auch die Häufigkeiten der wichtigsten Tumorentitäten einzuprägen. Häufig ist häufig und selten ist selten, auch im klinischen Alltag!

Antwort: Man erkennt hier einen soliden, zum Teil knotig gebauten Tumor mit hellgrauer Schnittfläche, der einen Großteil der Niere einnimmt. Unter Berücksichtigung des Alters des Patienten denke ich hier am ehesten an ein Nephroblastom, auch Wilms-Tumor genannt. Histologisch würde ich unterschiedliche Gewebskomponenten erwarten, neben einer primitiven, nephroblastemischen Komponente auch epitheliale und stromale Bestandteile. Das Nephroblastom macht etwa 25 % der malignen kindlichen Tumoren aus. Er macht sich durch sein enormes Größenwachstum (bis zu 500 g schwer) bemerkbar, das Leitsymptom ist der große tastbare Tumor im Oberbauch. Bei früher adäquater chirurgischer Radio- und Chemotherapie werden 5-Jahres-Überlebensraten von über 90 % erreicht.

Frage: Sie haben vorhin die genetischen Veränderungen beim Nierenzellkarzinom erwähnt. Gibt es solche Veränderungen auch beim Nephroblastom?

Antwort: Es sind mittlerweile vier Tumorsuppressorgene bekannt, die mit der Entstehung des Nephroblastoms assoziiert sind: zwei davon (WT1 und WT2) liegen auf Chromosom 11, d.h. ein Allelverlust von Chromosom 11 kommt einem Verlust zweier wichtiger Suppressorgene gleich. Ein drittes Gen ist auf Chromosom 16, ein viertes auf Chromosom 17 lokalisiert.

11.2 Ableitende Harnwege

Frage: Nennen Sie mögliche Ursachen einer **Hydronephrose**.

Antwort: Als Hydronephrose bezeichnet man die sackartige Ausweitung des Nierenhohlsystems als Folge einer **Harnabflussbehinderung** mit daraus resultierendem Untergang von Nierengewebe. Als Ursachen kommen **mechanische Obstruktionen** innerhalb der Harnwege, z.B. bei Prostatahyperplasie oder bei Tumoren, Narben, Harnsteinen oder Fehlbildungen, oder auch außerhalb der Harnwege gelegene Veränderungen, wie z.B. Unterleibstumoren (bes. Zervix- oder Endometriumkarzinom) in Frage. Weniger häufig sind **neuromuskuläre Störungen**, z.B. bei Multipler Sklerose oder Tabes dorsalis. Auch im Rahmen der **Schwangerschaft** kann es – reversibel – zu hydronephrotischen Veränderungen kommen. Einer angeborenen Hydronephrose schließlich liegt eine angeborene Einengung am ureteropelvinen Übergang zugrunde.

Frage: Sie erwähnten Tumoren der ableitenden Harnwege. Welcher histologische Typ ist denn bei diesen Tumoren vorherrschend?

Antwort: Am häufigsten leiten sich die Tumoren der ableitenden Harnwege vom Urothel ab, und werden folglich als **Urothelkarzinome** bezeichnet. Sie zeigen entweder ein papilläres oder ein solide-invasives Wachstum. Urothelkarzinome treten im gesamten Verlauf der ableitenden Harnwege, am häufigsten jedoch nicht im Nierenbecken, sondern in der Harnblase auf.. Ein besonderes Kennzeichen ist das oft **multizentrische Auftreten**, weswegen bei einer Zystoskopie zur Tumorabklärung ein sog. Blasenmapping mit repräsentativen Entnahmen aus verschiedenen Regionen der Harnblase durchgeführt werden sollte. Neben den Urothelkarzinomen gibt es auch, wenngleich weniger häufig, auch Plattenepithelkarzinome und Adenokarzinome in den ableitenden Harnwege.

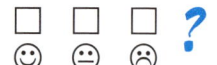

+ In Afrika und im Nahen Osten ist die urogenitale Bilharziose (Shistosoma haematobium) eine häufige Ursache für das Harnblasenkarzinom. Im Rahmen dieser Erkrankung treten schwere Urothelirritationen auf, die oft sogar mit maligner Entartung einhergehen.

Frage: Gibt es für die Entstehung dieser Tumoren **Risikofaktoren?**

Antwort: Für die Entstehung von Urothelkarzinomen, sind einige Risikofaktoren bzw. Kanzerogene belegt: Zum einen entstehen Urothelkarzinome bei Patienten mit chronischer Entzündung der ableitenden Harnwege in der Folge von regeneratorischen Epithelveränderungen, die auch mit Dysplasien einhergehen können. Zum anderen sind chemische Substanzen wie β-Naphtylamin (Anilinfarbstoffe) und Benzidin, sowie Phenacetin und Teerprodukte (Nikotinabusus) als Kanzerogene beschrieben. Auch Cyclophosphamid kann zur Entstehung eines Harnblasenkarzinoms führen.

12 Männliche Geschlechtsorgane

12.1 Prostata

Fallbeispiel: In Ihre Praxis kommt ein 65-jähriger Patient, der bei sonst völliger körperlicher Gesundheit über Miktionsbeschwerden und Harnverhalt klagt. Bei der rektalen Untersuchung tasten Sie eine deutlich vergrößerte Prostata. Woran denken Sie bei dem beschriebenen Befund?

Antwort: Bei einer vergrößert tastbaren Prostata mit den genannten Beschwerden denke ich in erster Linie an eine **benigne noduläre Prostatahyperplasie** oder an ein **Prostatakarzinom**.

tipp Kurze Fallbeispiele zu Beginn der Prüfung sind durchaus üblich im Fach Pathologie.

Als seltenere Ursachen kommen eine **chronische Entzündung** der Prostata, **Prostatazysten** oder eine **Prostatatuberkulose** in Frage.

Merke: Die Prostata tastet sich bei der Prostatahyperplasie elastisch, vergleichbar mit dem Daumenballen. Beim Prostatakarzinom tastet man einzelne verhärtete Knoten.

!

Frage: Sie erwähnten eben die **benigne Prostatahyperplasie** als Differentialdiagnose. Was kann ich mir genau darunter vorstellen?

?

Antwort: Bei der benignen Prostatahyperplasie steht eine **knotige Proliferation** von **Drüsen** und **Stroma** im Vordergrund. Die Zellvermehrung geht vorwiegend von den inneren Drüsenanteilen aus, die die Urethra umschließen. Dies ist auch der Grund für den erschwerten Harnabfluss.

✚ Interessanterweise kommen östrogenempfindliche Zellen vorwiegend in der Innendrüse vor, während die äußeren Anteile aus androgenabhängigen Zellen bestehen.

Frage: In welchem Alter tritt die benigne Prostatahyperplasie gehäuft auf und welche **Ursachen** kennen Sie?

Antwort: Ab dem **50. Lj.** kann man die benigne Prostatahyperplasie bei **40 %** der Männer finden, jenseits des **70. Lj.** bei bis zu **80 %**. Als Ursache wird ein **Testosteron-Östrogen-Ungleichgewicht** diskutiert. Aufgrund des Ungleichgewichts im Metabolismus von Östradiol und Testosteron der Prostata kommt es zu einem relativen Überschuss von Östradiol. Da die Prostata reich an hormonabhängigen Wachstumsfaktoren ist, regt dieser Östradiolüberschuss die Proliferation der Drüsen an und es kommt zur Hyperplasie.

✚ Entwickelt sich am Eingang der Urethra ein hyperplastischer Knoten, der wie ein Deckel den Urethraeingang versperrt, so spricht man von einem **Home-Mittellappen**.

Frage: Lassen Sie uns noch einmal auf den zu Beginn geschilderten Patienten zurückkommen. Mit welchen **Folgeerscheinungen** müssen Sie aufgrund des Harnstaus und der erschwerten Miktion rechnen?

Antwort: Aufgrund des Harnstaus kommt es zu **rezidivierenden**, **aufsteigenden Entzündungen** von Harnblase, Ureter und Niere. Darüber hinaus können sich auch **Infektsteine** bilden. Die erschwerte Miktion hat eine kompensatorische **Hypertrophie der Blasenmuskulatur** zur Folge, die so genannte **Balkenharnblase**. Durch die daraus resultierende Einengung der Uretermündung kann sich eine **Hydronephrose** entwickeln.

Frage: Um welches Organ handelt es sich? Erklären Sie kurz, was Sie auf dem histologischen Schnitt (☞ Foto 16) erkennen.

Antwort: Die Abbildung zeigt eine drüsige Struktur, erkennbar an den dicht aneinander liegenden Tubuli. Die Tubuli sind in ein kollagenfaseriges Bindegewebe eingebettet und von einem Flechtwerk glatter Muskelzellen durchzogen. In dem tubulär wachsenden Tumorgewebe zeigen die Zellkerne prominente Nukleolen. Das Epithel ist einschichtig ausgekleidet und polymorph mit vereinzelten Mitosen. Ich vermute, es handelt sich um ein Adenokarzinom der Prostata mit mäßiggradiger Differenzierung.

Frage: Das haben Sie richtig erkannt. Kennen Sie noch weitere **histologische Grundtypen** des Prostatakarzinoms?

Antwort: Das **Prostatakarzinom** lässt sich in folgende vier histologische Typen unterteilen:
• **Hochdifferenziertes Adenokarzinom:** ist der normalen Drüsenarchitektur relativ ähnlich

- **Niedrigdifferenziertes Adenokarzinom:** kleine Tubuli mit polymorphem Epithel (deutliche Nukleolen, vereinzelte Mitosen)
- **Kribriformes Karzinom:** kaum erkennbare drüsige Strukturen, Tumorzellen in Form von soliden Nestern (große Nukleolen, häufige Mitosen)
- **Anaplastisches Karzinom:** sehr polymorph

Sehr große Tumoren können alle histologischen Wachstumsmuster nebeneinander aufweisen, man spricht dann vom **pluriformen Karzinom**.

Frage: Der Malignitätsgrad des Prostatakarzinoms wird nach dem **Gleason-Score** ermittelt. Erläutern Sie diesen!

Antwort: Der Gleason-Score verwendet ein Punktesystem. Er setzt sich aus 5 Wachstumsmustern des Adenokarzinoms der Prostata zusammen. Aus den 5 primären und 5 sekundären Wachstumsmustern wird ein Score erhoben, wobei Gleason-Score 2 den geringsten und 10 den höchsten Malignitätsgrad darstellt.

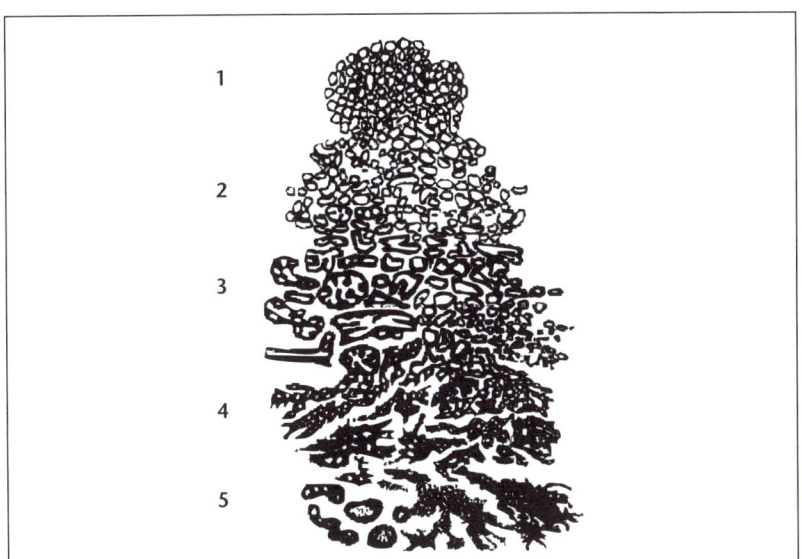

Abb. 12.1: Schematische Darstellung des Gleason-Score, [12]

Frage: In welchem Teil der Prostata entwickelt sich das Karzinom bevorzugt und wie können Sie es nachweisen?

Antwort: Das Prostatakarzinom entwickelt sich im Gegensatz zur benignen Prostatahyperplasie vor allem in den **äußeren, dorsalen Anteilen** der Prostata und wächst meist multilokulär. Da die inneren Anteile erst sehr

✚ Die Konzentration des PSA im Serum zeigt eine Korrelation zur Tumormasse.

spät infiltriert werden, kommt es im Frühstadium nicht zu Miktionsbeschwerden oder Harnverhalt.

Der rektale Tastbefund für ein Prostatakarzinom ist charakteristisch knochenhart mit einer eingeschränkten Schleimhautverschieblichkeit. Neben der histologischen Diagnosesicherung mittels Stanzbiopsie, spielen die zwei Tumormarker **PSA** (= prostataspezifisches Antigen) und **PAP** (= saure Phosphatase) bei Screening und Verlaufskontrolle des Prostata-Karzinoms eine wichtige Rolle.

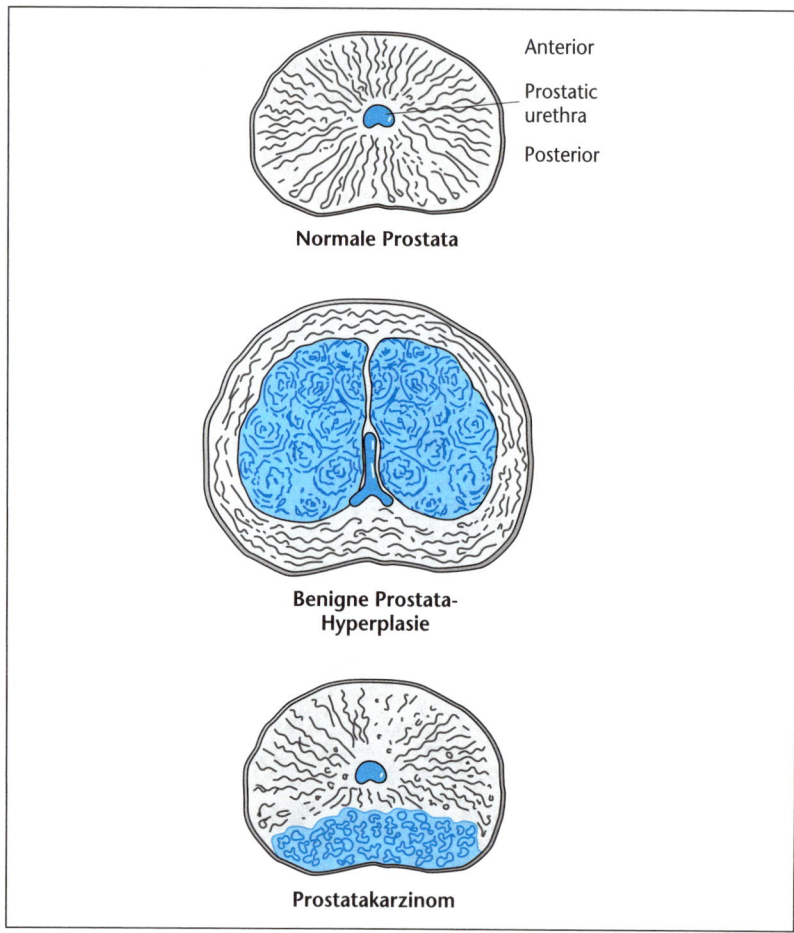

Abb. 12.2: Normale Prostata, BPH und Prostatakarzinom, [13]

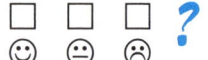

Frage: Nennen Sie die typischen **Metastasierungswege** des Prostatakarzinoms.

Antwort: Zunächst breitet sich das Prostatakarzinom **regionär** im Organ selbst aus, oft entlang der Nerven in der Prostatakapsel. Später werden Samenblase, Harnblase und Rektum infiltriert.

Die **lymphogene** Metastasierung erfolgt in die **regionären Becken-lymphknoten**, nämlich in die Obturatoriuslymphknoten und in die iliacalen, paraaortalen Lymphknoten.

Hämatogen metastasiert das Prostatakarzinom überwiegend in das **Skelett**, wobei Wirbelsäule und Becken am häufigsten betroffen sind. Die Knochenmetastasen sind meist vom **osteoblastischen** Typ und verursachen rheumatische Beschwerden, die häufig als Erstsymptome auf ein Prostatakarzinom hinweisen.

> **Merke:** Osteoblastische Metastasen → **Knochenneubildung**
> Osteoklastische Metastasen → **Osteolysen**

!

12.2 Hoden

Frage: Welche Ursachen fallen Ihnen zu einer **einseitigen Hoden-schwellung** ein?

Antwort: Für eine einseitige Hodenschwellung kommen folgende Erkrankungen in Betracht:
- Hodentorsion
- Varikozele
- Hydrozele
- Leistenbruch
- Epididymitis
- Orchitis
- Trauma
- maligne Hodentumoren

Frage: Zwei Ihrer Differentialdiagnosen lauteten **Varikozele** und **Hydrozele**. Schildern Sie die Unterschiede der beiden Erkrankungsbilder.

Antwort: Bei der **Varikozele** handelt es sich um eine abnorme Ausweitung des Plexus pampiniformis im Samenstrang. Sie treten meist linksseitig auf, da die linke Vena spermatica einen längeren Verlauf und einen größeren Mündungswinkel in die Vena renalis hat, was einen Rückstau des Blutes begünstigt. Durch die erhöhte Temperatur im Stauungsgebiet kann es zu einer Störung der Spermatogenese kommen. Die Varikozele sollte daher stets behandelt werden.

Bei der **Hydrozele** handelt es sich um eine Ansammlung klarer Flüssigkeit in der Tunica vaginalis testis. Sie kann durch Traumata, Entzündungen und Tumoren entstehen oder angeboren sein. Meist bleibt die Ursache ungeklärt. Auch die Hydrozele muss operativ behandelt werden.

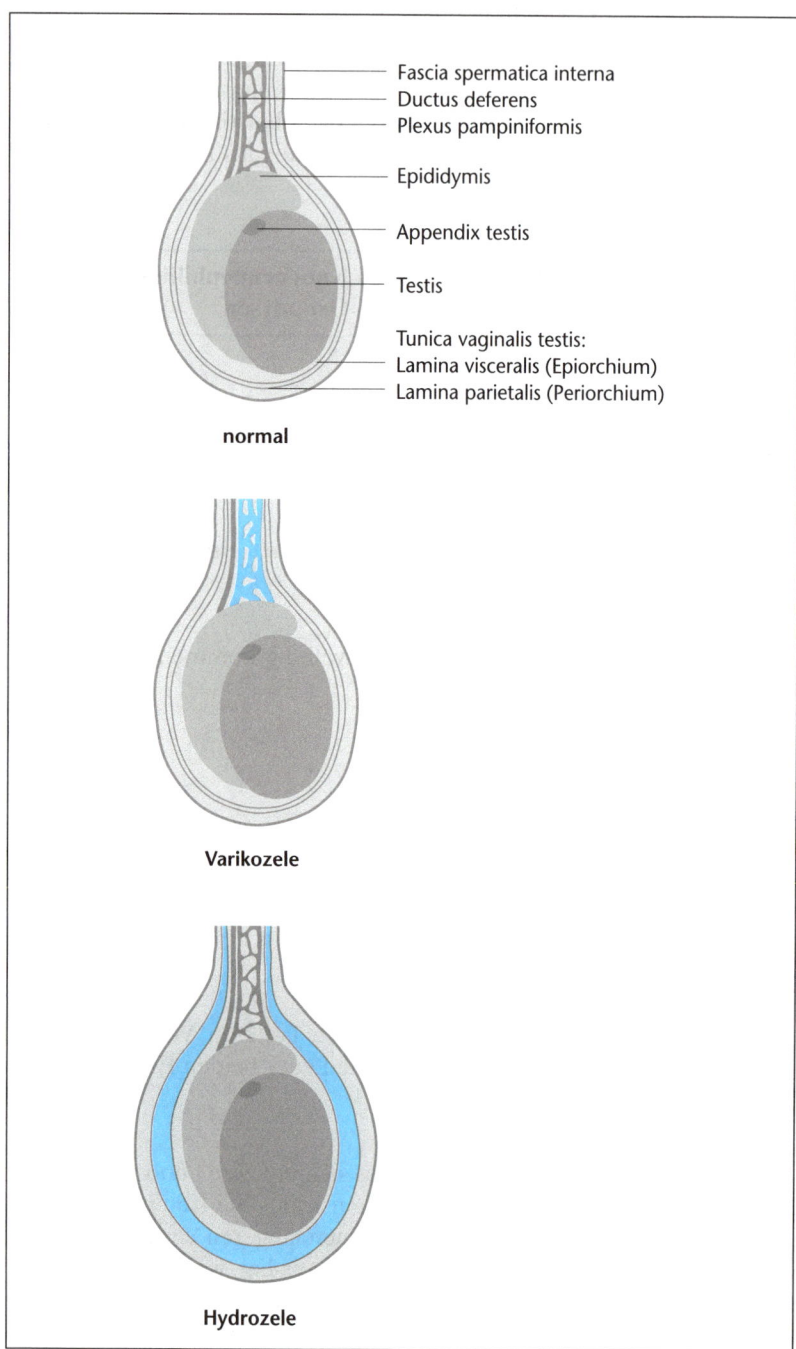

Abb. 12.3: Vergleich von Varikozele und Hydrozele, [1]

Frage: Was passiert bei der **Hodentorsion** und warum sollte sie umgehend chirurgisch behandelt werden?

Antwort: Bei der Hodentorsion dreht sich der Hoden um seine Längsachse. Diese Rotation führt zu einer Blockierung der Hodendurchblutung und es kommt zu einer **hämorrhagischen Infarzierung**. Um eine Zerstörung der Keimzellen zu vermeiden, muss die Hodentorsion notfallmäßig behandelt werden. Meist sind Kinder und Jugendliche bis zum 20. Lebensjahr betroffen. Die Ursache ist eine abnorme Beweglichkeit des Hodens im Skrotum, wodurch es bei starkem Kremasterreflex zur Drehung kommen kann. Die Hodentorsion entwickelt sich akut. Die Patienten haben starke Schmerzen, Brechreiz und eine plötzliche Hodenschwellung.

Frage: Nennen Sie einige wichtige Ursachen der **Orchitis**.

Antwort: Für die Orchitis kommen folgende **Ursachen** in Betracht:
- **Eitrige Orchitis:** Es handelt sich meist um eine aszendierende Entzündung über den Ductus deferens. Häufige Erreger sind Staphylokokken, E.coli, Proteus, Streptokokken und Neisserien.
- **Tuberkulöse Orchitis:** Sie entsteht durch eine miliare Streuung. Der Hoden ist seltener betroffen als der Nebenhoden.
- **Mumpsorchitis:** Sie tritt meist erst während oder nach der Pubertät auf und kann zu Infertilität führen.
- **Luetische Orchitis:** Der Nebenhoden ist dabei erst sekundär betroffen.
- **Granulomatöse Orchitis:** Seltene Erkrankung, die bevorzugt bei älteren Männern auftritt und vermutlich eine autoimmune Genese hat.

Frage: Sie sehen in der Abbildung (☞ Foto 17) ein makroskopisches Bild eines bestimmten Organs und das zugehörige mikroskopische Bild. Um welches Organ handelt es sich und welche Veränderungen können Sie erkennen?

Antwort: Das makroskopische Bild zeigt ein Präparat des Hodens mit einer kleinen, runden, tumorähnlichen Struktur, die sich randständig befindet. Die Schnittfläche ist weiß homogen und gegenüber ihrer Umgebung gut abgegrenzt.

Auf dem histologischen Bild sieht man große rundliche Zellen mit hellem Zytoplasma. Die Zellkerne sind sehr groß und grobschollig und enthalten deutliche Nukleoli. Die Zellen sind typischerweise in Zellkomplexen angeordnet, die von zarten Bindegewebssepten mit Lympho-

tipp Auch wenn die Diagnose auf den ersten Blick eindeutig erscheint, sollte man es vermeiden, gleich mit der Tür ins Haus zu fallen. Wichtige Regel: erst Bild beschreiben, dann Verdachtsdiagnose äußern.

zyten- und Plasmazellinfiltraten umgeben sind. Aufgrund des typischen makroskopischen und histologischen Befunds handelt es sich hier um ein klassisches Seminom.

☐ ☐ ☐ **?**
☺ 😐 ☹

Frage: Das Seminom ist mit fast 40 % der häufigste aller **Hodentumoren**. Welche anderen Hodentumoren kennen Sie und wie kann man sie einteilen?

Antwort: Insgesamt gesehen sind Tumoren des Hodens eher selten und machen nur ca. 1 % aller Tumoren des Mannes aus. Sie treten zwischen dem 15. und 35. Lebensjahr auf und sind für diese Altersgruppe die häufigste Tumorart. Meist sind sie maligne. Bei einem Maldescensus testis ist das Risiko für die Entwicklung eines Hodentumors erhöht.

Hodentumoren lassen sich folgendermaßen einteilen:
- **Stromatumoren:** gehen von den Zellen des **gonadalen Stromas** aus. Hierzu zählen:
  - **Leydig**-Zelltumoren
  - **Sertoli**-Zelltumoren
  - **Granulosa**-Zelltumoren
- **Keimzelltumoren:** gehen von den **Keimzellen** des Hodens aus und lassen sich unterteilen in:
  - **Seminome**
  - **Nichtseminome:** embryonale Karzinome, Teratome, Chorionkarzinome, Mischtumoren und Dottersacktumoren

Darüber hinaus können Hodentumoren im Rahmen **maligner Lymphome**, v.a. bei Non-Hodgkin-Lymphomen, entstehen, entweder als primärer Tumor oder im Rahmen einer Generalisierung.
Sehr selten findet man **Hodenmetastasen**, die sich am häufigsten bei Bronchial- und Prostatakarzinomen bilden.

!

Merke: Jeder Maldescensus testis muss wegen des erhöhten Krebsrisikos bis zum Ende des 2. Lebensjahres therapiert sein. Darüber hinaus verhindert man damit die Entwicklung einer Infertilität.

☐ ☐ ☐ **?**
☺ 😐 ☹

Frage: Mit welcher typischen **Schmerzsymptomatik** machen sich die Hodentumoren beim Patienten bemerkbar und welche **diagnostischen Wege** leiten Sie ein?

tipp Vorsicht Fangfrage!

Antwort: Charakteristischerweise ist das Leitsymptom des Hodentumors die **einseitige Hodenschwellung**. Meistens ist diese Schwellung aber **schmerzlos!** Eine einseitige Hodenschwellung bei jungen Männern ist immer verdächtig auf einen Hodentumor und sollte zügig abgeklärt werden. Neben der Palpation werden Sonographie, Labor und evtl. Hodenfreilegung mit Biopsie und CT durchgeführt.

Bei Verdacht auf Hodenkarzinom werden folgende **Tumormarker** bestimmt:
- **α-Fetoprotein (AFP):** erhöht beim embryonalen Karzinom, beim Dottersacktumor und beim Mischtumor.
- **β-HCG:** erhöht beim Chorionkarzinom und beim Seminom mit trophoblastären Riesenzellen.

Frage: Erzählen Sie mir allgemein etwas über die **Prognose** der verschiedenen Hodentumoren.

Antwort: Das **Seminom** zeichnet sich durch eine gute Prognose aus. Es ist sehr **strahlensensibel**. Die **Metastasierung** erfolgt zunächst in die **paraaortalen** und **parakavalen Lymphknotengruppen** des Bauchraumes. Erst im fortgeschrittenen Stadium kommt es zu einer **hämatogenen** Metastasenbildung in **Lunge**, **Skelett** und **Leber**. Aber selbst dann ist in vielen Fällen noch eine Heilung des Seminoms möglich, was bei kaum einem anderen malignen Tumor der Fall ist!

Die Prognose der **Nichtseminome** ist beim Erwachsenen insgesamt **schlechter**. Sie sind im Gegensatz zu den Seminomen wenig strahlensensibel und zeigen häufig eine frühzeitige lymphogene Metastasierung.

Frage: Das **Teratom** gehört, wie Sie eben schon erwähnt haben, zu den nichtseminomatösen Tumoren. Es kann sowohl bei Kindern, als auch bei Erwachsenen vorkommen. Welche geweblichen Bestandteile sind charakteristisch für ein Teratom?

Antwort: Das Teratom kann aus den Stammzellen aller **drei Keimblätter** (Ektoderm, Mesoderm und Endoderm) bestehen. Handelt es sich um ein **reifes** Teratom, so findet man **voll ausdifferenziertes** Gewebe, wie z. B. Muskulatur, Knochen, Neuralgewebe, respiratorisches Epithel, seröse Drüsen oder sogar Zähne. Bei der **unreifen** Form, dem bösartigen Teratokarzinom können ebenfalls Zellen der drei Keimblätter auftreten, sie sind jedoch **weniger ausdifferenziert**.

✚ Teratome sind im Kindesalter seltener maligne als im Erwachsenenalter.

13 Weibliche Geschlechtsorgane und Brustdrüse

13.1 Uterus

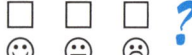

Frage: Bei welcher Krebsvorsorgeuntersuchung wird die zytologische Bewertung nach **Papanicolaou** vorgenommen?

Antwort: Bei der Krebsvorsorge der Frau ist die Zytodiagnostik von Abstrichen der **Cervix uteri** eine etablierte Methode. Sie hat wesentlich dazu beigetragen, dass die Inzidenz des invasiven Zervixkarzinoms zurückgegangen ist. Die zytologischen Befunde werden, wie von Papanicolaou 1945 angegeben, in Risikogruppen von **Pap I bis V** eingeordnet. Ab Pap III D muss man davon ausgehen, dass am Plattenepithel der Zervix mindestens **Dysplasien** vorliegen, die histologisch abgeklärt werden sollten.

Pap	CIN	Befund	empfohlene Maßnahme
I		regelrecht	jährliche Routinekontrolle
II		entzündliche, degenerative oder metaplastische Zellen	Kontrolle nach Therapie
III		unklares Zellbild, schwere entzündliche oder degenerative Veränderung	kurzfristige Kontrolle nach Hormon/Entzündungstherapie
III D	I/II	leichte oder mittelschwere Dysplasie	Kontrolle in 3 Monaten, bei gleichem Bild Histologie (Kürretage oder Konisation)
IV A	III	schwere Dysplasie, Carcinoma in situ	Konisation, evtl. fraktionierte Abrasio
IV B	III	Carcinoma in situ, V.a. invasives Karzinom	Konisation, evtl. fraktionierte Abrasio
V		invasives Karzinom	Histologie, OP
0		nicht verwertbar	sofortige Kontrolle

Tab. 13.1: Zytodiagnostik nach Papanicolaou und zervikale intraepitheliale Neoplasie (CIN)

Frage: Was bedeutet **CIN?**

Antwort: CIN bedeutet **zervikale intraepitheliale Neoplasie**. Dieser Begriff hat die alten Bezeichnungen Dysplasie und Carcinoma in situ bei der Klassifizierung präkanzeröser plattenepithelialer Läsionen der Cervix uteri abgelöst. Man unterscheidet drei Schweregrade:

- **CIN I (leichte Dysplasie):** Proliferation atypischer Zellen nur im unteren Drittel des Plattenepithels, erhaltene Differenzierung der oberen zwei Drittel.
- **CIN II (mäßige Dysplasie):** Proliferation atypischer Zellen in den unteren beiden Dritteln des Plattenepithels, erhaltene Differenzierung des oberen Drittels.
- **CIN III (schwere Dysplasie)** und **Carcinoma in situ:** Atypische Zellen in allen Schichten des Plattenepithels. Das Carcinoma in situ zeigt alle zellulären Merkmale eines Karzinoms, häufig Mitosen, jedoch kein invasives Wachstum, die Basalmembran wird nicht überschritten.

Wird die Basalmembran des atypischen Epithels durchbrochen, so handelt es sich um ein invasives Plattenepithelkarzinom der Zervix. Eine Rückbildung der CIN-Läsionen ist sogar bis zum Carcinoma in situ möglich, in 50–70 % entwickelt sich aus einem Carcinoma in situ jedoch ein invasives Karzinom.

Frage: Das Zervixkarzinom wird auch als „**Reizkarzinom**" bezeichnet. Können Sie diesen Begriff erklären?

Antwort: Die Entstehung sowohl des invasiven Zervixkarzinoms als auch seiner Vorläuferläsionen ist eng mit endogenen Reizfaktoren assoziiert. Als wichtigster – sexuell übertragener – ätiologischer Faktor gilt die Infektion mit dem **humanen Papillomavirus (HPV)**, vor allem mit den sog. **High-risk-Typen** 16, 18, 31, 33, 35, 45, 51, 52 und 58. Als **Low-risk-Typen** gelten HPV 6 und 11. Statistisch zeigte sich ein enger Zusammenhang mit dem Sexualverhalten: Ein frühzeitiger Beginn des Sexualverkehrs, eine hohe Promiskuität, sowie mangelnde Hygiene (auch des Sexualpartners) wirken begünstigend auf die Entstehung des Zervixkarzinoms. Ein unabhängiger Risikofaktor ist zudem das Zigarettenrauchen.

+ Eine Infektion mit HPV (16 und 18) wird auch für Läsionen an der Vulva verantwortlich gemacht. Analog zur CIN spricht man hier von einer VIN (Vulväre intraepitheliale Neoplasie). Die Progressionsrate von einer VIN III zum invasiven Karzinom ist allerdings geringer (10–15 %)

Frage: Welches Wachstumsverhalten zeigt das **Zervixkarzinom** und wie wirkt sich dies auf die Therapie aus?

✚ Onkogene Bestand-
teile des Virusgenoms
treten in Wechselwir-
kung mit den zellulären
p53 und Rb-Proteinen
und nehmen den Zellen
die Schutzfunktion der
beiden Proteine. Da-
durch gelangen die infi-
zierten Zellen in einen
Wachstumsvorteil, wo-
bei die endgültige malig-
ne Entartung vermutlich
über einen weiteren Pro-
zess genetischer Verän-
derungen stattfindet.

Antwort: Das Zervixkarzinom wächst invasiv, ist zunächst auf die Zervix und den Uterus begrenzt. Bei einer Stromainvasion von bis zu 5 mm ist eine alleinige Hysterektomie als Therapie ausreichend. Bei einer Stromainvasion von über 5 mm und einem Befall von maximal 2/3 der Vagina bei gleichzeitig tumorfreien Parametrien wird die Operation nach Wertheim-Meigs (Entfernung des Uterus und einer Scheidenman-schette, der Parametrien und der regionalen Lymphknoten) durchge-führt. Bei fortgeschrittenen Stadien behandelt man mittels einer intra-kavitären und perkutanen Bestrahlung.

Frage: Welche Strukturen können per continuitatem von einem Zervixkarzinom infiltriert werden?

Antwort: Neben der Vagina und den Parametrien werden im fortge-schrittenen Stadium der Erkrankung auch die Beckenwand, das Rek-tum und die Harnblase infiltriert. Eine Ummauerung der Ureteren führt zur **Hydronephrose**. Aufgrund der folgenden Niereninsuffizienz ist die **Urämie** eine häufige Todesursache.

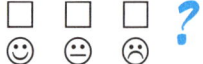

Frage: Nennen Sie mögliche Ursachen einer **postmenopausalen ge-nitalen Blutung!**

Antwort: Die Blutungsursache einer postmenopausalen Blutung kann entweder im Vulva- oder Vaginalbereich, in der Zervix oder im Uterus-corpus lokalisiert sein. Als gutartige Ursachen kommen **Entzündungen**, **Zervixpolypen**, **submucöse Myome** oder ein **hormonelles Ungleichge-wicht** (Abbruchsblutung bei Östrogentherapie) in Frage. Dringend aus-zuschließen sind aber maligne Ursachen. Dabei kann es sich entweder um primär im Genitalbereich lokalisierte Tumoren **(Vaginalkarzinom, Zervixkarzinom, Endometriumkarzinom, Uterussarkom)** handeln, aber auch um fortgeschrittene, den Uterus infiltrierende Malignome, wie ein **Tuben-, ein Ovarial-,** oder ein **Rektumkarzinom**. Auch hormon-bildende gut- oder bösartige **Ovarialtumoren** können in der Postmeno-pause eine vaginale Blutung induzieren.

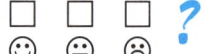

Frage: Wie würden Sie eine postmenopausale Blutung abklären?

Antwort: Um ein Malignom auszuschließen, sollte man versuchen, eine Histologie, beispielsweise durch eine **fraktionierte Abrasio**, zu gewin-nen.

Frage: Sie sehen hier die Histologie (☞ Foto 18) eines solchen Präparates. Was erkennen Sie?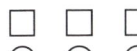

Antwort: Man sieht überwiegend dicht gelagerte, atypische Drüsenformationen. Die Zellen der Drüsenstrukturen haben atypische, vergrößerte Kerne und prominente Nukleolen. Organspezifische Strukturen sind nicht mehr erkennbar. Es könnte sich hier jedoch bei entsprechender Lokalisation um ein Adenokarzinom des Endometriums handeln.

Frage: Sehr gut. Gibt es denn beim Endometriumkarzinom auch **Vorläuferläsionen** oder spezielle **Risikofaktoren?**

Antwort: Für die Entstehung des Endometriumkarzinoms sind **Östrogene** als Kokarzinogene von Bedeutung. Risikogruppen für das Endometriumkarzinom sind somit Frauen, die wegen Menopausebeschwerden Östrogene substituieren, sowie adipöse Frauen, da es bei Adipositas zu einer vermehrten Bildung von Östrogenvorstufen kommt.

Merke: Zervixkarzinom: HPV; Endometriumkarzinom: Östrogene **!**

Eine **adenomatöse Hyperplasie** des Endometriums mit proliferierender Drüsenepithelwucherung kann in einigen Fällen maligne entarten, besonders wenn Zellatypien in den Drüsenschläuchen auftreten (atypische Hyperplasie). Bei der einfachen glandulär-zystischen Hyperplasie, die histologisch das typische „Schweizer-Käse-Muster" der dilatierten Drüsen zeigt, wird im Gegensatz dazu keine maligne Entartung beobachtet, sie kann jedoch in Einzelfällen in eine adenomatöse Endometriumhyperplasie übergehen. Ursache der Endometriumhyperplasie ist ebenfalls ein Hyperöstrogenismus.

13.2 Ovar

Fallbeispiel: Eine junge Frau kommt mit rezidivierenden, jetzt akut starken Unterbauchbeschwerden in die Klinik. Unter der Verdachtsdiagnose einer akuten Appendizitis wird sie operiert; die Appendix erscheint jedoch reizlos. Stattdessen sieht man im Bereich des rechten Ovars kleine rötlich-braune Knötchen. Im Douglas-Raum findet sich altes Blut. Was hat die Patientin?

Antwort: Die rezidivierenden – möglicherweise zyklusabhängigen – Unterbauchbeschwerden, die kleinen roten Knötchen im Bereich des Ovars und das alte Blut im Douglas-Raum sprechen für eine **Endomet-**

riose. Unter einer Endometriose versteht man das Auftreten von Endometrium außerhalb des Cavum uteri. Endometrioseherde treten zum einen heterotop im Myometrium des Uterus auf, was als **Adenomyosis uteri (Endometriosis interna)** bezeichnet wird. Diese Herde entstehen aus der Basalschicht des ortsständigen Endometriums. Es gibt aber auch extrauterine Endometrioseherde (**Endometriosis externa**, Endometriose im eigentlichen Sinn). Man findet diese extrauterinen Endometrioseherde in den Tuben, am Peritoneum, im Kolon, an der Harnblase, vereinzelt auch in den Lungen. Auch sie sind funktionsfähig, d.h. unterliegen zyklischen Veränderungen mit entsprechenden zyklischen Blutungen und daraus resultierenden Schmerzen.

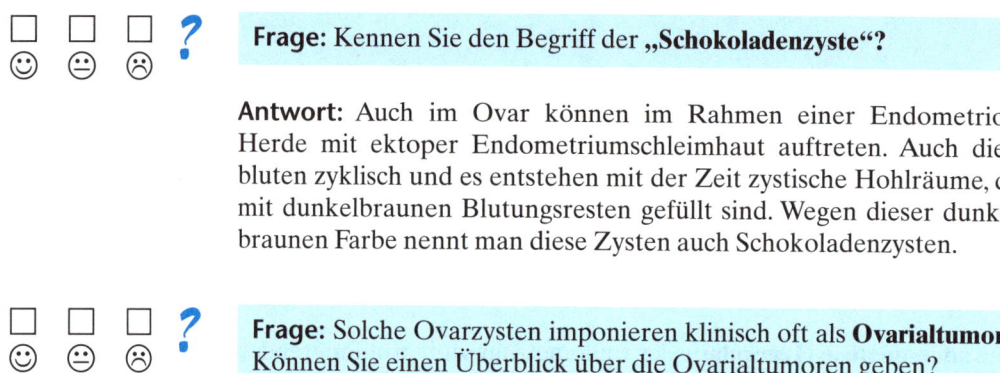

Frage: Kennen Sie den Begriff der „**Schokoladenzyste**"?

Antwort: Auch im Ovar können im Rahmen einer Endometriose Herde mit ektoper Endometriumschleimhaut auftreten. Auch diese bluten zyklisch und es entstehen mit der Zeit zystische Hohlräume, die mit dunkelbraunen Blutungsresten gefüllt sind. Wegen dieser dunkelbraunen Farbe nennt man diese Zysten auch Schokoladenzysten.

Frage: Solche Ovarzysten imponieren klinisch oft als **Ovarialtumor**. Können Sie einen Überblick über die Ovarialtumoren geben?

Antwort: Die Mehrzahl der Ovarialtumoren ist benigne. Man unterscheidet hierbei Ovarialzysten, echte Neubildungen, die gut- oder bösartig sein können, und Ovarvergrößerungen anderer Genese. Bei den echten Neubildungen kommt es im Gegensatz zu den Zysten, die durch Retention von Flüssigkeit entstehen, zu einer Gewebsproliferation.

Histogenetisch unterscheidet man nach der WHO drei Hauptgruppen von Tumoren:
- **Epitheliale Tumoren**
- **Keimstrang-Strom-Tumoren**
- **Keimzelltumoren**

Die Tumoren können benigne, fakultativ maligne oder maligne sein. Allerdings ist vor allem bei den epithelialen Tumoren eine Entartung primär benigner Tumoren häufig, ein maligner Tumor kann aber auch primär entstehen.

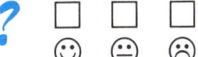

Frage: Erzählen Sie etwas über die **epithelialen Ovarialtumoren!**

Antwort: Epitheliale Ovarialtumoren gehen vom **Müller-Oberflächen-epithel** aus. Meist entstehen sie aus einfachen Inklusionszysten. Die epithelialen Tumoren stellen die größte Gruppe der Ovarialtumoren dar. Benigne epitheliale Tumoren treten häufiger bei jungen Frauen auf, maligne ca. ab dem 45. Lebensjahr.

Man unterscheidet folgende **benigne epitheliale Tumoren:**
- **Seröses Zystandenom** (s. Z.): ein- bis mehrkammeriger zystischer Tumor mit serösem Inhalt und glatter (einfache s. Z.) oder papillärer (papilläre s. Z.) Innenfläche.
- **Muzinöses Zystadenom:** ein- bis mehrkammeriger zystischer Tumor mit fadenziehendem, muzinösen Inhalt. Diese Tumoren können bis zu 10 kg schwer werden.
- **Brenner-Tumor:** Mischtumor aus urothelialen Epitheleinschlussnestern und Faserstroma. Sie sind zu 99 % gutartig.

Die häufigsten **bösartigen epithelialen Ovarialtumoren** sind:
- **Seröses Zystadenokarzinom:** mehrkammerige, zystische Tumoren mit soliden und papillären Anteilen.
- **Muzinöses Zystadenokarzinom:** zystisch-solider Tumor mit Nekrosen, Hämorrhagien und schleimiger Schnittfläche.
- **Endometroides Karzinom:** gleicht histologisch einem Endometriumkarzinom, kann aus Endometriosezysten entstehen.
- **Klarzelliges Karzinom:** helle, glykogenreich Tumorzellen, sehr bösartig.

Daneben gibt es die Gruppe der so genannten **Borderline-Tumoren.** Hier finden sich wie bei einem malignen Tumor Gewebe- und Zellatypien, jedoch auch bei ausführlicher histologischer Untersuchung kein invasives Wachstum. Deshalb nennt man sie auch (noch) nicht-invasive Karzinome oder Karzinome mit niedrigem Malignitätspotential.

✚ Eine Ruptur eines muzinösen Zystadenoms führt zur Verteilung des Schleims im Bauchraum (**Pseudomyxoma peritonei**, Gallertbauch). Dadurch kann sich die Prognose dieses an sich gutartigen Tumors dramatisch verschlechtern.

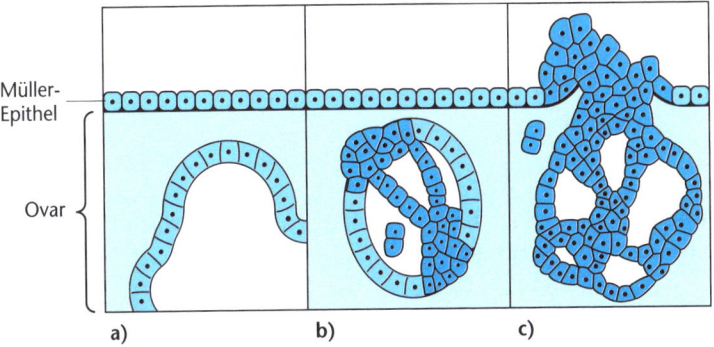

Abb. 13.1: Schematische Darstellung epithelialer Ovarialtumoren, [3]
a) Zystadenom
b) niedrig-malignes Zystadenokarzinom (Borderline-Tumor)
c) hochmalignes Zystadenokarzinom

☐ ☐ ☐ **?**
☺ ☺ ☹

Frage: Es gibt eine Gruppe von Ovarialtumoren, die eine endokrine Aktivität zeigen, die sich klinisch in verschiedenen Störungen manifestiert. Welche Art von Tumoren meine ich?

Antwort: Bei der Gruppe der **Keimstrang-Stroma-Tumoren** findet man in über der Hälfte der Fälle klinische Zeichen endokriner Aktivität. Dies rührt vom Ursprung dieser Tumoren, die sich vom endokrin aktiven Ovarialstroma und von den Zölomepithelsträngen ableiten. Die meisten Keimstrang-Stroma-Tumoren verhalten sich klinisch eher benigne, obwohl sie ein biologisch aggressives Wachstum zeigen. Man unterscheidet folgende Tumoren:

* **Granulosazelltumor:** Neoplasie der Granulosazellen, häufigster **östrogenproduzierender** Tumor; jeder Granulosazelltumor ist potentiell maligne
* **Thekazelltumor:** aus verfetteten Stromazellen bestehend (gelbe Schnittfläche), produziert ebenfalls **Östrogene**
* **Sertoli-Leydig-Zelltumor:** sehr seltener Tumor, kann **Androgene** produzieren (wird dann als Androblastom bezeichnet)

☐ ☐ ☐ **?**
☺ ☺ ☹

✚ Gelegentlich kommen auch monophasische Teratome vor, die Gewebsdifferenzierungen nur aus einem der Keimblätter zeigen, z.B. reine Epidermoidzysten, die Struma ovarii (reines Schilddrüsengewebe) oder ein Karzinoid (gastrointestinal oder respiratorisch). Letztere können auch endokrin aktiv sein. Seltene und bösartige Keimzelltumoren sind das malignen Teratom, das Dysgerminom und der Dottersacktumor.

Frage: Was sagen Sie denn zu diesem Ovarialtumor (☞ Foto 19)?

Antwort: Ich sehe einen zystischen Tumor, der im inneren mit Talg und Haaren gefüllt ist. Es handelt sich hierbei um eine Dermoidzyste, bzw. ein reifes Teratom. Dies ist der häufigste Keimzelltumor, der aus Derivaten aller drei Keimblätter bestehen kann. Dementsprechend findet man ausdifferenzierte Haut mitsamt Anhangsgebilden, Fettgewebe und glatte Muskulatur, seltener auch respiratorische Schleimhaut, Knochen- und Knorpelgewebe, sowie Schilddrüsengewebe.

☐ ☐ ☐ **?**
☺ ☺ ☹

Frage: Sehr gut. Sagen Sie mir zuletzt nur noch, was man unter einem **Krukenberg-Tumor** versteht!

Antwort: Als Krukenberg-Tumor versteht man Abtropfmetastasen eines **Siegelringzellkarzinoms** des Magens im Ovar. Auch andere Tumoren wie das Kolonkarzinom, das Endometriumkarzinom oder das Mammakarzinom können in das Ovar metastasieren. Etwa 10 % der Ovarialtumoren sind Metastasen.

13.3 Mamma

Fallbeispiel: Eine Frau kommt zu Ihnen und berichtet über einen tastbaren Knoten in der Brust. Wie gehen Sie weiter vor?

Antwort: Grundsätzlich steht am Anfang eine ausführliche Anamneseerhebung. Da jeder Knoten als potentiell maligne anzusehen ist und hereditäre Faktoren beim Mammakarzinom eine Rolle spielen, sollte man hier auch eine **Familienanamnese** nach bösartigen Erkrankungen v.a. der Mamma durchführen. Danach folgt **Inspektion** und **Palpation** des auffälligen Befundes.

tipp Trotz des „theoretischen" Faches Pathologie beziehen sich viele Fragen auf klinische Leitsymptome. Bei der Beantwortung solcher Fragen sollte man nie vergessen, Anamnese und klinische Untersuchung zu erwähnen!

Frage: Worauf achten Sie bei der **Inspektion?**

Antwort: Es ist zunächst einmal wichtig, beide Mammae sowohl zu inspizieren, als auch zu palpieren. Man achtet zunächst auf die Symmetrie der beiden Brüste, wichtig ist auch die Bewertung der Haut hinsichtlich Einziehungen, Vorwölbungen oder Ulzerationen (bei fortgeschrittenen Karzinomen), und der Mamille, die bei einem Mammakarzinom auch ohne Infiltration der Haut Einziehungen und Furchungen zeigt. Auch sollte man auf eine mögliche Sekretion der Mamille achten. Zur Untersuchung der Mammae gehört selbstverständlich auch die Untersuchung der (v.a. axillären) Lymphknoten.

Frage: Welcher **Tastbefund** würde Sie eher beruhigen und welcher würde Sie eher beunruhigen?

Antwort: Eine gut umschriebene, verschiebliche Läsion würde eher für eine gutartige Veränderung sprechen, eine unscharf begrenzte, derbe, möglicherweise sogar mit der Umgebung verbackene Veränderung spricht eher für einen malignen Prozess. Bei Zysten oder Entzündungen zeigt sich häufig eine Fluktuation. Wenn der Knoten druckschmerzhaft ist, spricht das ebenfalls eher für Gutartigkeit, jedoch ist auch ein maligner Tumor bei Druck- oder Spontanschmerz nicht ausgeschlossen. Vergrößerte oder verbacken axilläre Lymphknoten sind ebenfalls verdächtig auf das Vorliegen eines Mammakarzinoms.

Frage: Ab welcher Größe kann man einen Knoten überhaupt tasten?

Antwort: Unter günstigen Bedingungen kann man einen Knoten ab ca. 1 cm tasten. Das heißt, dass kleinere Veränderungen durch Fremd- und Selbstuntersuchung nicht erfasst werden können.

Frage: Wie gehen Sie weiter bei der Abklärung des Knotens vor?

Antwort: Aufgrund der Häufigkeit des Mammakarzinoms muss jeder tastbare Knoten bis zum Beweis des Gegenteils als bösartig angesehen werden, auch wenn bei Frauen unter 40 Jahren statistisch eine gutartige Läsion eher wahrscheinlich ist. Letztlich sollte jeder Knoten unabhängig vom Alter **histologisch** bzw. **zytologisch** untersucht werden.

Frage: Welche Möglichkeiten haben Sie, um Gewebe zu einer solchen Untersuchung zu gewinnen?

Antwort: Für die Materialgewinnung für die Zytologie führt man eine **Feinnadelpunktion** durch. Für eine histologische Untersuchung benötigt man jedoch etwas mehr Material, so dass oftmals eine Ultraschall gestützte **Stanzbiopsie** vorgenommen wird. Eine Alternative wäre die operative **Exstirpation** des gesamten Knotens. Während einer solchen Operation ist oft eine intraoperative **Schnellschnittuntersuchung** angezeigt, um einen möglichen Malignitätsverdacht zu bestätigen oder auszuräumen.

Frage: Nehmen wir an, die Patientin hat tatsächlich einen malignen Tumor, der mittels Schnellschnitt diagnostiziert wurde. Was interessiert den Kliniker bei einem solchen Schnellschnitt noch?

Antwort: Primär wird der Knoten ja sehr umschrieben exzidiert. Bei einem malignen Tumor muss jedoch gewährleistet sein, dass die Absetzungsränder tumorfrei sind, bzw. dass ein ausreichend Sicherheitsabstand vorhanden ist. Beides kann man im Schnellschnitt zuverlässig untersuchen. Bei Tumornachweis am Absetzungsrand kann dann in gleicher Sitzung sofort nachreseziert werden und eine R0-Situation erreicht werden. Außerdem können bei einem Malignitätsnachweis in der gleichen Operation die axillären Lymphknoten entfernt werden.

Frage: Bevor wir zu den einzelnen Tumorentitäten der Mamma kommen, gibt es noch eine andere Möglichkeit, früh suspekte Befunde an der Mamma zu erkennen, sogar wenn sie kleiner sind als 1 cm?

Antwort: Sie wollen sicherlich auf bildgebende Verfahren wie **Mammographie**, **Sonographie** und **MRT** hinaus. Mit ihnen kann man auch kleine Veränderungen nachweisen, lokalisieren und gegebenenfalls dann gezielt punktieren.

Frage: Was wären denn suspekte Befunde in einer Mammographie?

Antwort: Verdächtige Veränderungen wären zum einen **unscharfe Gewebeverdichtungen**, Verdichtungen mit **strahlenförmigen** Ausläufern in das umgebende Gewebe (**„Krebsfüßchen"**), zum anderen der Nachweis von **Mikroverkalkungen**, besonders wenn sie in kleinen Gruppen angeordnet sind.

Frage: Was muss man unter solchen Mikroverkalkungen verstehen?

Antwort: Bei Milchgängen mit atypisch proliferierenden Zellen können diese Zellen nekrotisch werden und Kalk einlagern. Man findet solche Veränderungen bei gutartigen Läsionen, vor allem aber auch bei **Karzinomvorläuferläsionen** wie dem duktalen Carcinoma in situ, die palpatorisch überhaupt nicht erkannt werden können. Ein solcher Herd kann dann mammographisch mit einer Drahtsonde markiert werden, sodass in der unmittelbar danach durchgeführten Operation gezielt der suspekte Herd exzidiert werden kann.

Frage: Wo ist das Mammakarzinom am häufigsten lokalisiert?

Antwort: Man teilt die Mamma anatomisch in vier Quadranten und die Mammillenregion ein. Ungefähr die Hälfte aller Mammakarzinome ist im **oberen äußeren Quadranten** lokalisiert, was aus dem hier dichterem Drüsenparenchym resultiert.

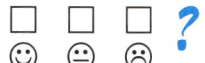

Frage: Jetzt reden wir die ganze Zeit über gutartig und bösartig. Welche gutartigen und bösartigen Läsionen gibt es denn bei der Mamma?

Antwort: Der häufigste gutartige Mammatumor ist das **Fibroadenom**. Es ist ein Mischtumor aus epithelialen und bindegewebigen Proliferationen. Ein Mammaknoten bei einer jungen Frau unter 25 Jahren ist fast immer ein Fibroadenom. Auch **Mastopathien** gehen meist mit knotenförmigen Veränderungen einher, daneben können Zysten, Hämatome oder Fettgewebsnekrosen als Mammaknoten imponieren. Maligne Ursachen sind das **Mammakarzinom**, viel seltener ein Sarkom oder Metastasen.

Benigne	Maligne
• Fibroadenom • Mastopathie • Zyste • Fettgewebsnekrosen • Hämatom, Abszess • Phylloides-Tumor	• Karzinom • Sarkom • Metastase • Phylloides-Tumor

Tab. 13.2:   Ursachen von Mammaknoten

!

Merke:
• 20–40 Jahre: häufig Fibroadenom;
• 40–60 Jahre: häufig Fibroadenom, Zyste;
• über 60 Jahre: häufig Karzinom

Frage: Von welchen Strukturen geht das Mammakarzinom aus?

Antwort: Das Mammakarzinom geht von den Epithelien entweder der **Milchgänge (duktales Mammakarzinom)** oder von den **lobulären Drüsenendstücken (lobuläres Mammakarzinom)** aus. Zunächst hält sich das Karzinom noch an die natürlichen Grenzen der Basalmembranen der Milchgänge oder der Läppchen, man bezeichnet diese Läsionen als Carcinoma in situ **(duktales Carcinoma in situ, DCIS; lobuläres Carcinoma in situ LCIS)**. Später zerstört das Karzinom diese Strukturen und wächst als **invasives Karzinom** zunächst ins Stroma, später in Lymphspalten und Blutgefäße ein.

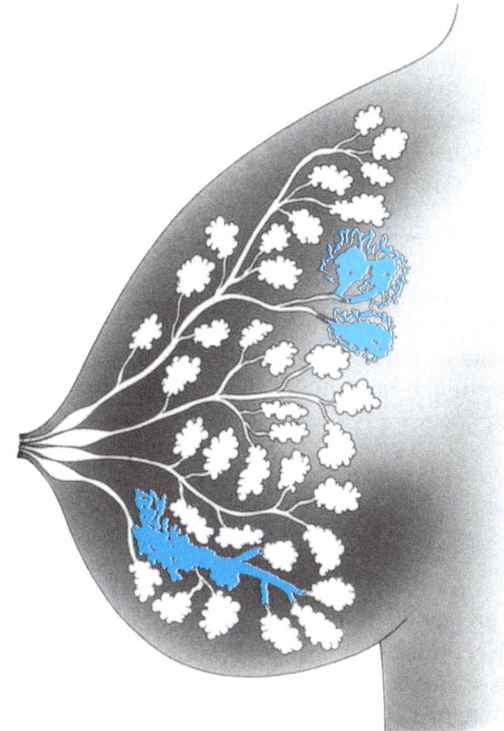

Abb. 13.2: Schema anatomischer Aufbau der Mamma: invasives lobuläres Karzinom (oben), invasives duktales Karzinom (unten), [1]

Frage: Welche Läsion sehen Sie auf diesem Bild (☞ Foto 20)?

Antwort: Man erkennt einen Schnitt durch einen Milchgang, in dessen Lichtung tapetenartig ein solides Tumorgewebe wächst. Zytologisch zeigen sich deutliche Malignitätskriterien mit Zellpolymorphie und Kernhyperchromasien, ein invasives Wachstum lässt sich nicht nachweisen. Zentral finden sich Tumorzellnekrosen, angedeutet mit Verkalkungen. Es zeigt sich hier also das typische Bild eines duktalen Carcinoma in situ.

✚ Bei ausgedehnten Nekrosen im Inneren des Milchgangs lassen sich diese am Operationspräparat manchmal wie Mitesser der Haut herausdrücken -> **Komedokarzinom**.

Frage: Die überwiegende Zahl der **invasiven Mammakarzinome** lässt sich vom histologischen Aufbau in zwei Wachstumsmuster einteilen. Welche sind gemeint?

Antwort: 80 % der invasiven Mammakarzinome werden aufgrund der Histologie als **invasiv-duktale**, 10–20 % als **invasiv-lobuläre Mammakarzinome** klassifiziert. Das invasiv-duktale Mammakarzinom zeigt histologisch ein entweder **drüsenartiges** oder **solides Wachstumsmuster** mit unterschiedlich ausgeprägtem Stromaanteil. Zytologisch beobachtet man häufig eine ausgeprägte Kernpolymorphie. Beim invasiv-lobulären Mammakarzinom dagegen findet man ein **dissoziiertes Wachstum** mit zum Teil **gänsemarschartiger Anordnung** der Tumorzellen, aber auch **kreisförmiger Ummauerung** der Ausführungsgänge, dem sog. Schießscheibenmuster.

> **Merke:**
> - **Invasiv duktales Karzinom:** Drüsenstrukturen oder solides Wachstum.
> - **Invasiv lobuläres Karzinom:** Diskohärentes Wachstum, Gänsemarschanordnung, Schießscheibenmuster.

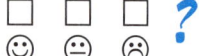

Frage: Kennen Sie noch weitere, histologische Typen des Mammakarzinoms?

Antwort: Weitere, seltenere Formen des Mammakarzinoms sind:
- **Tubuläres Karzinom:** tubuläres Wachstum, hohe Gewebereife
- **Papilläres Karzinom:** papilläres, zapfenartiges Wachstum, aus einem Zelltyp bestehend (DD gutartiges Milchgangspapillom mit Drüsen)
- **Muzinöses Karzinom** (Gallertkarziom): exzessive extra- und intrazelluläre Schleimbildung
- **Medulläres Karzinom:** hohe Zellpolymorphie, ausgeprägte lymphozytäre Begleitreaktion
- **Mammäres Paget-Karzinom:** zunächst auf die Haut beschränkte Neoplasie mit großen, in Gruppen gelagerten Zellen mit hellem Zytoplasma (Paget-Zellen) in einer verdickten Epidermis. Ähnliche Veränderungen gibt es auch extramammär an der Vulva .

Gemeinsam ist diesen genannten seltenen Formen eine allgemein günstigere klinische Prognose. Das Prädilektionsalter liegt in der Postmenopause.

> **Merke:** Cave M. Paget der Mamma <-> M. Paget des Knochens (Osteitis deformans).

Lobuläres Carcinoma in situ	Duktales Carcinoma in situ
Invasiv-**lobuläres** Karzinom (10–20 %)	Invasives Karzinom • invasiv-**duktales** Karzinom (80 %) • medulläres Karzinom (1 %) • Gallertkarzinom (1 %) • Tubuläres Karzinom (1 %) • Papilläres Karzinom (< 1 %) • Morbus Paget der Mamille

Tab. 13.3: Klassifikation der Mammakarzinome (Prozentualer Anteil der invasiven Karzinome)

Frage: Welches **Wachstumsverhalten** zeigt das Mammakarzinom?

Antwort: Das Mammakarzinom wächst zunächst lokal infiltrierend. Je nach Lokalisation zeigt sich in fortgeschrittenen Stadien eine vertikale Ausbreitung des Tumors mit Infiltration der **Pectoralismuskulatur**, oder nach außen mit Infiltration und Ulzeration der **Haut**. Bei flächenhafter Ausbreitung in Hautlymphgefäßen kommt es zu einer panzerartigen Thoraxeinschnürung (**„Panzerkrebs"**), bei subepidermaler Ausbreitung mit Infiltration der Hautanhangsgebilde zu grobporigen Hautveränderungen, der **„Orangenhaut"**. Das Mammakarzinom zeigt sowohl eine **lymphogene Metastasierung** in die axillären oder retrosternalen Lymphknoten als auch eine **hämatogene Metastasierung** mit Knochen-, Leber-, Lungen- und Hirnmetastasen.

Frage: Was versteht man unter einem **Sentinel-Lymphknoten?**

Antwort: Als Sentinel („Wächter"-)Lymphknoten wird der erste in einem Lymphabflussgebiet lokalisierte Lymphknoten bezeichnet. Im Rahmen der lymphogenen Metastasierung ist er der erste befallene Lymphknoten. Beim Mammakarzinom ist dieser Lymphknoten intraoperativ durch Farbmarkierung, bzw. durch eine radioaktive Markierung darzustellen und zu entfernen. Derzeit wird in großen Studien überprüft, ob bei einem histologisch tumorfreien Sentinel-Lymphknoten eventuell auf eine radikale Axilladissektion verzichtet werden kann.

Frage: Kennen Sie den Begriff des inflammatorischen Karzinoms?

Antwort: Als **inflammatorisches Karzinom** wird ein aggressives Mammakarzinom mit ausgeprägter **Lymphangiosis carcinomatosa** im Mamillenbereich bezeichnet. Klinisch präsentiert es sich mit Rötung und Schwellung der Brustdrüse und kann das Bild einer Mastitis imitieren. Die Prognose dieses Karzinoms ist schlecht.

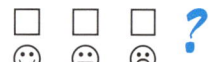

Frage: Nennen Sie einige **Risikofaktoren** für das Mammakarzinom.

Antwort: Die Ätiologie des Mammakarzinoms ist in vielen Punkten nicht geklärt. Eine Reihe von Faktoren geht allerdings mit einem erhöhten Risiko einher, an einem Mammakarzinom zu erkranken:

- **Positive Familienanamnese:** bei Vorkommen eines Mammakarzinoms bei Verwandten ersten Grades bis 3fach erhöhtes Risiko
- erhöhter **Östrogenspiegel** (frühe Menarche und späte Menopause, Nulliparae und späte Erstgebärende, **Adipositas** und fettreiche Ernährung)
- **Alter** (70% der Mammakarzinompatientinnen sind älter als 50 Jahre)
- Karzinom der kontralateralen Brust
- Bioptisch nachgewiesene **duktale Hyperplasie**
- **Lobuläres Carcinoma in situ**
- **Duktales Carcinoma in situ**

Bei 5 % der Patientinnen lässt sich eine Keimbahnmutation (v.a. der „**BR**east **CA**ncer-gene" BRCA1 und BRCA2) als Ursache des Mammakarzinoms feststellen. Bei den übrigen Fällen muss man davon ausgehen, dass ein kaskadenartiges Auftreten und die Summe von genetischen Alterationen von Tumoronkogenen und Tumorsuppressorgenen über die In-situ-Läsion zum invasiven Karzinom führen.

Frage: Welche **Zusatzuntersuchungen**, die der Pathologe durchführen kann, wären für Sie als Kliniker noch relevant?

Antwort: Auch im Hinblick auf mögliche Therapieoptionen wird beim Mammakarzinom zu der üblichen Histologie auch immunhistochemisch der **Hormonrezeptorstatus** für **Östrogen- und Progesteronrezeptoren** des Tumors bestimmt. V.a. Östrogenrezeptor-positive Karzinome zeigen ein gutes Ansprechen auf eine antihormonelle Therapie. Zusätzlich wird mittlerweile auch der Grad der Überexpression des **Her2/neu (ERB2)-Onkogens** immunhistologisch bestimmt. Diese Untersuchung dient als Grundlage für eine mögliche Antikörpertherapie gegen dieses Protein (Herceptin®/Transzustumab) bei fortgeschrittenen Tumoren oder Tumorrezidiven. Außerdem haben Her2-positive Tumoren eine schlechtere Prognose.

Frage: Nennen Sie **Prognosefaktoren** für den Verlauf einer Mammakarzinomerkrankung!

Antwort: Die wichtigsten Prognosefaktoren beim Mammakarzinom sind

- **Histologischer Typ** und **Grading:** invasiv-duktales und invasiv-lobuläres Karzinom mit schlechterer Prognose, Grading abhängig von Kernatypien, Mitosen und Drüsenbildung
- **pTNM-Stadium:** Vorhandensein von Lymphknotenmetastasen mit deutlich schlechterer Prognose; ungünstige Prognose auch bei Lymphangiosis carcinomatosa
- **Rezeptorstatus**
- **DNA-Ploidie (DNA-Gehalt):** euploide Tumoren (normaler DNA-Gehalt) mit besserer, aneuploide Tumoren (abnorm vermehrter DNA-Gehalt) mit ungünstigerere Prognose

✚ Der **Maximaldurchmesser** des Tumors, der **Malignitätsgrad** (Grading) und das Ausmaß der axillären **Lymphknotenmetastasierung** gehen in den sog. **Nottingham-Prognose-Index** (NPI) ein, der drei Kollektive mit signifikant unterschiedlicher Prognose definiert: Patientinnnen mit einer guten Prognose (kleiner Tumor, niedriger Malignitätsgrad, keine LK-Metastasen) haben eine fast normale Lebenserwartung, Patientinnen mit einer schlechten Prognose eine 5-Jahres-Überlebenswahrscheinlichkeit von 5–10 %.

Frage: Sehr gut. Eine letzte Frage noch: Gibt es das Mammakarzinom auch beim Mann?

Antwort: Auch beim Mann tritt das Mammakarzinom auf, es ist allerdings äußerst selten, und betrifft meist Männer höherer Altersstufen. Die Prognose ist deutlich schlechter als bei der Frau, da die Tumoren frühzeitig Haut und Thoraxwand infiltrieren und früh Lymphknotenmetastasen entstehen.

14 Blut und Knochenmark

☐ ☐ ☐ ?
☺ ☻ ☹

Frage: Was versteht man unter einer **Anämie?**

Antwort: Als Anämie wird die Verminderung der Zahl der zirkulierenden Erythrozyten und somit das **Absinken der Hämoglobinkonzentration** unter die Altersnorm verstanden. Klinisch teilt man die Anämien nach der Größe und nach dem Hämoglobingehalt der Erythrozyten ein.

☐ ☐ ☐ ?
☺ ☻ ☹

Frage: Können Sie uns auch die Anämien hinsichtlich ihrer **Ursachen** einteilen?

Antwort: Anämien können durch **Störungen der Erythrozytenbildung**, durch **vermehrten Erythrozytenabbau (Hämolyse)** oder durch **Erythrozytenverlust** bei Blutungen entstehen.

☐ ☐ ☐ ?
☺ ☻ ☹

Frage: Welches ist denn die **häufigste Form** der Anämie?

Antwort: Die häufigste Ursache für eine Anämie ist die **Eisenmangelanämie.** Der Eisenmangel wiederum wird am häufigsten durch **chronische Blutungen**, besonders durch genitale Blutungen bei der Frau, aber auch durch gastrointestinale Blutungen verursacht. Auch bei vermehrtem Eisenbedarf, z.B. in der Schwangerschaft oder in der Pubertät kann es zu einer negativen Eisenbilanz kommen.

Eine weniger häufige Ursache für die Eisenmangelanämie ist eine **verminderte Eisenaufnahme**, sei es durch zu geringe Eisenzufuhr oder durch verminderte Eisenresorption. Durch das verminderte Eisenangebot kommt es nach Erschöpfung der Eisenspeicher zu einer verminderten Hämoglobinsynthese. Im peripheren Blut zeigt sich eine **mikrozytäre, hypochrome Anämie** mit ungleich geformten Erythrozyten. Im Knochenmark lässt sich eine kompensatorisch gesteigerte Erythropoese nachweisen. Der Eisengehalt der Knochenmarks-Retikulumzellen, sowie der Erythroblasten ist vermindert.

Frage: Welche klinischen **Symptome** erwarten Sie bei einem Patienten mit Eisenmangelanämie?

Antwort: Allgemeinsymptome der Anämie sind **Kopfschmerzen**, **Müdigkeit** und **Blässe**. Bei der Eisanmangelanämie können zusätzlich Veränderungen beobachtet werden, die auf einer Störung des Proliferationsstoffwechsels der Zellen in Wechselgeweben beruhen. Diese wird durch den Mangel an eisenhaltigen Enzymen verursacht: Es zeigen sich Mundwinkelrhagaden, eine trockene, faltig-rissige Haut, brüchige Fingernägel und struppiges Haar. Eine Eisenmangelanämie mit Dysphagie und Ösophagitis aufgrund der Schleimhautatrophie wird als **Plummer-Vinson-Syndrom** bezeichnet. Es gilt als Präkanzerose.

Frage: Sie bekommen als Pathologe eine Biopsie aus dem Magenkorpus eines Patienten mit makrozytärer, hyperchromer Anämie. Welchen Beitrag können Sie zur Anämieabklärung leisten?

Antwort: Eine **makrozytäre (megaloblastische)**, **hyperchrome Anämie** entsteht durch Mangel an **Vitamin B$_{12}$** oder **Folsäure**, die beide zur DNA-Synthese und Zellproliferation essentiell sind. Ein Vitamin-B$_{12}$-Mangel wird entweder durch Mangelernährung, oder aber durch verminderte Resorption verursacht. Die Resorption von Vitamin B$_{12}$ ist abhängig vom Vorhandensein des Intrinsic-Factors, der von den Belegzellen des Magens gebildet wird. Bei der chronisch-atrophen Korpusgastritis – um auf Ihre Frage zurückzukommen – werden Antikörper gegen die Belegzellen, aber auch gegen den Intrinsic-Factor selbst gebildet. Lässt sich dieses nachweisen und zudem auch serologisch Autoantikörper gegen Belegzellen und Intrinsic-Factor, so spricht man von einer **perniziösen Anämie**. Auch nach einer Gastrektomie kann es durch das Fehlen der Belegzellen zu einem Mangel an Intrinsic-Factor mit konsekutivem Vitamin-B$_{12}$-Mangel kommen. Im Knochenmark erkennt man als Ausdruck der ineffektiven Erythropoese zahlreiche unreife Megaloblasten, auch die Granulo- und Megakaryopoese weist ähnliche Zell-Riesenformen auf.

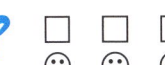 Nur nicht aus dem Konzept bringen lassen bei etwas komplizierteren Zusammenhängen. So etwas zu erzählen kann man sehr gut vorher üben.

Frage: Wirkt sich der Vitamin-B$_{12}$-Mangel auch auf andere Organsysteme aus?

Antwort: Das Vollbild des Vitamin-B$_{12}$-Mangels ist gekennzeichnet durch eine Trias **hämatologischer**, **gastrointestinaler** und **neurologischer** Störungen. Die hämatologischen Veränderungen hatten wir ja gerade besprochen. Im Verdauungstrakt kommt es durch die gestörte Epithelregeneration neben der **chronisch-atrophischen Gastritis** zu **Schleimhautatrophien**. Im ZNS beobachtet man eine **funikuläre Myelose**, eine herd-

✚ Beim Folsäuremangel lassen sich ähnliche Veränderungen beobachten, nur fehlt hier die neurologische Symptomatik.

förmige Entmarkung der Rückenmarkshinterstränge. Dies zieht klinisch Gangunsicherheit und Störungen der Tiefensensibilität nach sich.

☐ ☐ ☐ **?**
☺ ☺ ☹

Frage: Kennen Sie eine Einteilung der **hämolytischen Anämien?**

Antwort: Die hämolytischen Anämien sind gekennzeichnet durch einen abnorm **gesteigerten Erythrozytenabbau** mit Verkürzung der Lebensdauer. Daraus resultiert eine Anhäufung von Blutabbauprodukten wie Hämoglobin, Bilirubin und Hämosiderin, sowie eine Steigerung der Erythropoese mit vermehrter Ausschwemmung von Retikulozyten ins periphere Blut. Die Hämolyse kann noch im Knochenmark **(extravaskulär)** oder in der Peripherie **(intravaskulär)** stattfinden.

Die **Ursache** einer hämolytischen Anämie kann zum einen an den Erythrozyten selbst liegen, zum anderen auch an äußeren Einwirkungen. Ersteres wird als **korpuskulär-hämolytische Anämie** bezeichnet. Hier werden die Erythrozyten aufgrund verschiedener Defekte hämolysiert: Defekte Membranen sind die Ursache z.B. bei der Sphärozytose, ein Enzymdefekt beim Glucose-6-Phosphat-Dehydrogenase-Mangel. Hämoglobinopathien sind der Grund der Hämolyse bei der Thalassämie oder der Sichelzellanämie. Bei den **extrakorpuskulären-hämolytischen Anämien** gehen die normal strukturierten Erythrozyten durch immunologische (z.B. Autoimmunhämolyse) oder mechanische (z.B. Herzklappen) Schädigungen vorzeitig zugrunde.

☐ ☐ ☐ **?**
☺ ☺ ☹

Frage: Welche **chronischen myeloproliferative Erkrankungen** kennen Sie?

✚ Bei den MPS (Myeloproliferative Syndrome) findet man im Endstadium häufig eine Knochenmarksfibrose (bes. bei der Osteomyelofibrose) mit „trockenem" Knochenmark: punctio sicca.

Antwort: Chronische myeloproliferative Erkrankungen bzw. Syndrome sind monoklonale Erkrankungen der myeloischen Stammzelle, die mit der zunächst regelrechten Proliferation aller drei hämatopoetischer Stammreihen einhergehen, wobei die Proliferation einer der Linien exzessiv dominiert und das klinische Bild bestimmt. Die häufigsten myeloproliferativen Erkrankungen sind die **chronisch-myeloische Leukämie**, die **Polycythaemia vera**, die **essentielle Thrombozythämie** und die **Osteomyelofibrose**.

☐ ☐ ☐ **?**
☺ ☺ ☹

Frage: Bei welcher der genannten Erkrankungen würden Sie ein solches Bild erwarten (☞ Foto 21)? Laborchemisch zeigte sich überdies eine Leukozytose von 95.000 /ml.

Antwort: Auf dem Bild erkennt man einen eröffneten Bauchsitus mit massiver Hepatosplenomegalie. Die Splenomegalie und die exzessive Leukozytose sind Leitsymptome der chronischen myeloischen Leukämie (CML). In der chronischen Phase findet man im peripheren Blut massenhaft Zellen der gesamten Myelopoese mit allen Reifungsstufen. Zytochemisch zeigt sich eine Verminderung der Aktivität der alkalischen Leukozytenphosphatase.

Frage: Die **CML** geht in 90 % der Fälle mit einer charakteristischen zytogenetischen Veränderung einher. Wissen Sie, welche Veränderung ich meine?

Antwort: Bei der Mehrzahl der CML-Patienten lässt sich das **BCR-ABL-Fusionsgen t(9;22)**, das so genannte **Philadelphia-Chromosom**, nachweisen. Es entsteht durch die Translokation des C-ABL-Onkogens vom langen Arm des Chromosoms 9 auf die BCR-Region des langen Arms von Chromosom 22. Dadurch werden letztlich Onkoproteine und Wachstumsfaktoren aktiviert, die zur neoplastischen Proliferation führen. Das Philadelphia-Chromosom findet sich in Zellen aller drei Hämatopoeselinien und in den B-Lymphozyten.

Frage: Welchen **klinischen Verlauf** zeigt die CML?

Antwort: Die CML verläuft meist in **drei Phasen:** Die erste Phase ist durch einen langsamen, schleichenden, chemotherapeutisch gut behandelbaren Beginn gekennzeichnet. Im peripheren Blut beträgt der Anteil der Blasten unter 5 %. Nach 2–5 Jahren erhöht sich der Blastenanteil auf bis zu 30 %, man spricht vom **Stadium der Akzeleration**. Der **Blastenschub** schließlich ist durch eine weitere, krisenhafte Zunahme der Blasten auf über 30 % der kernhaltigen Zellen gekennzeichnet, was letztendlich einem Übergang in eine **sekundäre akute Leukämie** entspricht. Die maligne transformierten Blasten können myeloischer, aber auch lymphoider Prägung sein und verdrängen expansiv die prinzipiell noch funktionsfähige granulozytopoetische Zellpopulation. Die meisten Patienten versterben an Infektionen oder Blutungen. Eine Heilung der CML ist potentiell nur durch eine allogene Knochenmarkstransplantation zu erreichen.

Frage: Bei welchem der genannten myeloproliferativen Syndromen steht die Vermehrung der Erythrozyten im Vordergrund?

Antwort: Bei der **Polycythaemia vera rubra** (PV) kommt es vor allem zu einer Proliferation der **roten Blutkörperchen**. Das Knochenmark ist braun-rot und hyperplastisch, das Fettmark reduziert. Auch in **extramedullären Geweben** wie Leber und Milz findet man Erythropoeseherde. Typische klinische Symptome dieser primären Polyglobulie sind ein gerötetes Gesicht (Plethora), Zyanose, Kopfschmerzen und Schwindel, sowie ein arterieller Hypertonus, Thromboseneigung und Nasenbluten.

✚ Im Gegensatz zu den sekundären Polyglobulien (z.B. bei Lungenerkrankungen) ist bei der PV der **Erythropoetinspiegel erniedrigt.**

☐ ☐ ☐ **?**
☺ ☺ ☹

Frage: Sie haben vorhin den Begriff der Leukämie verwendet. Was versteht man unter einer **Leukämie?**

Antwort: Der Begriff Leukämie stammt von Rudolf Virchow und heißt übersetzt „Weißes Blut". Bei einer Leukämie kommt es zu einer autonomen, systemischen Proliferation eines abnormen leukozytären Zellstammes (Klones). Diese geht oft einher mit der Ausschwemmung der neoplastischen Zellen in das periphere Blut.

☐ ☐ ☐ **?**
☺ ☺ ☹

Frage: Wie werden die Leukämien eingeteilt?

Antwort: Man teilt die Leukämien nach dem beteiligten Zelltyp in **myeloische** und **lymphatische Leukämien** und nach der Verlaufsform in **akute** und **chronische** Formen ein. Die akute Leukämie hat einen raschen Verlauf und führt ohne Therapie innerhalb kurzer Zeit zum Tod. Chronische Leukämien haben meist einen schleichenden Verlauf mit längeren stabilen Phasen.

☐ ☐ ☐ **?**
☺ ☺ ☹

Frage: Was können Sie uns zur **Ätiologie** der Leukämien erzählen?

Antwort: In den meisten Leukämiefällen ist die Ursache unklar. In Einzelfällen begünstigen jedoch **ionisierende Strahlen** in hohen Dosen und bestimmte **Lösungsmittel** eindeutig die Entstehung von Leukämien. Einige **virale Infektionen** spielen ätiologisch eine Rolle, wie das HTLV-1-Virus in Südjapan und der Karibik für die T-Zell-Leukämie. Schließlich haben auch **genetische Faktoren** einen wesentlichen Einfluss auf die Leukämieentstehung: Patienten mit Trisomie 21 beispielsweise erkranken wesentlich häufiger an einer akuten Leukämie als die Normalbevölkerung.

☐ ☐ ☐ **?**
☺ ☺ ☹

Frage: Wie wird eine Leukämie diagnostiziert?

Antwort: Die Diagnose einer Leukämie wird meist durch die Untersuchung eines Blutausstrichs, also einem **Differentialblutbild** gestellt. Zur genauen Typisierung der Leukämiezellen ist jedoch eine **Knochenmarksuntersuchung** notwendig. Hier gilt zudem der Nachweis von mindestens 30 % unreifer Zellen (Blasten) als beweisend für das Vorliegen einer Leukämie.

Frage: Können Sie allgemein die **Pathophysiologie** einer Leukämie erklären, und warum ist sie eine letztlich lebensbedrohliche Krankheit?

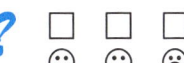

Antwort: Der grundlegende Defekt einer Leukämie beruht darauf, dass die Stammzellen der Leukozyten nicht mehr in der Lage sind, zu funktionsfähigen Endzellen der jeweiligen Zellreihe auszureifen. Die leukämischen Blasten bleiben aber teilungsfähig, und werden somit potentiell unsterblich. Die Blastenpopulation verdrängt die normalen Vorläuferzellen der anderen Blutreihen im Knochenmark. Die Folge sind eine **Anämie**, eine erhöhte **Blutungsneigung** und eine erhöhte Anfälligkeit v.a. für **bakterielle** und **mykotische Infektionen**. Die vermehrte Produktion von Leukozyten führt in den meisten Fällen zu einer Leukozytose. Es gibt jedoch auch aleukämische Leukoseformen, bei denen die Leukozyten sogar erniedrigt sind.

✚ Etwa 10^{13} Tumorzellen (ca. 1 kg) reichen aus, um den Tod eines Patienten herbeizuführen. Erst ab einer Zahl von 10^9 Tumorzellen lassen sich Leukämiezellen klinisch nachweisen. Erzielt man durch Behandlung eine Reduktion der Leukämiezellen auf unter 10^9 Zellen, spricht man von einer **Vollremission**, was lediglich bedeutet, dass die Zahl der Tumorzellen unter der Nachweisgrenze liegt, und nicht, dass sie vollständig eliminiert sind.

Merke: Ein normales peripheres Blutbild schließt eine Leukämie mit 95-prozentiger Wahrscheinlichkeit aus.

!

Neben der Knochenmarksinfiltration und der Ausschwemmung ins periphere Blut können Leukämiezellen auch andere Organe infiltrieren. Die Folge davon sind Reizerscheinungen, wie z. B. Hirnhautreizungen bei Befall der Hirnhaut (Menigoencephalomyelopathie), sowie einer Vergrößerung und Funktionsminderung befallener Organe wie z.B. der Milz.

Frage: Kennen Sie den Begriff des „Hiatus leucaemicus"?

Antwort: Bei einer akuten Leukämie verläuft die Proliferation der neoplastischen Zellen rasch und heftig. Bei einer massiven Ausschwemmung der unreifen Zellstufen ins periphere Blut lassen sich hier nur junge unreife Leukämiezellen und alte, übriggebliebene, reife Granulozyten nachweisen. Die dazwischen liegenden Reifungsstufen fehlen, was als leukämische Lücke, also als Hiatus leucaemicus bezeichnet wird.

☐ ☐ ☐ **?**
☺ ☺ ☹

Frage: Bei welcher Form der akuten Leukämie findet man besonders häufig ein derartiges Phänomen?

Antwort: Bei der **akuten myeloischen Leukämie**, bei der die leukämischen Zellen eine überwiegend granulozytäre Differenzierungstendenz zeigen, beobachtet man häufig einen Hiatus leucaemicus.

☐ ☐ ☐ **?**
☺ ☺ ☹

Frage: Nicht alle Untergruppen der AML zeigen eine **granulozytäre Differenzierung**. Kennen Sie eine Einteilung der akuten myeloischen Leukämien, die diese Tatsache berücksichtigt?

✚ Die Leukämiezellen der Subtypen M1–M4 zeigen im Blutausstrich vermehrt peroxidase-positive Auer-Stäbchen (lysosomale Abbauprodukte).

Antwort: Die akuten myeloischen Leukämien werden nach der **French-American-British-(FAB)-Group** in 6 Untergruppen eingeteilt: Diese orientiert sich an eben dieser granulozytären Differenzierungstendenz. Der Reifegrad der Differenzierung äußert sich im Auftreten peroxidase- und chlorazetatesterasehaltiger Granula in den Leukämiezellen. Man unterscheidet danach in 6 Untergruppen, wobei die Untergruppen M1–M3 eine vorwiegend granulozytäre Differenzierung zeigen, der Typ M4 eine gemischt granulozytäre-monozytäre, M5 eine monozytäre, M6 eine erythrozytäre und M7 eine megakaryozytäre Differenzierung.

AML-M0	Undifferenziert
AML-M1	Akute Myeloblastenleukämie ohne Ausreifung
AML-M2	Akute Myeloblastenleukämie mit Ausreifung
AML-M3	Akute Promyelozytenleukämie
AML-M4	Akute myelomonozytäre Leukämie
AML-M5	Akute Monoblasten-(5a), akute Monozyten-(5b)Leukämie
AML-M6	Akute Erythroleukämie
AML-M7	Akute Megakaryoblastenleukämie

Tab. 14.1:   Einteilung der akuten myeloischen Leukämien (FAB)

☐ ☐ ☐ **?**
☺ ☺ ☹

Frage: Wie wird die AML **therapiert** und wie ist die **Prognose** einer AML?

Antwort: Primär wird die AML mit einer **Polychemotherapie** behandelt, nach der 60–80 % der Patienten eine Vollremission erreichen. Je nach Subtyp liegt die Rezidivfreiheit in den darauf folgenden 5 Jahren bei 20–40 %. Nach einer allogenen **Knochenmarkstransplantation** in der ersten Remissionsphase beträgt die 10-Jahres-Überlebensrate ca. 60 %, bei einer Knochenmarkstransplantation in der zweiten Remission nur noch bei 30 %. Insgesamt ist die Prognose einer sekundär (z.B. bei einer CML) entstandenen akuten myeloischen Leukämie schlechter, als bei einer primären AML.

Frage: Welche Gruppe hämatologischer Erkrankungsformen zeigt neben der CML noch häufig einen Übergang in eine AML?

Antwort: Sie sprechen die Gruppe der **myelodysplastischen Syndrome** (MDS) an. Dies ist eine heterogen Gruppe von hämatologischen Erkrankungen, die mit einer fortschreitenden Knochenmarksdysplasie bzw. Insuffizienz einhergehen. Meist sind alle drei hämatopoetischen Stammreihen betroffen. Im Knochenmark und im peripheren Blut beobachtet man eine **Panzytopenie** mit reifungsgestörten Erythrozyten und Granulozyten. Klinisch zeigen sich die Folgen der Panzytopenie in einer Anämie, einer erhöhten Infektanfälligkeit und erhöhter Blutungsneigung. Betroffen sind überwiegend ältere Patienten.

✚ Als Ringsideroblasten bezeichnet man reifungsgestörte Erythrozyten, bei denen sich nicht verstoffwechselte Hämoglobinvorstufen ringförmig in den Mitochondrien um den Zellkern ablagern. Vorkommen: sideroblastische Anämien, MDS.

Frage: Die gerade genannten Krankheitsbilder der AML und der MDS betreffen hauptsächlich erwachsene Patienten. Welche Altersverteilung zeigt sich denn bei der akuten lymphatischen Leukämie?

Antwort: Die akute lymphatische Leukämie zeigt im Gegensatz zu der AML einen Häufigkeitsgipfel im **frühen Kindesalter** und ist insgesamt auch die häufigste pädiatrische Krebserkrankung. Bei dieser Form ist zudem im Gegensatz zu anderen Leukämieformen eine dauerhafte Vollremission, also Heilung, durch eine Chemotherapiebehandlung möglich.

Frage: Welche immunologischen und **zytochemischen Merkmale** zeigen die Blasten der ALL?

Antwort: Im Gegensatz zu den myeloischen Blasten der AML reagieren die lymphatischen Blasten Peroxidase- und Chlorazetatesterase negativ. Immunologisch kann man je nach Differenzierung akute lymphatische Leukämien der B- und T-Zell-Reihe unterscheiden.

☐ ☐ ☐ **?**
☺ 😐 ☹

Frage: Welche Organe und Organsysteme sind neben dem Knochenmark bei der ALL besonders häufig befallen?

Antwort: Neben Infiltrationen der Lymphknoten und der Leber ist ein besonders Merkmal der ALL der Befall des ZNS und der Meningen in Form einer **Meningeosis leucaemica**.

☐ ☐ ☐ **?**
☺ 😐 ☹

Frage: Welche Konsequenzen ergeben sich daraus hinsichtlich der Therapie?

Antwort: Die Blut-Hirn-Schranke verhindert, dass Chemotherapeutika am ZNS ihre Wirkung entfalten können. Daher werden eine zusätzliche Behandlung mit intrathekalen Zytostatikaapplikationen und eine ZNS-Bestrahlung durchgeführt. Leider gehen dennoch oftmals Rezidive gerade von den Meningen aus.

☐ ☐ ☐ **?**
☺ 😐 ☹

Frage: Können Sie das Prinzip der **Knochenmarkstransplantation** erklären?

Antwort: Ziel der **Knochenmarkstransplantation** ist es, nach Vernichtung aller neoplastischen Leukämiezellen das Knochenmark mit gesunden (Spender-)Stammzellen neu zu besiedeln, und damit eine Heilung der Leukämie zu erreichen. Die Abtötung der Leukämiezellen erfolgt mittels einer **hochdosierten Chemotherapie** und einer **Ganzkörperbestrahlung**. Dabei müssen alle Leukämiezellen erfasst werden. Die Spenderzellen werden dann als Infusion verabreicht und siedeln sich im Knochenmark des Empfängers an.

☐ ☐ ☐ **?**
☺ 😐 ☹

Frage: Das hört sich ja ganz einfach an. Dennoch ist die Knochenmarkstransplantation ein risikoreiches Verfahren. Welche **Komplikationen** können bei der Knochenmarkstransplantation auftreten?

Antwort: Komplikationen treten zum einen während der **zwischenzeitlichen Immunschwäche** auf, da zwischen dem Abtöten des eigenen Knochenmarkes und dem „Anwachsen" des transplantierten Spender-Knochenmarkes keine Leukozyten produziert werden. Der Patient muss daher in der Zeit der Immunschwäche nach dem Vernichten des eigenen Immunsystems (einschließlich der malignen Leukämiezellen) und dem Wiederaufbau eines intakten Immunsystems durch das Spender-Knochenmark, insbesondere vor **bakteriellen** und **mykotischen Infektionen**, geschützt werden. Diese kritische Phase muss der Patient daher in Isolation in sterilen Räumen auf besonderen Stationen verbringen. Ein weiteres Problem stellt die Notwendigkeit eines **pas-**

senden **Spender-Knochenmarkes** dar. Das transplantierte Knochenmark baut ein vollkommen neues Immunsystem im Körper des Patienten auf, wobei das übertragene Knochenmark einige Eigenschaften des Knochenmark-Spenders beibehält. Unterscheiden sich Spender und Empfänger zu stark, so erkennt das neue Immunsystem den Empfänger als „fremd" und greift dessen Organismus an.

Frage: Wie nennt man diesen Mechanismus?

Antwort: Man nennt diese Unverträglichkeitsreaktion **Graft-versus-host-Reaktion**. Betroffen sind hierbei vor allem die Organe Haut, Leber und der Gastrointestinaltrakt mit zum Teil massiven Gewebsnekrosen. Zur Umgehung dieser Komplikation versucht man daher, eine Alternative zur **allogenen Knochenmarkstransplantation** in der **autologen Stammzelltransplantation** zu finden. Hier werden dem Patienten in einer Vollremissionsphase gesunde Stammzellen entnommen, diese werden künstlich im Labor vermehrt und stehen dem Patienten später als Knochenmarkspende zur Verfügung.

Frage: Mit welchen **Nebenwirkungen** bzw. auch **Spätfolgen** müssen chemotherapierte Patienten rechnen, auch wenn sie erfolgreich therapiert werden bzw. wurden?

Antwort: Alle Zytostatika schaden neben den Tumorzellen auch dem gesunden Gewebe. Nebenwirkungen sind deswegen bei einer Chemotherapie obligat. Neben der durch die Knochenmarksschädigung bedingten **Infektanfälligkeit** treten auch häufig **gastrointestinale** Komplikationen (Stomatitis, Enterocolitis) und ein Haarverlust aufgrund der Schädigung des Wechselgewebes auf. Daneben gibt es etliche weitere substanz- und organspezifische (Herz, Lunge, Nieren) Toxizitäten. **Spätfolgen** einer Chemotherapie können ebenfalls **Organschäden** an Hirn, Herz, Lunge, den hormonbildenden Organen und der Leber sein. Es besteht auch ein erhöhtes Risiko, an Zweittumoren zu erkranken. Auch werden die Patienten aufgrund der **Gonadotoxizität** der Chemotherapie häufig infertil.

Fallbeispiel: Ein 65-jähriger Patient stellt sich mit massiven, symmetrischen Lymphknotenvergrößerungen nahezu aller Lymphknotenstationen vor. Er berichtet zudem von diffusen Oberbauchbeschwerden, Pruritus und Hautinfektionen. Laborchemisch zeigt sich eine massive Leukozytose (200000 /µl). An welche Erkrankung denken Sie?

✚ Im Blutausstrich sieht man instabile Lymphozyten mit intrazellulären Kerntrümmern (Gumprecht´sche Kernschatten).

Antwort: Vermutlich leidet der Patient an einer **chronischen lymphatischen Leukämie** (CLL). Diese Erkrankung ist die häufigste Leukämieform und wird auch zu den **niedrig malignen Non-Hodgkin-Lymphomen** gerechnet. Betroffen sind vor allem ältere Patienten. Klinisch imponiert die CLL wie geschildert mit symmetrischen Lymphknotenvergrößerungen, sowie einer Hepatosplenomegalie. Oft wird auch ein – zumindest zu Beginn – relativ symptomarmer Verlauf beobachtet. Komplikationen gibt es aufgrund der Infektanfälligkeit, da die neoplastischen Lymphozyten nicht immunkompetent sind, und eine Hypogammaglobinämie besteht. Durch die fortschreitende Markverdrängung kommt es außerdem zu einer Anämie und einer Thrombozytopenie mit den entsprechenden Symptomen. Eine Chemotherapie ist jedoch nur bei schweren Verläufen indiziert, da die Patienten oft eher an den Nebenwirkungen der Therapie leiden, als an der Erkrankung selbst.

Non Hodgkin-Lymphome			Myeloproliferative Syndrome
Chronische lymphatische Leukämie, CLL	Akute lymphatische Leukämie, ALL	Akute myeloische Leukämie, AML	Chronische myeloische Leukämie, CML
Ältere Patienten	Eher Kinder	Eher Erwachsene	Erwachsene
LK-Vergrößerung	Meningeosis leucaemica	Hiatus leucaemicus	Hepatosplenomegalie
Relativ gutartiger Verlauf	Unbehandelt rasch tödlicher Verlauf	Unbehandelt rasch tödlicher Verlauf	Verlauf in Stadien (finaler Blastenschub)
Reife Lymphozyten	Atypische Lymphoblasten	Frühe Vorstufen (Blasten) und reife Granulozyten	Alle Reifungsstufen

Abb. 14.1: Häufigste Leukämieformen mit Altersverteilung (2. Zeile), Leitsymptome (3. Zeile), Verlauf (4. Zeile) und Zellbild (5. Zeile und Abbildung), [14]

15 Lymphatisches System

Fallbeispiel: Ein junger Mann stellt sich mit einer supraklavikulären **Lymphknotenschwellung** vor. Er klagt zudem über Nachtschweiß, Gewichtsverlust und erhöhte Temperaturen. Wie lauten Ihre Differentialdiagnosen?

Antwort: Jeder tastbare **supraklavikuläre Lymphknoten** ist pathologisch und muss abgeklärt werden. Differentialdiagnostisch kommen für eine dort lokalisierte Lymphknotenvergrößerung u.a. in Betracht:

- **Infektionen** (infektiöse Mononukleose, HIV, TBC)
- Sarkoidose
- **Lymphome**
- Metastasen

tipp Häufig werden zum Einstieg Fragen zu Differentialdiagnosen wichtiger Leitsymptome gestellt. Beliebt hier auch Fragen nach zervikalen oder submandibulären Raumforderungen. Hier sollte man auch Halszysten oder Speicheldrüsentumoren in die Differenzialdiagnose mit einbeziehen.

Frage: Was sollten Sie weiter abklären?

Antwort: Es sollte abgeklärt werden, ob sich die Lymphknotenschwellung **akut** oder **chronisch** entwickelt hat, ob sie **lokalisiert** oder **generalisiert** ist, und ob zusätzlich eine **Splenomegalie** vorliegt. Daneben geben auch die Konsistenz und die Druckschmerzhaftigkeit des Lymphknotens Hinweise auf die Ursache: Ein **druckdolenter**, **weicher** Lymphknoten ist meist **entzündlich** verändert; **derbe**, **verbackene** Lymphknoten sind meist **maligner** Art. Bestimmte Infektionserkrankungen kann man serologisch abklären. Auch das Blutbild kann weiterführende Informationen bieten. Ist die Ätiologie weiter unklar, sollte man eine Lymphknotenexstirpation vornehmen und den Lymphknoten **histologisch** untersuchen lassen.

Frage: Genau das wurde vorgenommen. Die Histologie zeigte folgendes Bild (☞ Foto 22). Was erkennen Sie?

Antwort: Man erkennt in der Mitte eine Riesenzelle mit großen Nukleolen in hellen Kernen. Es handelt sich somit um eine typische Reed-Sternberg-Riesenzelle. Sie ist umgeben von einem bunten Infiltrat aus Lymphozyten, Plasmazelle und Granulozyten. Der Patient leidet also an einem Morbus Hodgkin.

□ □ □ **?**
☺ ☹ ☹

✚ Die neoplastischen Zellen des Morbus Hodgkin sind große Blasten mit bohnenförmigen Kernen und großen Nukleolen (sog. **Hodgkin-Zellen**). Immunphänotypisch zeigt sich relativ konstant eine Positivität für CD15 und CD30. Die **Reed-Sternberg-Zellen** entstehen durch Fusion zweier oder mehrerer Hodgkin-Zellen. Die sog. **Lakunen-Zellen** entstehen durch artifizielle, fixationsbedingte Schrumpfung breiter Zytoplasmasäume der RS-Zellen. Es entsteht so am histologischen Präparat ein heller Hof um die Zellen.

Frage: Welche Information möchten Sie dem pathologischen Befund noch entnehmen können?

Antwort: Es gibt **vier histologische Subtypen** des Morbus Hodgkin. Sie werden nach Anzahl der **Hodgkin-** und **Reed-Sternberg-Zellen**, sowie nach der Art des **entzündlichen Begleitinfiltrats** eingeteilt:
- **Lymphozytenreich:** wenig Hodgkin/RS-Zellen. Reichlich reife B-Lymphozyten
- **Nodulär-sklerosierend:** mäßig viele Hodgkin/RS-Zellen. Regressive Veränderungen (Nekrosen, Kollagennarben), knotige Infiltrate, Lakunen-Zellen.
- **Mischtyp:** Viele Hodgkin/RS-Zellen. Buntes Bild des Begleitinfiltrats mit Lymphozyten, Eosinophilen, Plasmazellen.
- **Lymphozytenarm:** Viele, teils atypische Hodgkin/RS-Zellen. Wenig Lymphozyten.

Früher beobachtete man eine Prognoseverschlechterung von der lymphozytenreichen zur lymphozytenarmen Form. Bei adäquater Therapie findet man jedoch heute kaum mehr ein Unterschied zwischen den vier Gruppen hinsichtlich der Prognose. Diese wird eher vom klinischen Stadium bestimmt.

□ □ □ **?**
☺ ☹ ☹

Frage: Nach welchen Kriterien wird das klinische Stadium eingeteilt?

Antwort: Die klinische Einteilung des M. Hodgkin erfolgt nach **Ann-Arbor** unter Berücksichtigung der befallenen Lymphknotengruppen:
- Stadium I — Befall einer solitäre Lymphknotengruppe (I) oder einer extranodalen Lokalisation (IE) ober- oder unterhalb des Zwerchfells.
- Stadium II — zwei oder mehrere Lymphknotenstationen (II) oder extranodale Herde (IIE) auf der gleichen Zwerchfellseite.
- Stadium III — Befall von Lymphknoten-Regionen oder extranodale Herde auf beiden Zwerchfellseiten.
- Stadium IV — Disseminierter Organbefall (**S**plen, **H**epar, **L**ungs, Bone-**M**arrow).

Ein weiterer prognostischer Faktor ist das Vorliegen von Allgemeinsymptomen (**B-Symptomatik**), wie bei unserem Patienten. Hier bedeutet der Zusatz A: keine Allgemeinsymptome. Der Zusatz B zeigt das Vorliegen von Allgemeinsymptomen an. Prognostisch günstig sind die Stadien I–II A/B und III A ohne weitere Risikofaktoren. Eine schlechtere Prognose haben die Stadien III A mit Risikofaktoren und die Stadien III–IV A/B.

Frage: Die Staging-Untersuchung zeigte bei unserem Patienten neben den supraklavikulären Lymphknoten auch befallenen axilläre und mediastinale Lymphknoten. In welchem klinischen Stadium befindet sich der Patient?

Antwort: Es sind also Lymphknotengruppen oberhalb des Zwerchfells befallen, dazu zeigt er eine B-Symptomatik. Er befindet sich also im Stadium IIB nach Ann-Arbor, also noch in einem prognostisch günstigen Stadium.

Frage: Wie hoch ist Ihrer Meinung nach die Langzeit-Überlebenswahrscheinlichkeit unseres Patienten?

Antwort: Unter adäquater (Chemo- und Radio-)Therapie und ohne weitere Komplikationen denke ich so um die 80 %. Leider entstehen oft auch bereits nach ein oder zwei Jahren Rezidive, die histologisch einen Übergang in die nächst „malignere" Form zeigen. Auch hier kann man jedoch mit entsprechender Therapie eine Vollremission erzielen.

Frage: Kennen Sie noch andere Lymphom-Typen und nach welchen Kriterien werden sie eingeteilt?

Antwort: Sie sprechen die Gruppe der **Non-Hodgkin-Lymphome** an. Eine Einteilung der NHL erfolgt z.B. in der **Kieler Klassifikation** nach dem vorherrschenden Zelltyp und nach dem Malignitätsgrad. Sie unterscheidet **B- und T-Zell-Lymphome** und teilt sie in **niedrigmaligne (zytische Tumorzellen)** und **hochmaligne (blastische Tumorzellen)** Formen ein. Die Mehrzahl der Fälle hat ihren Ursprung in der B-Zell-Reihe, weniger häufig sind die T-Zell-NHL. Eine andere Klassifikation, die **REAL-Klassifikation** (Revised European American Classification of lymphoid Neoplasms) orientiert sich an den Herkunftszellen und berücksichtigt zudem zytogenetische, immunhistochemische und klinische Aspekte.

B-Zell-Lymphome	T-Zell-Lymphome
niedrig-maligne • lymphozytisch, chronische lymphatische Leukämie • Haarzellenkeukämie • lymphoplasmozytisch • plasmozytisch • zentoblastisch-zentrozytisch • follikulär • zentrozytisch (Mantelzell-Lymphom)	**niedrig-maligne** • lymphozytisch, chronische lymphatische Leukämie • Haarzellenkeukämie • Mycosis fungoides, Sézary-Syndrom • lymphoepitheloid (Lennert-Lymphom) • angioimmunoblastisch (AILD) • T-Zonen-Lymphom • pleomorph, kleinzellig
hoch-maligne • zentroblastisch • immunoblastisch • anaplastisch-großzellig • Burkitt-Lymphom • lymphoblastisch	**hoch-maligne** • pleomorph, mittel- und großzellig • immunoblastisch • anaplastisch-großzellig • lymphoblastisch

Tab. 15.1:   Kieler Klassifikation der Non-Hodgkin-Lymphome (1992, verein-facht)

Frage: Welche Möglichkeiten hat der Pathologe, neben rein morphologischen Kriterien, um ein Lymphom zu diagnostizieren bzw. eine weitere Spezifizierung vorzunehmen?

Antwort: Verschiedene Charakteristika der Zelloberfläche, sog. **Cluster of Differentiation (CD)**, können mit immunhistochemischen Markern nachgewiesen werden. Somit ist nicht nur eine Differenzierung in **B-(CD20+)** und **T-(CD3+) Zell-Lymphome** möglich. Bestimmte Subtypen zeigen hier auch spezifische Expressionsmuster verschiedener anderer CD-Antigene. Darüber hinaus finden sich bei einigen Lymphomtypen chromosomale **Translokationen**, die sich molekularpathologisch nachweisen lassen.

Frage: Können Sie mir da ein paar Beispiele nennen?

Antwort: Beim **follikulären Lymphom**, das zu den niedrig-malignen B-NHL gerechnet wird, wurde eine **t(14; 18)-Translokation** nachgewiesen, die eine Transkription und Überexpression des **bcl2-Onkoproteins** (Anti-Apoptose-Gen) zur Folge hat. Dieses Lymphom ist der häufigste NHL-Typ. Histologisch imitieren diese Lymphome das follikuläre Wachstum normaler Keimzentren. Ein anderes Lymphom, bei dem eine Translokation beobachtet wird, ist das **Mantelzell- oder zentrozytische Lymphom**. Durch die hier charakteristische **t(11; 14)-Translokation** kommt es zu einer Überexpression eines Fusionsproteins (bcl1-Protein Cyclin D1), das bei der Zellteilung beteiligt ist.

Frage: Kennen Sie ein Lymphom, bei dem eine virale Beteiligung bei der Pathogenese beschrieben wird?

Antwort: Sie wollen vermutlich auf das **Burkitt-Lymphom** hinaus, bei dessen endemischer Form, die v.a. in Zentralafrika auftritt, eine Assoziation mit einer vorangegangenen **Epstein-Barr-Virus-Infektion** beobachtet wird. Der Tumor ist jedoch in Europa und Nordamerika selten, hier gibt es v.a. die sporadische Form, bei der eine EBV-Assoziation seltener beobachtet wird. Allerdings sind 40 % der bei HIV auftretenden Lymphome Burkitt-Lymphome (sporadischer Typ).

Frage: Wie werden Lymphome in der Regel behandelt?

Antwort: Die Behandlung von Lymphomen besteht in der Regel aus einer **Chemotherapie** bzw. einer **Polychemotherapie**, da es sich hier letztlich um eine Systemerkrankung handelt. In einigen Fällen kommt auch eine **Strahlentherapie** zum Einsatz. Neuere Behandlungsmethoden sind z.B. gezielte **Antikörpertherapien** gegen spezifische Antigenstrukturen, z.B. eine CD20- Antikörpertherapie bei B-NHLs.

Frage: Es gibt ein Lymphom, das man im frühen Stadium mit Antibiotika behandeln kann. Wissen Sie, welches Lymphom ich meine?

Antwort: Beim **MALT** (Mucosa-associated lymphoid tissue-)Lymphom des Magens ist eine Assoziation mit einer **Helicobacter-pylori-Infektion** beschrieben. Die neoplastischen Zellen besitzen sog. Homing-Rezeptoren, durch die sie zunächst auf das Mucosaepithel lokalisiert bleiben. Im frühen Stadium kann man ein MALT-Lymphom des Magens durch eine Helicobacter-Eradikation mit einer Antibiotikatherapie erfolgreich behandeln.

Frage: Welche Veränderung zeigt sich denn in diesem Lymphknoten (☞ Foto 23)?

Antwort: Man erkennt in diesem Lymphknoten einen vergrößerten Follikel mit einem floridem Keimzentrum, daneben kleinherdige, nicht verkäsende Epitheloidzellgranulome.

Frage: Wie nennt man also diese Veränderung?

Antwort: Man nennt diese Veränderung ganz allgemein kleinherdige **epitheloidzellige Lymphadenitis**.

☐ ☐ ☐ **?**
☺ 😐 ☹

Frage: Können Sie eine häufige **Ursache** dafür nennen?

Antwort: Häufige Ursachen einer kleinherdigen, nicht verkäsenden epitheloidzelligen Lymohadentitis sind die **Toxoplasmose**, wobei hier vor allem zervikale und nuchale Lymphknoten betroffen sind. Kleine epitheloidzellige Granulome in regionalen Lymphknoten beobachtet man allerdings auch bei der **Tularämie**, bei der **Yersiniose** und beim **M. Crohn**. Auch im Abflussgebiet von Karzinomen finden sich solche Lymphknotenveränderungen, sie werden **Sarkoid-like-lesions** genannt. Differentialdiagnostisch kommen bei epitheloidzelligen Läsionen in einem Lymphknoten aber auch immer eine **Tuberkulose** oder eine **Sarkoidose** in Betracht.

☐ ☐ ☐ **?**
☺ 😐 ☹

Frage: Oft bekommt man als Pathologe ein Präparat mit einer **Lymphknotenmetastase** eines unbekannten Primärtumors. Was kann der Pathologe leisten, um weitere Aufschlüsse über einen möglichen Primärtumor zu bekommen?

Antwort: Zunächst einmal wird der Pathologe erkennen, um welche Art von Tumor es sich handelt, ob eine Metastase eines Adenokarzinoms, eines Plattenepithelkarzinoms oder eines anderweitigen Tumors, z.B. eines Sarkoms oder Melanoms vorliegt. Dann können auch unter Berücksichtigung der Lokalisation der Metastase bestimmte Tumoren eingegrenzt werden. Schließlich kann man auch mit immunhistochemischen Methoden die Suche nach einem Primärtumor unterstützen. So kann eine Metastase eines Mammakarzinoms Hormonrezeptor-positiv sein, die Metastase eines Prostatakarzinoms PSA-positiv, oder die Metastase eines Schilddrüsenkarzinoms positiv gegen Thyreoglobulin.

☐ ☐ ☐ **?**
☺ 😐 ☹

Frage: Nennen sie mögliche Ursachen einer **Splenomegalie!**

Antwort: Eine Milzvergrößerung kann entweder **infektiös**, **vaskulär** oder **neoplastisch** bedingt sein. Außerdem beobachtet man auch bei **Hämolysen**, bei **Autoimmunerkrankungen** und bei bestimmten **Speichererkrankungen** eine Milzvergrößerung.

☐ ☐ ☐ **?**
☺ 😐 ☹

Frage: Bei welcher **Virusinfektion** tritt häufig eine massive Splenomegalie auf?

Antwort: Bei der **infektiösen Mononukleose** (Pfeiffer-Drüsenfieber), die durch das Epstein-Barr-Virus verursacht wird, beobachtet man neben einer massiven Halslymphknotenschwellung auch eine extreme Splenomegalie, bei der in seltenen Fällen sogar eine spontane Milzruptur auftreten kann. Auch bei anderen viralen Infektionen, z.B. bei einer Virushepatitis oder bei Röteln tritt eine Splenomegalie auf, ebenso z.B. bei Malaria oder Typhus.

Frage: Im Rahmen welcher **Neoplasien** tritt ebenfalls eine Milzvergrößerung auf?

Antwort: Primäre Milztumoren wie Hämangiome, Lymphangiome oder Hämangiosarkome sind sehr selten. Wesentlich häufiger beobachtet man einen **Milzbefall** bei **Hodgkin-** und **Non-Hodgkin-Lymphomen**. Bei **myeloischen Leukämien** tritt ebenfalls eine Splenomegalie auf, z.T. bis über 1000 g. Milzmetastasen solider Tumoren sind sehr selten.

✚ Beim Milzbefall des M. Hodgkin zeigt sich das Bild der sog. **Bauernwurstmilz**, mit bis zu 2 cm großen knotigen Infiltraten, die auf der Schnittfläche an eine grobgriebige Wurst erinnern.

Fallbeispiel: Eine Patientin klagt seit einiger Zeit über Doppeltsehen, Schluckbeschwerden und seit kurzen über eine im Tagesverlauf zunehmende Ermüdbarkeit der Arm- und Beinmuskulatur. Welche Erkrankung könnte diese Patientin haben und welches Organ sollte näher untersucht werden?

Antwort: Die Patientin zeigt typische Symptome einer **Myasthenia gravis**. Dies ist eine Autoimmunerkrankung, bei der sich Antikörper gegen **Acetylcholinrezeptoren** der muskulären Endplatte bilden. Bei 85 % der Patienten lassen sich Veränderungen des Thymus nachweisen, meist in Form einer **chronischen lymphofollikulären Thymitis** bzw. einer lymphofollikulären Thymushyperplasie. In einigen Fällen findet man auch ein **Thymom** als Ursache. Im Rahmen der Thymusentzündung bilden sich Antikörper gegen den Acetylcholinrezeptor, der auch im Thymusgewebe zu finden ist. Die ins Blut freigesetzten Antikörper blockieren dann an der motorischen Endplatte den dort befindlichen Rezeptor, sodass die Muskelzelle nicht mehr erregbar wird. Als Therapie kommt bei Versagen einer Immunsuppression somit auch die Thymektomie in Frage.

Frage: Welche klinisch sehr ähnliche Erkrankung müssen Sie differentialdiagnostisch bedenken?

Antwort: Myasthenie-ähnliche Symptome zeigen sich auch im Rahmen des paraneoplastischen **Lambert-Eaton-Syndroms**. Mehr als die Hälfte der Patienten haben ein kleinzelliges Bronchialkarzinom.

16 Endokrines System

16.1 Hypophyse

☐ ☐ ☐ **?**
☺ ☺ ☹

Frage: Definieren Sie den Begriff **Hyperpituitarismus**. Nennen Sie die häufigsten Ursachen.

Antwort: Hyperpituitarismus ist eine **Überfunktion der Adenohypophyse** (= Hypophysenvorderlappen, HVL) und führt zu einer erhöhten Sekretion eines oder auch mehrerer Hormone des HVL. Beim **primären** Hyperpituitarismus wird die Überfunktion meist durch einen hormonproduzierenden **Hypophysentumor** (meist Adenome) ausgelöst. Die **sekundäre** Form ist Folge eines funktionellen **Ausfalls einer peripheren Drüse**, z.B. der Schilddrüse, und der dadurch fehlenden Feedback-Inhibition.

Adenohypophyse (= Hypophysenvorderlappen)	Neurohypophyse (= Hypophysenhinterlappen)

• Gonadotropine: FSH, LH
  – Prolaktin (PRL)
  – Wachstumshormone (Growth hormone GH bzw. somatotropes Hormon STH)
  – Kortikotropin (ACTH)
  – Thyreotropin (TSH)
  – Melanozytenstimulierendes Hormon (MSH)
	• Oxytocin
	  – Antidiuretisches Hormon (ADH)

Tab. 16.1: Hormone der Adeno- und Neurohypophyse

☐ ☐ ☐ **?**
☺ ☺ ☹

Frage: Welche **Adenome** des HVL kennen Sie?

✚ Die verschiedenen Adenomtypen lassen sich v. a. immunhisto-chemisch differenzieren.

Antwort: Die meisten Adenome des HVL sind **hormonproduzierende** Tumoren, nur ca. 20 % sind endokrin inaktiv. Die häufgsten hormonproduzierenden Tumoren sind:
- **Prolaktinome** (40 %): Zellen produzieren Prolaktin und führen bei der Frau zu Amenorrhö, Galaktorrhö und Sterilität, beim Mann zu Libidoverlust und Impotenz.

- **ACTH-bildende Adenome** (20 %): Die ACTH-Sekretion führt über einen Hyperkortisolismus zu dem Bild eines Morbus Cushing mit Vollmondgesicht, Stammfettsucht, Muskelschwund, Osteoporose, Hypertonie etc.
- **STH-bildene Adenome** (7 %): Bei Kindern führt die übermäßige STH-Sekretion zu einem Riesenwuchs, bei Erwachsenen zu einer Akromegalie mit vergrößerten Händen und Füßen, vergröberten Gesichtszügen, Organmegalie etc.

Frage: Kennen Sie auch einen **endokrin inaktiven Tumor** der Hypophyse?

Antwort: Ja, z.B. das **Kraniopharyngeom**, ein Tumor der sich aus Zellen des embryonalen Hypophysenganges (Rathke-Tasche) entwickelt und vorwiegend im Kindes- und Jugendalter auftritt. Häufig ist er im Hypophysenstil lokalisiert und wächst dort entweder supra- oder intrasellär.

Frage: Nennen Sie zwei **funktionelle Erkrankungen** des Hypophysenhinterlappens.

Antwort: Erkrankungen der Neurohypophyse haben entweder eine Reduktion oder eine Erhöhung der ADH-Sekretion zur Folge. Eine verminderte ADH-Sekretion führt zum **Diabetes insipidus centralis**. Ursachen sind häufig Tumoren der Hypophyse, Metastasen oder Traumen. Eine erhöhte ADH-Sekretion ist typisch für das **Schwarz-Bartter-Syndrom** und entsteht häufig paraneoplastisch, z. B. im Rahmen eines kleinzelligen Bronchialkarzinoms.

16.2 Schilddrüse

Frage: Geben Sie kurz einen Überblick über die **Pathologie der Schilddrüse**.

Antwort: In der Schilddrüse kann man folgende pathologischen Veränderungen finden:

angeborene Anomalien	z. B. Aplasie (= Fehlen der Schilddrüse), Ektopie
Entzündungen	z. B. akut, chronisch, bakteriell, viral
Tumorartige Läsionen	Struma (euthyreot, hypothyreot, hyperthyreot)
Tumoren	• benigne → z. B. Adenome • maligne → z. B. Schilddrüsenkarzinome, maligne Lymphome, Metastasen
Funktionelle Störungen	Hypo-/Hyperthyreose

Tab. 16.2:   Pathologie der Schilddrüse

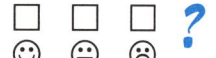

Frage: Welche **Schilddrüsenentzündungen** kennen Sie?

Antwort: Insgesamt gibt es drei klinisch relevante Entzündungen der Schilddrüse: Die granulomatöse Thyreoiditis de Quervain, die chronische lymphozytäre Thyreoiditis Hashimoto und die chronisch fibrosierende Thyreoiditis Riedel.

- Bei der **granulomatösen Thyreoiditis de Quervain** handelt es sich um eine subakute Erkrankung, die oft im Anschluss an virale Infektionen (z. B. Adeno-, Influenzaviren) der oberen Atemwege auftritt. Betroffen sind vorwiegend Frauen zwischen dem 30. und 50. Lj. Die Symptomatik setzt akut ein mit Fieber und einer schmerzhaften Schwellung der Schilddrüse, initial ist auch eine Hyperthyreose möglich. In den entzündlich veränderten Drüsenanteilen erkennt man histologisch **histiozytäre Granulome** mit **Riesenzellen** und ein lymphoplasmazelluläres Infiltrat. Die Erkrankung heilt meist spontan aus.

- Die **chronische lymphozytäre Thyreoiditis Hashimoto** ist die häufigste Thyreoiditisform und betrifft ebenfalls meist Frauen. Es handelt sich um eine **Autoimmunerkrankung** mit erhöhten Antikörpertitern gegen Thyreoglobulin (TAK) und Schilddrüsenmikrosomen. Sie ist darüber hinaus mit anderen Autoimmunerkrankungen assoziiert, z. B. der perniziösen Anämie oder dem Diabetes mellitus Typ I. Sie beginnt meist sehr schleichend und macht sich erst bemerkbar, wenn sich durch die zunehmende Zerstörung des Schilddrüsenparenchyms eine **Hypothyreose** entwickelt. Das histologische Bild zeigt ein dichtes Infiltrat aus Lymphozyten, **Plasmazellen** und **Lymphfollikel**. Auffällig sind sog. **Onkozyten**, Zellen mit fein-granulärem eosinophilem Zytoplasma und reichlich Mitochondrien. Die Parenchymschäden und die sich daraus entwickelnde Hypothyreose sind irreversibel und machen daher eine Hormonsubstitutionstherapie unumgänglich.

- Die **chronisch fibrosierende Thyreoiditis Riedel** ist insgesamt sehr selten und betrifft bevorzugt Frauen. Es kommt typischerweise zur Ausbildung einer sehr derben („eisenharten"), vergrößerten Schilddrüse. Das histologische Bild ist geprägt von einer faserreichen, destruierenden Fibrose und lymphozytären Infiltraten. Die Fibrosierungsprozesse können sich auf das umgebende Gewebe ausdehnen und so zu Heiserkeit bei N.-recurrens-Befall, Dysphagie und Atemnot führen.

Akute Entzündungen der Schilddrüsen sind sehr selten und entstehen meist durch hämatogene Streuung von Bakterien, Viren oder Pilzen.

> **Merke:**
> - Granulomatöse Thyreoiditis → meist **herdförmige** Parenchymschäden
> - Chronische lymphozytäre Thyreoiditis → vorwiegend **diffuse** Parenchymschäden.

!

Frage: Was ist eine **Hypothyreose?** Welche Erkrankungen können sie auslösen?

? ☐ ☐ ☐
  ☺ 😐 ☹

Antwort: Die Hypothyreose ist eine funktionelle Störung der Schilddrüse, bei der es durch einen Mangel an Schilddrüsenhormonen zu einer Unterversorgung des Organismus kommt. Je nachdem ob die Störung in der Schilddrüse selbst oder außerhalb liegt, unterscheidet man:
- **Primäre Hypothyreose:** Die Störung liegt in der Schilddrüse und führt zu einer verminderten Bildung der Schilddrüsenhormone T3 und T4. Folgende Ursachen sind möglich: Schilddrüsenentzündung (z.B. Hashimoto), Thyreoidektomie, Radio-Jod-Therapie, Medikamente (z. B. Lithium), Jodmangel, kongenitale Hypothyreose (Agenesie, Aplasie, Hypoplasie → Kretinismus).
- **Sekundäre Hypothyreose:** Die Störung liegt außerhalb der Schilddrüsen im Hypothalamus oder in der Hypophyse → Ausfall von TRH bzw. TSH (z.B. durch HVL-Tumoren).
- Selten besteht eine periphere Resistenz gegen T3 und T4.

 **Kretinismus:** geistige Behinderung, Wachstumsrückstand, Schwerhörigkeit.

Frage: Worum handelt es sich im Gegensatz dazu bei der **Hyperthyreose?** Welche ätiologischen Faktoren fallen Ihnen dazu ein?

? ☐ ☐ ☐
  ☺ 😐 ☹

Antwort: Bei der Hyperthyreose handelt es sich ebenfalls um eine funktionelle Störung der Schilddrüse, bei der es zu einem Überangebot von Schilddrüsenhormonen kommt. Häufig ist sie autoimmun bedingt durch den **M. Basedow** oder tritt im Rahmen eines **autonomen** (toxischen) **Adenoms** oder eines **toxischen Knotenkropfs** auf. Seltenere Ursachen sind Schilddrüsenkarzinome, die exogene Zufuhr von Schilddrüsenhormonen (= Hyperthyreosis factitia) oder Hypophysenadenome mit TSH-Sekretion.

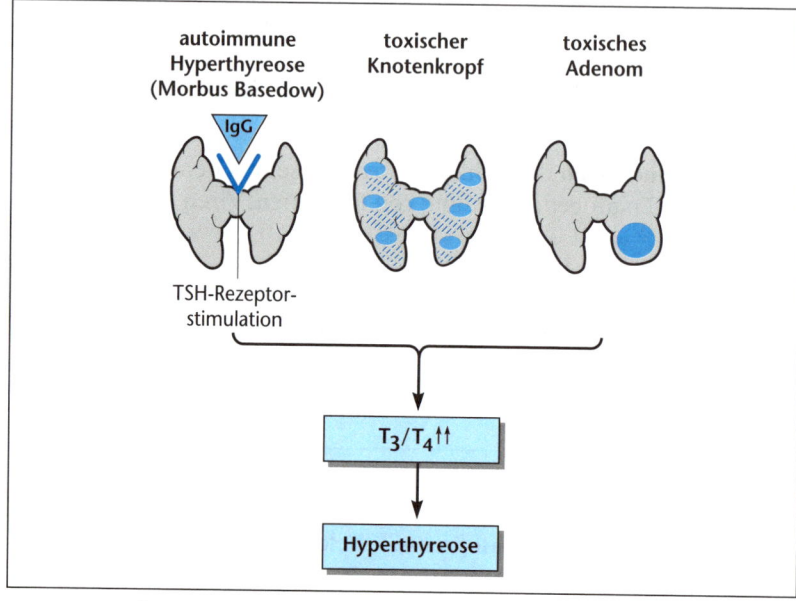

Abb. 16.1: Ätiologie der Hyperthyreose, [3]

□ □ □ **?**
☺ 😐 ☹

✚ **M. Basedow:** Merseburg Trias → Struma, Exophthalmus, Tachykardie.

Frage: Sie haben eben den **M. Basedow** erwähnt. Erzählen Sie mehr dazu.

Antwort: Der M. Basedow zählt zu den Autoimmungerkrankungen. Es kommt zur Bildung von **Autoantikörpern** gegen **TSH-Rezeptoren**, die die Schilddrüse zu einer vermehrten Produktion von Hormonen veranlassen. Dies hat meist eine Schilddrüsenvergrößerung (Struma) und -überfunktion (Hyperthyreose) zur Folge. Die Erkrankung kann sich auch außerhalb der Schilddrüse manifestieren und so zu einer **endokrinen Orbithopathie** oder einem prätibialen Myxödem führen. Als Ursache werden eine genetische Disposition (HLA-B8, HLA-DR3), Virusinfektionen sowie Umwelt- und psychosoziale Faktoren diskutiert.

□ □ □ **?**
☺ 😐 ☹

✚ **Jodmangelstruma:** häufigste endokrine Erkrankung überhaupt.

Frage: Definieren Sie den Begriff **Struma**. Welche Formen kennen Sie?

Antwort: Alle **nicht entzündlichen** und **nicht neoplastischen** Vergrößerungen der Schilddrüse mit einem Organgewicht > 60 g werden als Struma oder Kropf bezeichnet. Sie können unter euthyreoter, hyperthyreoter oder hypothyreoter Stoffwechsellage entstehen.

Formen	Ätiologie
euthyreote (= blande) Struma	• Jodmangel • erhöhter Hormonbedarf in Pubertät, Schwangerschaft, Klimakterium
hyperthyreote Struma	• bei Morbus Basedow
hypothyreote Struma	• Angeborener Enzymdefekt der Hormonsynthese (Jodverwertungsstörung)

Tab. 16.3: Strumaformen

Die häufigste Form ist die euthyreote oder blande Struma, die meist infolge eines relativen oder absoluten Jodmangels entsteht. Sie kann **endemisch**, wenn mehr als 10 % der Bevölkerung betroffen sind, oder **sporadisch** auftreten. **Frauen** sind wesentlich häufiger betroffen als Männer.

Frage: Wie sieht die **Pathogenese** der **euthyreoten Struma** aus?

? ☐ ☐ ☐
☺ 😐 ☹

Antwort: Aus dem Jodmangel resultiert eine verminderte Schilddrüsenhormonsynthese und damit eine verminderte Hormonsekretion in die Blutbahn. Der erniederigte Hormonspiegel führt über ein **negatives Feedback** zu einer gesteigerten Synthese und Sekretion von **TRH** im Hypothalamus und von **TSH** im Hypophysenvorderlappen. Infolgedessen kommt es im Rahmen einer Anpassungsreaktion zu einer **Hypertrophie** und **Hyperplasie der Follikelepithelzellen**.

Frage: Welche **malignen Schilddrüsentumoren** sind Ihnen bekannt?

? ☐ ☐ ☐
☺ 😐 ☹

Antwort: Die malignen Tumoren der Schilddrüse lassen sich einteilen in:
- **Epitheliale Tumoren:** Schilddrüsenkarzinome
- **Nichtepitheliale Tumoren:** maligne Lymphome, Metastasen (Primärtumor häufig Nierenkarzinom, Mammakarzinom oder malignes Melanom)

Frage: Erzählen Sie mehr zu den **Schilddrüsenkarzinomen**.

? ☐ ☐ ☐
☺ 😐 ☹

Antwort: Die Schilddrüsenkarzinome sind sehr selten und machen weniger als 1 % aller Karzinome aus. Frauen sind etwa 2–3-mal häufiger betroffen als Männer. Es werden verschiedene ätiologischen Faktoren diskutiert wie **genetische Dispostition**, **ionisierende Strahlen** und **regionale Strumainzidenz** (Iodversorgung).

✚ Molekulare Veränderungen bei Schilddrüsenkarzinomen: c-ras, c-myc (mRNA), c-fos (mRNA), RET-Protoonkogen.

Je nachdem zugrunde liegenden Wachstumsmuster können bei den Schilddrüsenkarzinomen histologisch verschiedenen Typen unterschieden werden:

- **follikuläre** Karzinome
- **papilläre** Karzinome
- **medulläre** Karzinome
- **undifferenzierte** (anaplastische) Karzinome

Man teilt die Schilddrüsenkarzinome in hoch differenzierte und undifferenzierte Karzinome ein. Beide Typen gehen von den Follikelepithelzellen aus. Zu den **hoch differenzierten** Karzinomen zählen das follikuläre und das papilläre Karzinom. Sie sind die häufigste Form der Schilddrüsenkarzinome und verlaufen relativ gutartig. Im Gegensatz dazu haben die **undifferenzierten** oder anaplastischen Karzinome eine sehr schlechte Prognose. Das **medulläre Karzinom** geht nicht von den Follikelepithelzellen, sondern von den parafollikulären C-Zellen aus und wird daher auch C-Zellkarzinom genannt.

Frage: Welche besonderen Eigenschaften besitzt das **medulläre Schilddrüsenkarzinom?**

Antwort: Es handelt sich um einen endokrinen Tumor, der u. a. Kalzitonin und CEA bilden kann. Beim medullären Karzinom sind eine **sporadische** (80 %) und eine **familiäre** Form bekannt, wobei die familiäre Form im Rahmen einer multiplen endokrinen Neoplasie (MEN 2a und b) auftreten kann. Die Prognose ist abhängig vom Stadium mäßig bis schlecht, eine besonders schlechte Prognose jedoch hat die familiäre Form.

Frage: Welche **Tumormarker** spielen im Rahmen der Schilddrüsenkarzinome eine Rolle?

✚ Die immunhistochemische Bestimmung des Thyreoglobulins in Metastasengewebe kann hilfreich zur Identifizierung des Primärtumors sein.

Antwort: Von besonderer Bedeutung sind hier das Thyreoglobulin und das Kalzitonin. Das **Thyreoglobulin** wird zur Verlaufskontrolle nach radikaler Thyreoidektomie bestimmt und deutet bei einem Wiederanstieg des Thyreoglobulinspiegels auf ein Tumorrezidiv und/oder Metastasen hin. Für die Diagnostik hat der Thyreoglobulinspiegel keine Bedeutung, da das Thyreoglobulin auch von normalem Schilddrüsengewebe gebildet wird.

Kalzitonin ist ein sensitiver Marker für Diagnostik und Therapieüberwachung des medullären Schilddrüsenkarzinoms.

Frage: Welche Bedeutung hat die **Radiojodtherapie** nach radikaler Thyreoidektomie?

? ☐ ☐ ☐
☺ ☻ ☹

Antwort: Die Radiojodtherapie wird ca. vier Wochen nach einer möglichst radikalen Entfernung der Schilddrüse, in denen keine Schilddrüsenhormone eingenommen werden dürfen, durchgeführt. Ziel ist eine Entfernung von restlichem Schilddrüsengewebe und möglichen Metastasen. Die Radiojodtherapie ist bei allen **differenzierten Schilddrüsenkarzinomen** – also follikuläre und papilläre Karzinome – indiziert, da bei ihren Zellen die Fähigkeit erhalten geblieben ist Jod aufzunehmen. Keinen Sinn macht die Radiojodtherapie beim medullärem Schilddrüsenkarzinom und beim undifferenzierten anaplastischen Karzinom, da die Tumorzellen hier kein Jod speichern können.

16.3 Nebenschilddrüse

Frage: Worum handelt es sich bei einem **Hyperparathyreoidismus?**

? ☐ ☐ ☐
☺ ☻ ☹

Antwort: Beim Hyperparathyreoidismus kommt es zu einer vermehrten Synthese von **Parathormon** in der Nebenschilddrüse. Aufgabe des Parathormons ist es, den Kalziumspiegel im Blut zu erhöhen. Infolge des erhöhten Parathormonspiegels mobilisiert der Körper vermehrt Kalzium, indem er Knochensubstanz abbaut und im Darm vermehrt Kalzium aufnimmt.

✚ Symptomtrias bei Hyperparathyreoidismus: „Stein-, Bein- und Magenpein".

Man unterscheidet den primären vom sekundären Hyperparathyreoidismus. Ursachen des **primären** Hyperparathyreoidismus sind Tumoren (v. a. Adenome) oder Hyperplasien der Schilddrüsen, die oft auch im Rahmen einer multiplen endokrinen Neoplasie auftreten können.

Beim **sekundären** Hyperparathyreoidismus wird die gesteigerte Hormonausschüttung durch ein Absinken des Serumkalziums verursacht. Durch den permanenten Kalziummangel werden die Nebenschilddrüsen zur Parathormonsynthese stimuliert. Ätiologisch spielen hier Störungen der Nierenfunktion oder eine verminderte Kalziumresorption im Darm eine Rolle.

16.4 Nebenniere

☐ ☐ ☐ **?**
☺ ☺ ☹

Frage: Geben Sie einen kurzen Überblick über die wichtigsten Hormone der Nebennierenrinde und ihre **funktionellen Störungen**.

Antwort: Die in der **Nebennierenrinde** gebildeten Hormone werden nach ihrer Hauptwirkungen in 3 Gruppen geteilt:

- **Mineralokortikoide:** werden in der äußersten Schicht (= Zona Glomerulosa) produziert. Zu diesen Hormonen gehört z. B. das Aldosteron. Es ist verantwortlich für die Regulation des Wasser- und Elektrolythaushalts.
- **Glukokortikoide:** werden in der mittleren Schicht (= Zona fasciculata) gebildet. Die wichtigsten Vertreter sind Kortisol und Kortison. Sie wirken regulierend auf den Fett-, Kohlenhydrat- und Eiweißstoffwechsel und haben darüber hinaus einen antientzündlichen und immunsuppressiven Effekt.
- **Androgene:** werden in der inneren Schicht (= Zona reticularis) gebildet. Sie haben eine anabole Wirkung im Proteinstoffwechsel und sind verantwortlich für die Geschlechtsdifferenzierung beim Mann.

Überfunktionssyndrome	Unterfunktionssyndrome
• **Conn-Syndrom** (Hyperaldosteronismus) • **Cushing-Syndrom** (Hyperkortisolismus) • **Adrenogenitales Syndrom**	• Akute NNR-Insuffizienz • Chronische NNR-Insuffizienz: **M. Addison**

Tab. 16.4:   Funktionelle Störungen der Nebennierenrinde

☐ ☐ ☐ **?**
☺ ☺ ☹

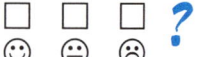 Adrenalitis: Entzündung der Nebennierenrinde, z.B. als Autoimmun-Adrenalitis oder NNR-Tuberkulose.

Frage: Welche Ursachen hat der **M. Addison?**

Antwort: Die häufigsten Ursachen des M. Addison sind die Autoimmunadrenalitis, Tbc und Tumormetastasen. Eher selten beobachtet man den M. Addison im Rahmen einer Sarkoidose oder einer Amyloidose.

☐ ☐ ☐ **?**
☺ ☺ ☹

Frage: Nennen Sie zwei wichtige **Tumoren** des Nebennierenmarks.

Antwort: Zu den zwei wichtigsten Tumoren des Nebennierenmarks zählen das Phäochromozytom und das Neuroblastom:

Phäochromozytome sind meist gutartige Tumoren des **Nebennierenmarks** (ca. 90 %) oder chromaffiner Zellen im Bereich der **sympathischen Ganglien** (Paragangliome, meist intraabdominal), die **Adrenalin** und **Noradrenalin** produzieren. Die Auswirkungen auf den Körper lassen sich auf ein Überangebot dieser beiden Hormone zurückführen:

Leitsymptom ist die paroxysmale oder persistierende **Hypertonie**. Darüber hinaus kommt es häufig zu dem Symptomtrias **Kopfschmerzen**, **Schwitzen** und **Palpitationen**. Phäochromozytome treten meist unilateral auf, bei bilateralem Befall sind sie häufig mit MEN II assoziiert.

Das **Neuroblastom** ist ein **maligner**, embryonaler Tumor und gehört zu den häufigsten Tumoren des **Kindesalters**. Es entwickelt sich aus unreifen sympathischen Neuroblasten und kann zum Ganglioneuroblastom und Ganglioneurom (benigne Form) ausdifferenzieren. Häufig beobachtet man eine **Dopaminproduktion**. Bevorzugte Lokalisationen sind das **Nebennierenmark** und die **Grenzstrangganglien**. Metastasen treten v. a. in Skelett, Haut und Leber auf.

16.5 Polyglanduläre Störungen

Frage: Sagen Ihnen die Begriffe **MEN I** und **MEN II** etwas?

Antwort: MEN ist die Abkürzung für **multiple endokrine Neoplasien** und gehört zu den polyglandulären Störungen. Es handelt sich um ein seltenes, autosomal-dominant vererbtes Krankheitsbild, bei dem Hyperplasien und/oder multiple Tumoren endokriner Organe gleichzeitig oder hintereinander auftreten können. Die Unterteilung in MEN I oder MEN II erfolgt nach den erkrankten Organen:

- MEN I: Hypophyse, Nebenschilddrüse, Pankreas, Duodenum
- MEN II: Schilddrüse, Nebenschilddrüse, Nebennieren

✚ MEN I: Gendefekt auf Chromosom11q13 → Menin-Gen (Tumorsuppressorgen).

✚ MEN II: Missense-Punktmutationen im RET-Protoonkogen.

MEN-Typ	Organveränderungen
MEN I	• **Nebenschilddrüse:** multiple Adenome – **Endokrines Pankreas:** Mikro-/Makroadenome – **Duodenum:** multiple Mikroadenome – **Adenohypophyse:** Adenome
MEN IIa	• **Schilddrüse:** C-Zellhyperplasie, medulläre Karzinome – **Nebennieren:** Hyperplasie des Nebennierenmarks, Phäochromozytom (bilateral) – **Nebenschilddrüse:** Hyperplasie
MEN IIb	• wie MEN IIa • zusätzlich: Neurinome, Ganglioneurome, marfanoider Habitus

Tab. 16.5: Einteilung und Organveränderungen bei MEN

17 Zentrales Nervensystem

☐ ☐ ☐ ?
☺ ☹ ☹

Frage: Was ist eine **Dysraphie?**

Antwort: Eine Dysraphie ist eine embryonale Entwicklungsstörung, die durch einen fehlerhaften Verschluss des Neuralrohrs verursacht wird. Ein wichtiger pathogenetischer Faktor für derartige Fehlbildungen ist der Folsäuremangel. Je nach Ausmaß und Lokalisation der Dysraphie unterscheidet man verschiedene Formen: Kraniale Dysraphien liegen im Bereich des Schädels, dorsokraniale Dysraphien in der hinteren Schädelgrube, wie z.B. das **Dandy-Walker-Syndrom** oder das **Arnold-Chiari-Syndrom**. Spinale Dysraphien im Bereich der Wirbelsäule reichen von der **Meningomyelozele**, der **Meningozele** bis zur **Spina bifida occulta**.

☐ ☐ ☐ ?
☺ ☹ ☹

Frage: Nennen Sie mir einige Folgeschäden der **perinatalen Hirndurchblutungsstörung!**

Antwort: Während bei Ischämien im reifen Gehirn hauptsächlich graue Hirnsubstanz betroffen ist, ist beim unreifen Gehirn primär die weiße Substanz von der Schädigung betroffen. Dies liegt am hohen metabolischen Bedarf der Oligodendrozyten während des Myelinisierungsprozesses der Hirnreifung. Folgeschäden perinataler Hirndurchblutungsstörungen können sein:

- **Subependymale Blutungen:** Treten bei unreifen Neugeborenen auf, es ist der häufigste zerebrale Blutungsschaden bei Frühchen, z.T. mit Einblutungen in die subependymale Matrixzone der Seitenventrikel. Oft erfolgt ein sekundärer Ventrikeleinbruch mit der Folge eines Haematocephalus internus. Als Spätfolge resultieren ependymale Pseudozysten und ein Hydrocephalus internus.
- **Periventrikuläre Leukomalazie:** Eine ischämische Nekrose in der weißen Substanz beider Großhirnhälften. Tritt ebenfalls beim unreifen Neugeborenen als Folge einer perinatalen Kreislaufstörung auf. Folgeerscheinungen sind Pseudozysten in der weißen Substanz.
- **Porenzephalie:** Folge einer schweren Hypoxie während der fetalen Entwicklung. Durch Abräumung großräumiger Nekrosen in den Großhirnhälften entstehen offene Verbindungen zwischen inneren und äußeren Liquorräumen. Der Defekt wird von gliöser Narbe gedeckt.

- **Status marmoratus:** Bei termingeborenen Säuglingen ist auch die graue Hirnsubstanz betroffen. Stammganglienuntergang mit marmoriertem Erscheinungsbild der Vernarbungen.

Frage: Fast jeder pathologische Prozess im Gehirn wird von einem **Hirnödem** begleitet. Nach pathogenetischen Gesichtspunkten gibt es drei Formen des Hirnödems. Bitte erläutern Sie diese!

Antwort: Man unterscheidet 3 Formen des Hirnödems.

Das **vasogene Hirnödem** kommt durch eine Eröffnung der Blut-Hirn-Schranke zustande. Es kommt zu einer Flüssigkeitsansammlung in der weißen Substanz, interstitiell, wobei es sich bei dem Ödem um Plasmafiltrat mit Proteinen handelt. Das vasogene Hirnödem kommt bei Hirntumoren, Traumata, Blutungen, Infarkt und entzündlichen Erkrankungen des Gehirns vor.

Das **zytotoxische Hirnödem** entsteht durch eine Schädigung der Gliazellen mit Versagen der Na-K-ATPase. Dadurch kann Flüssigkeit in die Zellen einströmen. Es tritt bei akuter Ischämie, Hyponatriämie, Urämie, eitriger Meningitis und Reye-Syndrom auf.

Schließlich das **interstitielle Hirnödem**, welches bei einer Behinderung des Liquorabflusses innerer und äußerer Liquorräume entsteht. Es kommt bei Hydrocephalus internus und communicans vor.

Frage: Je nach Lokalisation lassen sich vier Typen von **intrakraniellen Blutungen** unterscheiden. Erläutern Sie zu jeder Form Lokalisation und Ätiologie!

Antwort: Die vier Arten der intrakraniellen Blutung sind:
- **Epidurale Blutung:** Diese Blutung findet zwischen Schädelkalotte und Dura mater statt. Sie ist meist Folge eines traumatischen Abrisses der A. meningea. Die Blutung schreitet rasch voran und muss schnellstmöglich entlastet werden. Im CT-Bild ist ein bikonvexes hyperdenses Areal typisch.
- **Subdurale Blutung:** Hier findet sich eine Blutung zwischen Dura mater und Arachnoidea. Die Blutung erfolgt aus Einrissen der Brückenvenen, seltener aus Sinus- oder Arterieneinrissen der Pia und der inneren Dura mater. Man unterscheidet einerseits das akute subdurale Hämatom, das klinisch ähnlich wie die epidurale Blutung auftritt. Andererseits kann es zu einem chronischen subduralen Hämatom kommen, bei dem durch Organisation des Blutes die Bildung eines kapillarreichen Granulationsgewebes entsteht, aus dem immer wieder kleine Einblutungen auftreten. Das subdurale Hämatom zeigt sich im CT meist als hyperdenses konkaves Areal.

- **Subarachnoidale Blutung:** Die SAB ist eine Blutung zwischen Pia und Arachnoidea. Sie entsteht durch Platzen basaler Hirnarterienaneurysmen, durch Blutung aus Angiomen oder durch ein Trauma mit Rhexisblutungen. Im Präparat ist die Hirnoberfläche dunkelrot überzogen. Die Erythrozyten werden durch Makrophagen, sog. Siderophagen, phagozytiert. Nach etwa 3 Wochen entsteht eine Leptomeningealfibrose. Klinisch typisch ist ein blitzartiger starker Kopfschmerz und Meningismus. Als Komplikationen treten Vasospasmen mit möglicher zerebraler Ischämie und als Spätfolge ein Hydrocephalus durch verklebte Liquorräume auf.
- **Intrazerebrale Blutung:** Sie ist eine Einblutung ins Hirngewebe. Es gibt mehrere Ursachen für eine intrazerebrale Blutung: Bei einer Massenblutung kommt es im Rahmen einer arteriellen Hypertonie zur Rhexisblutung. Oft ist dabei die A. striolenticularis im Stammganglienbereich betroffen. Es kann zum Einbruch der Blutung in die Ventrikelräume kommen. Bei flohstichartigen Blutungen spricht man von Purpura cerebri. Sie entstehen durch systemische Gerinnugsstörungen, Fett-und Luftembolien sowie Enzephalitiden. Weitere Ursachen für eine intrazerebrale Blutung sind Angiome, Aneurysmablutung, Sinusvenenthrombose, Schädel-Hirn-Trauma und Vaskulitiden.

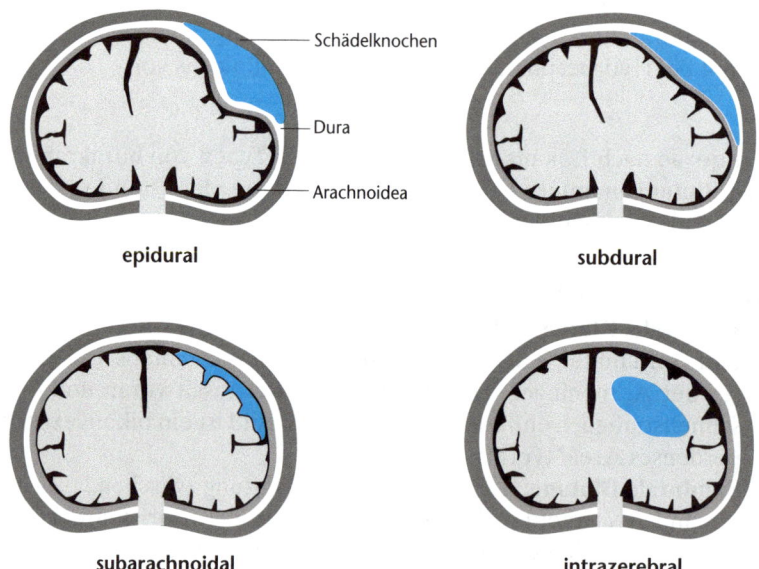

Abb. 17.1:   Intrakranielle Blutungen, [1]

Frage: Beschreiben Sie die Folgen intrakranieller raumfordernder Prozesse!

Antwort: Da der intrakranielle Raum durch die knöchernen Strukturen begrenzt ist, führen intrakranielle Raumforderungen schnell zu einem Druckanstieg, sobald der intrakranielle Reserveraum aufgebraucht ist. Dieser beträgt nur 5 % des intrakraniellen Raumes. Zuerst werden die Ventrikel zusammengedrückt, dann kommt es zu einer Mittellinienverlagerung. Später erfolgt eine Verschiebung nach kaudal. Dabei wird der Uncus parahippocampalis gegen den Tentoriumschlitz gedrückt und hinterlässt die typische „Unkusfurche". Schließlich werden die Kleinhirntonsillen durch das Foramen magnum gedrückt. Die Einklemmung von Hirnstammstrukturen ist mit dem Leben nicht mehr vereinbar, da lebenswichtige Zentren, z.B. das Atmungszentrum, in ihrer Funktion betroffen sind. Übersteigt der intrakranielle Druck den mittleren arteriellen Druck resultiert ein Zirkulationsstopp und der Hirntod tritt ein.

✚ Bei der Einklemmung des medialen Temporallappens im Tentoriumschlitz spricht man von einer **„oberen Einklemmung"**. Die Einklemmung des Kleinhirns im Foramen magnum wird als **„untere Einklemmung"** bezeichnet.

Frage: 5 % aller Menschen haben **Hirnarterienaneurysmen**. Meist sind diese angeboren. Wo befinden sich die Prädilektionsstellen für Hirnarterienaneurysmen?

Antwort: Die meisten Hirnarterienaneurysmen sind am **Circulus arteriosus cerebri** lokalisiert und dort zu 40 % an der **A. communicans anterior**. Weitere Prädilektionsstellen sind die Abgangsstellen der A. communicans posterior aus der A. carotis interna und die A. cerebri media.

Frage: Welche Ursachen können zu einem **anämischen Hirninfarkt** führen?

Antwort: Zu einem anämischen Hirninfarkt können **verschiedene Ursachen** führen:
- Thrombembolien (meist aus dem Herzen stammend)
- Arteriosklerose der Hirngefäße (meist der extrakraniellen A. carotis interna oder der A. cerebri media)
- ein Blutdruckabfall
- ein Gefäßtrauma
- ein Gefäßspasmus bei Subarachnoidalblutung.

☐ ☐ ☐ **?**
☺ ☺ ☹

+ Ein **Status lacunaris** ist die morphologische Folge multipler Mikroinfarkte, verursacht durch Arteriosklerose und/oder arterieller Hypertonie. Das Hirngewebe ist durch viele kleine Zysten aufgelockert.

Frage: Beschreiben Sie die **morphologischen Stadien** des Hirninfarktes!

Antwort: Vom 1. bis 5. Tag besteht eine frische Gewebsnekrose. Das betroffene Hirngewebe ist erweicht (Enzephalomalazie), die Grenze zwischen Rinde und Mark ist verschwommen und es besteht ein begleitendes Ödem. Mikroskopisch beobachtet man eine eosinophile Degeneration der Neurone und einen ödematösen Randsaum.

Nach dem 5. Tag beginnt die Resorption des nekrotischen Gewebes. Man findet nun eine Kolliquationsnekrose, also eine Verflüssigung des infarzierten Gewebes. Zusätzlich bilden sich Zysten. Mikroskopisch zeigen sich eine Makrophageneinwanderung, Gefäßproliferationen und eine perifokale Gliose. Die Makrophagen imponieren als „Fettkörnchenzellen".

Im Endzustand nach ca. 2 Monaten findet man eine Narbe oder eine Zyste und einen lokalen Hydrozephalus.

☐ ☐ ☐ **?**
☺ ☺ ☹

Frage: Wie entsteht ein **hämorrhagischer Hirninfarkt?**

Antwort: Ein hämorrhagischer Hirninfarkt entsteht durch **sekundäre Einblutung** in ein anämisches Infarktareal. Man nennt dies auch **rote Enzephalomalazie**. Eine derartige Einblutung erfolgt durch Reperfusion des Infarktgebietes oder durch Kollateralversorgung des anämischen Gebietes.

Eine weitere Ursache für einen hämorrhagischen Hirninfarkt kann eine Sinusvenenthrombose sein. Diese entsteht zum Beispiel durch eine fortgeleitete Entzündung eines Zahnabszesses, einer Mastoiditis oder einer Meningitis, man spricht dann von einer septischen Sinusvenenthrombose. Das Blut staut sich zurück und der Druckanstieg überträgt sich bis ins arterielle Gefäßystem mit der Folge einer Diapedeseblutung.

☐ ☐ ☐ **?**
☺ ☺ ☹

Frage: Erklären Sie das Zustandekommen eines „Coup" und „Contre-Coup" im Rahmen des **Schädel-Hirn-Traumas!**

Antwort: Das Gehirn ist im Liquorraum eingebettet. Kommt es bei einer Gewalteinwirkung zu einem Stoß auf die Schädeloberfläche, so prallt das Gehirn in Stoßrichtung an die Dura und wird dort geschädigt, der Schaden an dieser Stelle ist der „Coup". Durch die Bewegung des Gehirns entsteht an der gegenüberliegenden Seite zur Stoßeinwirkung ein Sog, der das Gehirngewebe nun an der Gegenseite schädigt und als „Contre-Coup" bezeichnet wird.

Frage: Welche **Formen** und **Folgen** kann eine traumatische Schädel-Hirn-Verletzung besitzen?

? ☐ ☐ ☐
☺ 😐 ☹

Antwort: Eine physikalische Krafteinwirkung auf den Schädel kann folgende Auswirkungen bzw. Folgen zeigen:

- **Commotio cerebri:** Gekennzeichnet durch Bewusstlosigkeit, retrograde Amnesie, Reflexverlust; transiente Störung der neuronalen Funktion, jedoch kein morphologisches Korrelat;
- **Contusio cerebri:** Durch stumpfe Gewalteinwirkung; hämorrhagische Nekrosen der Großhirnrinde; vorzugsweise frontobasale Rindenareale und Temporalpole (dünnes Liquorkissen); Lazerationen: Kontusionsherde in benachbarten Windungen;
- **Blutungen:** Epidural, subdural, subarachnoidal, intrazerebral (siehe oben);
- **Schädelfraktur:** Meist durch spitze Gewalteinwirkung; bei eröffneter Dura mater hohes Infektionsrisiko; evtl. Entwicklung einer Dura-Hirn-Narbe als Focus für spätere Epilepsie;
- **Diffuse axonale Schädigung:** Durch starke Akzeleration und Dezeleration des Gehirns; häufig in Verbindung mit Balkenblutung; tief komatöse Patienten; schlechte Prognose;
- **Ischämische Läsionen:** Als Folge von Gefäßspasmen und Blutdruckabfällen durch posttraumatisches Schocksyndrom;
- **Carotis-sinus-cavernosus-Fistel:** Einriss eines kleinen Carotisastes mit Fistelöffnung und Abfluss in den Sinus cavernosus; Visusstörungen, pulssynchrones Rauschen, Exophthalmus;
- **Liquorfistel:** z.B. bei Siebbeinfraktur, Einriss der Dura und Liquorabfluss in die Nasenhöhle; hohes Risiko für aufsteigende Infektion mit Entwicklung einer eitrigen Meningitis.

Frage: Entzündungen des Gehirns können im Rahmen einer immunologischen „Fehlreaktion" oder durch Erreger ausgelöst werden. Welche Möglichkeiten haben Erreger, das doch sehr gut geschützte Gehirn durch Knochen und Dura zu erreichen?

? ☐ ☐ ☐
☺ 😐 ☹

Antwort: Eine **Infektion des Gehirns** kann durch direktes Eindringen von Erregern bei offener Schädel-Hirn-Verletzung erfolgen. Möglich ist zudem ein retrogrades Aufsteigen von Viren via Axone, die vom Gehirn absteigen. Von Entzündungsherden in der Nachbarschaft des Gehirns wie Mastoiditis, Sinusitis, Otitis oder Osteomyelitis können Erreger in den intrakraniellen Raum penetrieren. Schließlich besteht noch die Möglichkeit einer hämatogenen Ausbreitung bei Bakteriämie oder Virämie.

Frage: Welcher Unterschied besteht im Befallsmuster zwischen einer **tuberkulösen** und einer **eitrigen Meningitis?**

Antwort: Bei einer **eitrigen** Meningitis, die durch Streptococcus pneumoniae, Neisseria meningitidis und bei Kindern v.a. durch Haemophilus influenzae verursacht wird ist bevorzugt die weiche Hirnhaut über den Großhirnhälften betroffen. Man spricht von einer „**Haubenmeningitis**". Im Gegensatz dazu treten bei der **tuberkulösen** Meningitis verkäsende Granulome im Subarachnoidalraum der **basalen** Hirnhäute auf.

Frage: Kennen Sie einige **parasitär** verursachte Infektionen des ZNS?

Antwort: Sehr viele parasitäre Erreger können das ZNS befallen. Einige häufige sind:
- **Toxoplasmose:** Hier spielt v.a. die intrauterine Infektion mit Abortfolge bzw. ZNS-Missbildungen eine Rolle. Ebenfalls von Bedeutung ist die Toxoplasmose bei HIV-Erkrankten.
- **Malaria:** Multiple nekrotisierende Herde und Marklagerblutungen werden durch Plasmodium falciparum verursacht.
- **Echinokokkus** und **Zystizerkose:** Diese bilden Zysten in den Meningen und im ZNS.

Frage: Welche neuronalen Strukturen sind bei der **Polioenzephalitis** betroffen?

Antwort: Polio-Viren befallen bevorzugt die Nervenzellen des **motorischen Systems**. So sind Vorderhornzellen des Rückenmarks, motorische Hirnnervenkerne und der motorische Kortex betroffen. Histologisch lassen sich granulozytäre, lymphozytäre und plasmazelluläre Infiltrate beobachten. Die motorischen Ganglienzellen werden durch Mikroglia phagozytiert und es treten Gliawucherungen auf.

Frage: Was ist die häufigste zerebrale Manifestation einer **Maserninfektion?**

Antwort: Nach einer Maserninfektion oder auch Impfung kann eine **postinfektiöse Enzephalitis** auftreten. Hier handelt es sich um eine T-Zell-vermittelte Reaktion des Immunsystems auf die stattgehabte Maserninfektion. Sie tritt einige Tage bis Wochen nach der Infektion auf, wobei das Masernvirus selbst nicht mehr nachweisbar ist.

Als Spätfolge einer Maserninfektion im frühen Kindesalter kann mit einer 5- bis 10-jährigen Latenz eine **subakut sklerosierende Panenzephalitis (SSPE)** auftreten. Hierbei handelt es sich um eine schwer verlaufende Entmarkungsenzephalitis, die ursächlich durch ein mutiertes Masernvirus ausgelöst wurde. Morphologisch ist die SSPE durch eine Atrophie des Großhirns, Entmarkungsherde mit Fasergliose, lymphozytäre Infiltrate und Gliaknötchen sowie **Cowdry-Körper** gekennzeichnet. Cowdry-Körper sind eosinophile intranukleäre Einschlusskörper.

Frage: Nennen Sie mir bitte einige weitere typische **virale Erreger** von ZNS-Infektionen!

Antwort: Neben den oben genannten Infektionen sind Herpes-simplex-, Varicella-zoster-, Zytomegalie-, Epstein-Barr-, Rabies-, Arbo- und HI-Viren bei Infektionen des zentralen Nervensystems von Bedeutung.

Frage: Die **Creutzfeldt-Jakob-Krankheit** gehört in die Gruppe der spongiformen Enzephalopathie. Sie spielen bezüglich des Erregers eine besondere Rolle. Was können Sie mir über diese Erkrankungen erzählen?

Antwort: Die Erkrankung wird nicht über einen Virus, sondern über ein **infektiöses Protein** verursacht. Der genaue pathologische Wirkmechanismus dieses so genannten **Prions** ist noch nicht gesichert. Bekannte Übertragungswege sind neurochirurgische Operationen, Hornhauttransplantationen und Injektion humaner Wachstumsfaktoren. 10 % der Creutzfeldt-Jakob-Krankheitsfälle sind hereditär verursacht. Die Latenzzeit beträgt Jahre bis Jahrzehnte und die Erkrankung verläuft mit einem progredienten degenerativen Hirnabbau. Dieser Neuronenabbau geht mit einer Gewebsauflockerung der grauen Substanz einher, die man **spongiforme Enzephalopathie** nennt. In die Gruppe der spongiformen Enzephalopathien gehört auch die bei Schafen beobachtete **Scrapie-Erkrankung**. Durch Tierfutter aus Scrapie erkrankten Schafen wurde die seit 1988 in Großbritannien endemische **bovine spongiforme Enzephalopathie (BSE)** bei Rindern verursacht. Diese BSE-Erkrankung verursachte vermutlich auch bei Menschen eine besondere Form der Creutzfeldt-Jakob-Krankheit. Eine weitere Form der spongiformen Enzephalopathie ist die in Neuguinea auftretende **Kuru-Krankheit**, übertragen durch den Verzehr von menschlichem Hirn.

☐ ☐ ☐ **?**
☺ 😐 ☹

Frage: Neben den durch Erreger verursachten entzündlichen Erkrankungen des ZNS gibt es auch nicht-erregerbedingte Entzündungen des ZNS. Ein Beispiel dafür ist die **multiple Sklerose** (MS) oder **Enzephalitis disseminata**. Erzählen Sie mir, was Sie über **Epidemiologie** und **Ätiologie** dieser Erkrankung wissen!

Antwort: Die MS ist mit 30 bis 80 Fällen pro 100.000 Einwohner in Mitteleuropa eine der häufigsten neurologischen Erkrankungen. Die Erstmanifestation findet zwischen dem 2. und 4. Lebensjahrzehnt mit einer Häufung bei Frauen statt. Sie ist gekennzeichnet durch schubförmige umschriebene Entmarkungsreaktionen, die in allen Arealen der weißen Substanz auftreten können. Die Ätiologie ist ungeklärt. Man geht von einer immunologischen Fehlregulation aus, vermutlich durch virale Infektionen ausgelöst.

☐ ☐ ☐ **?**
☺ 😐 ☹

Frage: Wie ist das **morphologische Bild** der Multiplen Sklerose geprägt?

Antwort: Makroskopisch typisch für die MS sind die scharf begrenzten Entmarkungsherde. Diese Herde besitzen eine graue Farbe und sind bevorzugt im Bereich der Ventrikel, subkortikal an der Rinden-Mark-Grenze, im Marklager des Kleinhirns und im Hirnstamm sowie im Rückenmark zu finden. Mikroskopisch bestehen ausgeprägte perivaskuläre lympho-monozytäre Infiltrate und eine Markscheidendegeneration mit zahlreichen Makrophagen. Schließlich tritt ein vollständiger Verlust der Myelinscheiden bei erhaltenen Axonen, sowie im Spätstadium eine reaktive Astrogliose auf, die die Sklerose-Plaques bildet.

☐ ☐ ☐ **?**
☺ 😐 ☹

Frage: Kommen wir zu den degenerativen Erkrankungen des Gehirns. Am häufigsten ist der **Morbus Alzheimer**, eine langsam fortschreitende Demenz. Erzählen Sie mir etwas über die **Morphologie** bei dieser Erkrankung!

✚ Die Ätiologie des Morbus Alzheimer ist nicht geklärt. Es wird jedoch eine starke genetische Komponente angenommen. Eine besondere Rolle spielt das Apo-Lipoprotein E. Bei Vorliegen eines bestimmten Allels (ApoE 4) steigt das Erkrankungsrisiko um das Dreifache.

Antwort: Die Großhirnrinde zeigt eine **diffuse Hirnatrophie** mit einem Hauptgewicht auf parietale und frontotemporale Areale. Im mikroskopischen Bild sieht man Zellverdichtungen in den Perikaryen, sog. **Alzheimer-Fibrillen**. Daneben gibt es Amyloidablagerungen in kleinen zerebralen und leptomeningealen Arterien und neuritische Plaques, auch **senile Plaques** genannt, im Neurophil. In der grauen und weißen Substanz kommt es zu Nervenzelluntergängen.

Frage: Welche degenerative Systemerkrankung ist von einer ausgeprägten **Atrophie des Nucleus caudatus** und erweiterten Seitenventrikeln gekennzeichnet?

? ☐ ☐ ☐
☺ ☺ ☹

Antwort: Dieses Atrophiemuster ist typisch für die **Chorea Huntington**. Eine autosomal-dominant vererbte Erkrankung, die mit einem Neuronenverlust im Nucleus caudatus, Putamen und Pallidum einhergeht. Der **Gendefekt** liegt auf **Chromosom 4**. Ausgefallene Polyglutamin-Proteine, die als intranukleäre Einschlüsse in den Neuronen des Nucleus caudatus erscheinen, verursachen die Neuronendegeneration. Die Atrophie in diesen Basalganglienbereichen führen neurochemisch zu einem **Ausfall von GABAergen** sowie **cholinergen Neuronen** und einem Verlust an **Enkephalin** und **Substanz P**. Klinisch macht sich die Erkrankung anfangs mit choreiform-hyperkinetischen Bewegungsstörungen bemerkbar. Im weiteren Verlauf treten neuropsychiatrische Symptome und schließlich eine progrediente Demenz auf.

Frage: Welche Regionen im Gehirn sind beim **Morbus Parkinson** betroffen und welche histologischen und neurochemischen Veränderungen charakterisieren diese Erkrankung!

? ☐ ☐ ☐
☺ ☺ ☹

Antwort: Beim Morbus Parkinson erfolgt ein fortschreitender Verlust pigmentierter dopaminerger Neurone der **Substantia nigra**. Diese zeigen eine Depigmentierung, die auch makroskopisch sichtbar ist. Das histologische Bild wird gekennzeichnet durch einen Ausfall melaninhaltiger Neurone der Substantia nigra und **Lewy-Körperchen**. Dies sind konzentrische eosinophile Einschlusskörper in den Neuronen. Weitere betroffene Areale sind der Locus coeruleus und der motorische Kern des N. vagus. Auch kann bei einem Parkinson-Demenz-Syndrom eine kortikale Atrophie vorliegen. Neurochemisch herrscht ein ausgeprägter **Dopaminmangel** im Putamen mit den klinischen Folgen **Hypokinese**, **Tremor** und **Rigor**.

Frage: Eine degenerative Systemerkrankung des ZNS, welche ausschließlich das motorisch-neuronale System betrifft ist die **amyotrophe Lateralsklerose (ALS)**. Welche Anteile des motorischen Systems sind bei dieser Erkrankung betroffen?

? ☐ ☐ ☐
☺ ☺ ☹

Antwort: Die ALS ist eine progredient fortschreitende Degeneration des motorisch-neuronalen Systems. Zunächst kommt es bei der ALS zu einer **Degeneration des ersten Motoneurons**. Klinisch resultiert daraus eine Reflexsteigerung, Faszikulationen und Fibrillationen in den betroffenen Muskeln. Im Verlauf erfolgt dann die **Degeneration des zweiten Motoneurons**, d.h. der motorischen Vorderhornzellen der Hirnnervenkerne und der grauen Substanz des Spinalkanals. Aus der Degeneration des zweiten Motoneurons resultiert eine Muskelatrophie. Die Erkrankung tritt sporadisch auf. In seltenen Fällen konnte ein autosomal-dominanter Erbgang nachgewiesen werden, wobei ein Gendefekt für eine Superoxiddismutase vorliegt. Dieses Enzym hat die Funktion, Sauerstoffradikale zu entgiften.

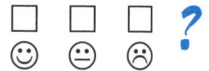

Frage: Lassen Sie uns etwas über **Tumoren des Nervensystems** sprechen. Es gibt eine große Zahl unterschiedlicher neuronaler Tumoren. Um eine Standardisierung und eine bessere Verständigung zwischen Neurochirurgen, Pathologen und Onkologen zu erreichen, erfolgt die Einteilung dieser Tumoren in histologischen Gradings. Ein verbreitertes Grading ist das der WHO. Erzählen Sie mir etwas über dieses Grading!

Antwort: Das **WHO-Grading** ist eine histologische Einteilung, wodurch eine biologische Wertigkeit der neuronalen Tumoren bestimmt wird. Dadurch lassen sich Malignitätsgrad und folglich eine klinische Prognose abschätzen. Es gibt 4 Grade. **WHO-Grad I**-Tumoren lassen sich chirurgisch kurativ resezieren. Die mittlere Lebenserwartung nach therapeutischer Intervention beträgt bei **WHO-Grad II** 3–5 Jahre, bei aggressivem Wachstum der **WHO-Grad III**-Tumoren 1–3 Jahre und bei hoch malignen Tumoren des **Grades IV** lediglich 1–2 Jahre. Man muss jedoch erwähnen, dass die Prognose nicht allein durch die biologische Wertigkeit bestimmt wird, sondern auch durch die besondere Lage der Hirntumoren innerhalb des knöchernen Schädels mit den Folgen der **intrakraniellen Hirndrucksteigerung**.

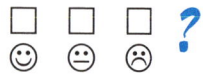

Frage: Ein häufiger intrakranieller Tumor ist das **Astrozytom**. Er leitet sich von den Astrozyten ab und kann im gesamten Gehirn vorkommen. Nach dem histologischen WHO-Grading gibt es bei diesen Tumoren Formen in allen 4 WHO-Graden. Bitte erläutern Sie die verschiedenen Astrozytome!

Antwort: Das Astrozytom kommt in folgenden Formen vor:

Das **pilozystische Astrozytom** ist ein langsam wachsender Hirntumor des Kindesalters. Er wird in **WHO-Grad I** eingeteilt. Er ist ein zellarmer, faserreicher Tumor. Charakteristisch ist das Vorkommen von Rosenthal-Fasern, eosinophile, kolbenartige Auftreibungen der Zellfortsätze, sowie intrazytoplasmatische Proteinablagerungen, den so genannten eosinophilen Körperchen.

Die nächste Stufe, **WHO-Grad II** wird vom **niedriggradigen Astrozytom** eingenommen. Es zeigt Kernatypien und ein langsames jedoch infiltratives Wachstum. Es kann in höhergradige Astrozytome übergehen. Das **anaplastische Astrozytom** ist ein Tumor mit **WHO-Grad III**. Er imponiert wie ein niedriggradiges Astrozytom, jedoch mit verstärkter Zellteilungsaktivität.

Schließlich das **Glioblastom**, ein **WHO-Grad-IV**-Tumor. Es tritt bevorzugt in höherem Lebensalter auf und ist einer der häufigsten Hirntumoren des Erwachsenenalters. Es ist hochmaligne und wächst sehr schnell. Seine bevorzugte Lokalisation sind die frontotemporalen Großhirnhemisphären.

Frage: Um welchen Hirntumor handelt es sich bei dem Präparat (☞ Foto 24)? Beschreiben Sie die morphologischen Charakteristika!

Antwort: Auf der Abbildung ist ein Glioblastoma multiforme zu sehen. Man sieht auf dem makroskopischen Bild die „bunte" Schnittfläche mit gelblichen Nekrosen, Einblutungen und weißlichem Tumorgewebe. Typisch auch das Wachstum über den Balken zur Gegenseite, was zum Bild des „Schmetterlingsglioms" führt. Auf dem Histo-Bild typisch sind die palisadenartig angeordneten, sehr zahlreichen Tumorzellen. Zusätzlich erkennbar sind die flächenhaften Nekrosezonen, um die sich die Tumorzellen anordnen und ausgeprägte Gefäßproliferationen.

Frage: Welcher Tumor ist histologisch durch **zellreiche isomorphe Tumorzellen**, bei denen die Zellmembranen gut erkennbar sind und die ein wasserhelles Zytoplasma aufweisen, gekennzeichnet?

Antwort: Das histologische Bild, welches Sie beschreiben ist charakteristisch für ein **Oligodendrogliom**. Ein Tumor aus Oligodendroglia, der in allen Altersstufen auftritt und etwa 10 % der Hirntumoren ausmacht. Die Tumorzellen mit dem wasserhellen Zytoplasma werden auch mit dem Begriff **„Honigwaben-Architektur"** bezeichnet.

Frage: Welcher Hirntumor ist der häufigste Hirntumor im Kindesalter?

Antwort: Der häufigste Hirntumor des Kindesalters ist das **Medulloblastom**. Er tritt mit einem Häufigkeitsgipfel bei 8- bis 12-Jährigen auf und ist typischerweise im Kleinhirnwurm lokalisiert.

> **!** **Merke:** Das Medulloblastom metastasiert gehäuft über den Liquor cerebrospinalis mit spinalen und intraventrikulären Tumorabsiedlungen. Histologisch typisch sind neuroblastische Pseudorosetten.

?

Frage: Richtig, das Medulloblastom ist der häufigste Hirntumor im Kindesalter. Nun sagen Sie mir, welcher der häufigste Hirntumor des Erwachsenenalters ist!

Antwort: Der häufigste Hirntumor im Erwachsenenalter ist das **Meningeom**, ein Tumor der sich von der Arachnoidea ableitet. Er ist gutartig und tritt bevorzugt an der Falx, am Keilbeinflügel, an der Olfaktoriusrinne und seltener im Spinalkanal auf.

?

Frage: Beschreiben Sie die **histologischen Charakteristika** des Meningeoms!

Antwort: Je nach histologischem Typ ist der Tumor endotheliomatös, fibromatös, transitionell oder psammomatös. Letzterer zeigt Tumorzellen, die sich zwiebelschalenförmig anordnen. Wenn diese Tumorzellen verkalken, entstehen **„Psammomkörper"**.

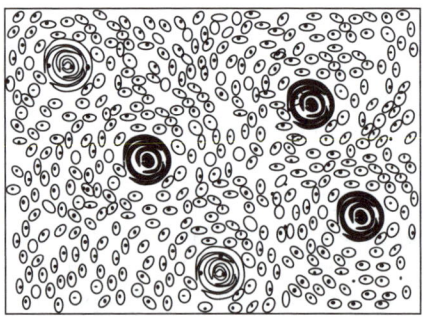

Meningeom

Abb. 17.2: Schematische Darstellung der Histologie des Meningeoms, [1]

?

Frage: Was wissen Sie über das **Kraniopharyngeom** zu erzählen?

Antwort: Das Kraniopharyngeom ist ein **benigner epithelialer Fehlbildungstumor** des Kindes- und Jugendalters. Er entwickelt sich vermutlich aus Zellen des embryonalen Hypophysenganges, auch Rathke-Tasche genannt. Durch die Lokalisation an der Hypophyse manifestiert sich der Tumor mit bitemporaler Hemianopsie durch Druck auf das

Chiasma opticum oder durch neuroendokrine Symptome durch verminderte STH-Sekretion. Daraus resultiert ein hypophysärer Minderwuchs.

Frage: Ein Fünftel aller Neoplasien metastasieren ins zentrale Nervensystem. Um welche Primärtumoren handelt es sich dabei meistens?

Antwort: In der Häfte der Fälle handelt es sich bei Auftreten von Metastasen im Gehirn um einen **Bronchialtumor**. In etwa 30 % der Fälle steckt ein **Mammakarzinom** hinter der Hirnmetastase. Auch Hautmelanome und Nierenkarzinome metastasieren öfters ins ZNS.

18 Stütz- und Bewegungsapparat

18.1 Knochen

☐ ☐ ☐ ?
☺ ☺ ☹

Frage: Was versteht man unter einer **pathologischen Fraktur?**

Antwort: Als pathologische Fraktur wird eine Fraktur bei vorgeschädigtem Knochengewebe bezeichnet, die ohne Einwirkung eines adäquaten Traumas auftritt. Mögliche Ursachen einer pathologischen Fraktur sind die Osteoporose, die Osteomyelitis, Knochenzysten oder Knochentumoren.

☐ ☐ ☐ ?
☺ ☺ ☹

Frage: Da geben Sie ja etliche interessante Stichworte. Beginnen wir mit der **Osteoporose.** Was ist das überhaupt?

Antwort: Als Osteoporose wird allgemein jeder **Knochensubstanzverlust** bezeichnet, der über das alterungsbedingte, physiologische Maß hinausgeht. Sie resultiert aus einer insgesamt negativen Knochenumbaubilanz, die entweder durch exzessiven Knochenabbau oder verminderte Knochenneubildung bedingt ist.

☐ ☐ ☐ ?
☺ ☺ ☹

Frage: Welche Arten von Osteoporose kann man unterscheiden?

Antwort: Man unterscheidet die wesentlich häufigeren **primären** von den selteneren **sekundären Osteoporoseformen.**

Zu den **primären** Osteoporoseformen gehören u.a. die postklimakterische und die senile Osteoporose. Die Ursache hierfür ist noch unklar. Frauen sind jedoch wesentlich häufiger betroffen, was wohl neben der bereits vorbestehenden geringeren Knochenmasse auch in Zusammenhang mit dem postklimakterischen Östrogenmangel steht.

Sekundäre Osteoporosen beruhen auf hormonellen und metabolischen Störungen, die eine negative Knochenumbaubilanz nach sich ziehen. Sie sind als Symptom einer anderweitigen Grunderkrankung anzusehen. Beispiele hierfür sind die Steroidosteoporose, die Inaktivitätsosteoporose, oder auch die Osteoporose im Rahmen einer Hyperthyreose.

Frage: Was sieht der Pathologe bei einer Osteoporose?

Antwort: Bereits im Frühstadium der Osteoporose erscheint die Spongiosa des Knochens aufgelockert, im späteren Stadium ist auch die Kompakta verschmälert. Histologisch sind die Trabekel atrophiert und rarefiziert und die intertrabekulären Zwischenräume vergrößert. Daneben erkennt man, wenn überhaupt noch vorhanden, nur noch schmale Osteoidsäume.

Frage: Kennen Sie noch weitere durch metabolische Faktoren ausgelöste Knochenkrankheiten?

Antwort: Knochengewebe wird ständig an- und umgebaut. Wesentlich für die Regulierung dieser Prozesse ist neben mechanischen Reizen der **Calcium-Phosphat-Haushalt**. Bei Störungen des Calcium-Phosphat-Stoffwechsels kann es zu einer **verminderten Mineralisierung** neu gebildeter Knochenmatrix kommen. Eine häufige Ursache einer derartigen Störung ist ein Vitamin-D-Mangel oder ein Mangel an dessen Metaboliten 25-Hydroxy- und 1,25-Dihydroxycholecalciferol. Die Ursache liegt entweder in verminderter intestinaler Absorption von Vitamin D3 oder in der verminderten Bildung des Hormons in der Haut durch UV-Mangel. Auch bei Leber und Nierenerkrankungen ist dieser Syntheseweg gestört. Aus dem Vitamin-D-Mangel resultiert ein lokaler Mangel an Calcium und Phosphat in den Knochenumbauzonen, sodass eine **Osteomalazie** entsteht, die sich histologisch durch unzureichend mineralisierte, breite Osteoidsäume manifestiert. Tritt die Störung im Kindesalter auf, sind die Ossifikationsvorgänge in den Epiphysenfugen mitbetroffen. Man spricht hier von einer **Rachitis**. Die Folge sind Knochenerweichungen mit den charakteristischen Erscheinungen z.B. der Hühnerbrust mit perlschnurartig verdickter Knorpel-Knochen-Grenze der Rippen (Rosenkranz), Kyphoskoliose, Kraniotabes (Scheitelbeinerweichung) oder ein sog. Caput quadratum.

Frage: Welche Formen der **Osteomyelitis** kennen Sie?

Antwort: Als Osteomyelitis werden alle – überwiegend mikrobiell verursachten – **Knochen-** und **Knochenmarksentzündungen** bezeichnet. Man unterscheidet **endogene**, **hämatogen** entstandene Osteomyelitiden von den **exogenen** Osteomyelitiden, die durch Fortleitung z.B. nach einer offenen Fraktur oder nach Weichteilinfektionen entstehen. Beide Formen können akut verlaufen, aber auch einen sekundären chronischen Verlauf nehmen.

☐ ☐ ☐ **?**
☺ ☺ ☹

Frage: Welche **Komplikationen** können eine Osteomyelitis begleiten?

Antwort: Neben den bereits genannten Komplikationen der **Chronifizierung** und der **pathologischen Fraktur** kann sich bei schlechter Abwehrlage die Entzündung auch weiter innerhalb des Knochens ausbreiten und nach Einbruch in ein benachbartes Gelenk zu einer **eitrigen Arthritis** mit Pyarthros führen. Zudem kann sie wie jede bakterielle Entzündung bei unzureichender Therapie und unter ungünstigen Umständen einen **septischen Verlauf** nehmen.

☐ ☐ ☐ **?**
☺ ☺ ☹

Frage: Welche maligne Knochenerkrankung ist denn die wichtigste Differentialdiagnose bei einer Osteomyelitis im Kindesalter?

Antwort: Das **Ewing-Sarkom**, ein hochmaligner Tumor des Kindes- und frühen Erwachsenenalters, kann klinisch mit lokaler **Schwellung**, **Überwärmung**, **Schmerzen** und **Fieber** eine Osteomyelitis imitieren.

☐ ☐ ☐ **?**
☺ ☺ ☹

✚ Diese Translokation lässt sich auch beim **PNET** (Primitiver neuroektodermaler Tumor, ein undifferenzierter neuroepithelialer Tumor) nachweisen, sodass dieser Tumor als Variante des Ewing-Sarkoms aufgefasst wird.

Frage: Können Sie noch mehr über das **Ewing-Sarkom** erzählen?

Antwort: Das Ewing-Sarkom befällt vor allem die Diaphysen der langen Röhrenknochen und führt dort zu ausgedehnten **Osteolysen**. Der Tumor selbst besteht aus kleinen, rundlichen Zellen, deren spärliches Zytoplasma sich in der PAS-Färbung aufgrund des hohen Glykogengehaltes positiv darstellt. Makroskopisch ist das Tumorgewebe matschig, grau-rot mit Nekrosen und Einblutungen. Ätiologisch ist das Ewing-Sarkom wahrscheinlich neuroektodermaler Abstammung und zeigt eine charakteristische chromosomale Translokation t (11; 22) (q24; q12). Auch hier entsteht aus den chromosomalen Bruchstücken ein neues Transkript, das die Proliferation der betreffenden Zelle entgleisen lässt.

☐ ☐ ☐ **?**
☺ ☺ ☹

Frage: Jetzt sind wir bei den Knochentumoren gelandet. Können Sie ganz allgemein eine Einteilung der Knochentumoren geben?

Antwort: Man unterscheidet **primäre** und **sekundäre Knochentumoren**. Primäre Knochentumoren können entweder vom **Knochengewebe**, von **Knorpelgewebe** oder vom **Knochenmark** ausgehen. Jeder Knochentumor hat ein Prädilektionsalter, eine bevorzugte Lokalisation, oft eine Geschlechtslastigkeit, sowie eine spezielle klinische Symptomatik und nicht zuletzt ein charakteristisches Röntgenbild. Sekundäre Skeletttumoren sind **Metastasen** eines primär anderweitig lokalisierten Malignoms. Besonders häufig ist hierbei die Wirbelsäule betroffen.

Frage: Welches ist der häufigste **ossäre Tumor?** ❓ ☐ ☐ ☐ ☺ ☺ ☹

Antwort: Der häufigste ossäre Tumor ist das **Osteosarkom**. Der hochmalige Tumor tritt hauptsächlich im Kindes- und Jugendalter auf und ist bevorzugt in den Metaphysen der langen Röhrenknochen lokalisiert. Histologisch erkennt man **osteoblastenartige Tumorzellen**, die **Tumorosteoid**, sowie primitiven Tumorknochen und Tumorknorpel bilden. Je nach Tumormatrix imponiert das Osteosarkom makroskopisch als dichter, unscharf begrenzter Tumor (osteoplastisches O.) oder als blutig durchtränkte, breiige Tumormasse (osteolytisches O.). Radiologisch erkennt man oft röntgendichte, periostale Verdrängung mit strahlenförmigen Sklerosierungen, sog. Spikulae, als Zeichen der periostalen Reaktion. Das Osteosarkom metastasiert – wie Sarkome allgemein – bevorzugt **hämatogen** über die Hohlvene in die Lungen.

> **Merke:** Jede unklare, schmerzhafte knienahe Schwellung beim Kind ist verdächtig auf ein Osteosarkom. **!**

Frage: Sie erhalten als Pathologe einen histologischen Schnitt mit der kargen klinischen Information „Knochentumor". Zu sehen ist auf den ersten Blick im Wesenlichen reifes Knorpelgewebe. Wie sind Ihre ersten Überlegungen? ❓ ☐ ☐ ☐ ☺ ☺ ☹

Antwort: Es könnte sich hier um einen gutartigen knorpeligen Tumor handeln, beispielsweise um ein **Enchondrom**.

Frage: Was müssen Sie in Ihre differentialdiagnostischen Überlegungen mit einbeziehen? ❓ ☐ ☐ ☐ ☺ ☺ ☹

Antwort: Abzugrenzen ist hier auf jeden Fall ein gut differenziertes **Chondrosarkom**, das oft zytomorphologisch nur diskrete Malignitätshinweise zeigt. Wichtig ist hier vor allem im Hinblick auf ein **infiltratives Wachstum** auch das klinische Verhalten und die Makroskopie bzw. das Röntgenbild. Im Allgemeinen ist das Chondrosarkom ein Tumor, der vor allem zwischen dem 5. und 7. Lebensjahrzehnt auftritt und in den Epiphysen langer Röhrenknochen lokalisiert ist, hauptsächlich im Stammskelett, sowie im proximalen Femur und dem proximalen Humerus. Die gutartigen Enchondrome finden sich bei Erwachsenen jeder Altersstufe und sind bevorzugt in den Phalangen der Füße und der Hände zu finden. V.a. bei multiplen Enchondromen, der Enchondromatose, ist jedoch auch die Gefahr der malignen Entartung zu bedenken.

Fallbeispiel: Ein 57-jähriger Mann stellt sich mit Schmerzen im Bereich der LWS vor. Zudem klagt er über zunehmende Schwäche, Gewichtsabnahme und erhöhte Temperatur. In der durchgeführten Röntgenuntersuchung zeigen sich multiple, wie ausgestanzt wirkende Osteolysen im Bereich der gesamten LWS. Woran denken Sie und welche Untersuchungen können Ihre Verdachtsdiagnose sichern?

Antwort: Die von Ihnen geschilderten Symptome und Veränderungen sprechen am ehesten für das Vorliegen eines **Plasmozytoms**, auch multiples Myelom genannt, mit Befall der Wirbelkörper. Weiterführende Untersuchungen wären laborchemische Blut- und Urinuntersuchungen, weitere Röntgenaufnahmen v.a. der langen Röhrenknochen, sowie eine Knochenmarksbiopsie bzw. eine Biopsie aus den beschriebenen Läsionen zur endgültigen Diagnosesicherung.

☐ ☐ ☐ **?**
☺ ☺ ☹

Frage: Was erwarten Sie von den Blut- und Urinuntersuchungen?

Antwort: Aufgrund des diffusen expansiven Knochenmarksbefalls kann es beim Plasmozytom zu **Blutbildveränderungen** im Sinne einer Anämie, Leukopenie und Thrombopenie kommen. Zudem lässt sich im Serum eine Vermehrung von monoklonalen **Immunglobulinen** (IgG, IgA, Leichtketten) feststellen, die die Tumorzellen bilden. In einem Teil der Fälle werden die Immunglobulinleichtketten in der Niere ausgeschieden und sind im Urin als **Bence-Jones Proteine** nachweisbar. Diese Bence-Jones-Proteine können zudem die Nierentubuli schädigen, was komplizierend eine funktionelle Nierenschädigung (Myelomniere) nach sich ziehen kann.

☐ ☐ ☐ **?**
☺ ☺ ☹

Frage: Die Knochenmarksbiopsie liegt Ihnen hier (☞ Foto 25) vor. Was erkennen Sie?

Antwort: Man erkennt ein Gewebe, das diffus von mäßig atypischen, relativ monomorphen Plasmazellen infiltriert wird. Somit wäre tatsächlich die Diagnose eines Plasmozytoms zu stellen. Das Plasmozytom ist eine klonale Neoplasie von Plasmazellen, die häufig als generalisierter Knochentumor auftritt. Formal gehören die Plasmozytome zu den malignen B-Zell-Lymphomen, sie stellen jedoch den insgesamt häufigsten aller Knochentumoren dar.

☐ ☐ ☐ **?**
☺ ☺ ☹

Frage: Welche **Knochenveränderungen** beobachtet man beim Plasmozytom?

Antwort: Das Plasmozytom entwickelt sich oft **multizentrisch** in verschiedenen Knochen, besonders aber in den Wirbelkörpern, den Rippen, dem Becken, der Schädelkalotte, sowie im Humerus und im Femur. Zunächst befällt der Tumor den Markraum. Im Verlauf wird herdförmig die Spongiosa und Kompakta zerstört, da die Plasmozytomzellen die ortsständigen **Osteoklastenaktivität** anregen. Auch die Kortikalis kann von innen her aufgebraucht werden. An der Schädelkalotte, einem eher dünnen Knochen, zeigen sich sehr rasch diese lochartigen Osteolysen, man bezeichnet dieses auch als **„Schrotschussschädel"**.

Frage: Kennen Sie noch weitere **Komplikationen**, die im Verlauf einer Plasmozytomerkrankung auftreten können?

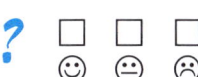

Antwort: Neben der bereits erwähnten Blutbildveränderungen, die mit einer erhöhten **Infektanfälligkeit** einhergehen, und neben der erhöhten **Frakturneigung** beobachtet man häufig **hyperkalzämische Krisen**, sowie eine generalisierte **Amyloidose**. Das Plasmozytom ist nicht heilbar. Bei reifen, gut differenzierten Plasmozytomen kann jedoch unter entsprechender Chemotherapie mit einem mehrjährigen Überleben gerechnet werden.

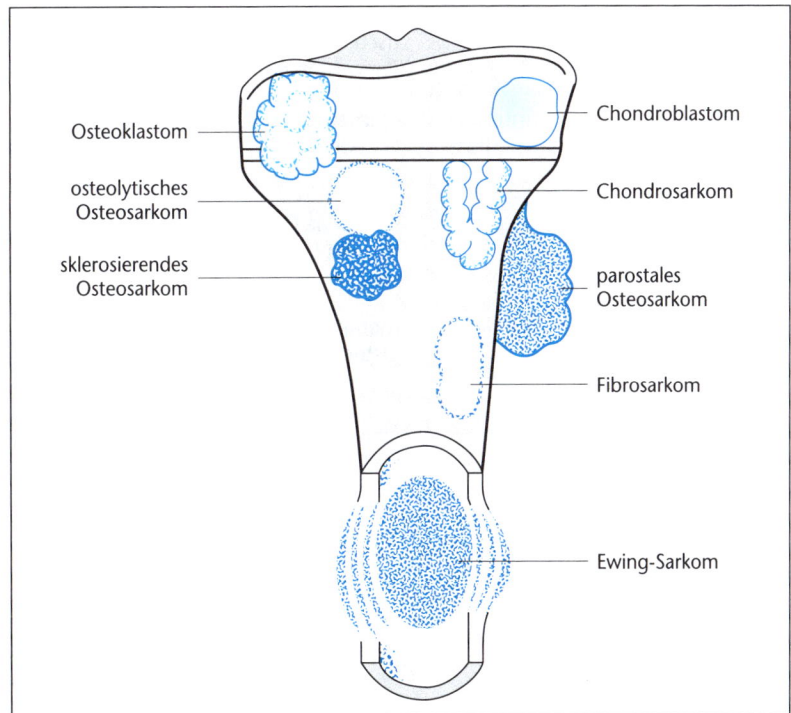

Abb. 18.1: Typische Lokalistion einiger primärer Knochentumoren, [2]

Tumor	Bevorzugtes Alter	Bevorzugte Lokalisation	Dignität	Radiologie	Morphologie
Osteo-chondrom	10–20	Metaphyse der langen Röhrenknochen	benigne	breitbasige, in den Knochen übergehende Formation	Knochensporn mit Knorpelkappe
Enchondrom	keines	kurze Röhrenknochen	benigne	Osteolysen	reifes Knorpelgewebe
Chondroblastom	10–30	Epiphyse langer Röhrenknochen	benigne	Osteolyse mit Sklerosesaum	chondroblastenartige Zellen, Riesenzellen
Chondrosarkom	20–60	metadia-physär Femur, Becken, Humerus	maligne	expansive Osteolysen, Verkalkungen, Kompaktadestruktion	Knorpelgewebe unterschiedlicher (De)differenzierung
Osteoidosteom	20–30	Diaphyse Femur und Tibia	benigne	Diaphysäre Sklerose, Aufhellungsherd (Nidus)	Faserknochen, Riesenzellen, Osteoblasten
Osteosarkom	10–30	Diaphyse Femur, Tibia (Knieregion), Humerus	maligne	Osteolytisch/osteo-sklerotisch, Spikulae Periostabhebung	atypische osteoidbildende Tumorzellen
Riesenzelltumor	10–50	Epiphyse langer Röhrenknochen	intermediär	epimetaphysäre Osteolyse	Riesenzellen, Blutungsresiduen
Ewing-Sarkom/PNET	5–30	Diaphyse der Extremitäten, Becken	maligne	Periostale Ossifikation (Zwiebelschalenbild)	glykogenreiche rundliche Tumorzellen
Aneurysmale Knochenzyste	20–30	Femur, Tibia, Humerus	benigne	metaphysäre Osteolyse	Hohlräume, Septen mit Makrophagen und Riesenzellen

Tab. 18.1:   Übersicht über häufige Knochentumoren

Frage: Welche Art von **Knochenmetastasen** unterscheidet man und welche Tumoren kommen häufig als **Primärtumor** von Knochenmetastasen in Frage?

Antwort: Man unterscheidet **osteoplastische**, also knochenneubildende und **ostolytische**, knochenauflösende Metastasen. Tumoren wie das

Prostatakarzinom, das **Mammakarzinom** oder das Magenkarzinom bilden osteoblastenstimulierende Faktoren und rufen somit eine Knochenneubildung hervor. Bei den hier stattfindenden Mineralisierungsvorgängen kann es zu einer Hypokalzämie kommen, verbunden mit einer Erhöhung der alkalischen Phosphatase im Serum. Bei osteolytischen Metastasen, beispielsweise von Schilddrüsenkarzinomen, **Nierenzellkarzinomen**, auch von Mammakarzinomen setzen die Tumorzellen osteoklastenaktivierende Faktoren frei. Auch beim Plasmozytom als letztlich generalisierte Knochenerkrankung entstehen die charakteristischen Osteolysen über diesen Mechanismus. Im Rahmen des folgenden Knochenabbaus kann eine – mitunter lebensgefährliche – Hyperkalzämie resultieren.

18.2 Gelenke und Weichgewebe

Frage: Welche Gelenke sind besonders häufig von **degenerativen Gelenkveränderungen** betroffen?

Antwort: Besonders an den großen Gelenken, dem Hüft-, dem Knie- und dem Schultergelenk sind degenerative Veränderungen im Sinne einer **Arthrosis deformans** häufig zu beobachten. Man spricht dann spezifisch auch von **Coxarthrose**, **Gonarthrose** und **Omarthrose**. Die Arthrose ist zunächst durch fortschreitende Degeneration gekennzeichnet. Schließlich kommt es nahezu zum kompletten Verlust des Gelenkknorpels mit sekundärer Knochenschädigung. Man unterscheidet die **primäre** Arthrose, der eine biologische Minderwertigkeit des Gelenkknorpels zugrunde liegt, von **sekundären** Formen. Bei diesen spielen mechanische Faktoren wie übermäßige Belastung, Gelenkfehlstellungen oder Übergewicht eine wesentliche Rolle.

Stadium	Morphologische Veränderungen
I	Aufrauung und Ausdünnung des Gelenkknorpels, oberfächliche Fissuren
II	Ulzerationen, in Brutkapseln proliferierende Chondrozyten
III	Verlust des Gelenkknorpels, freiliegende , hyperostotisch verdickte Deckplatten; Gewebsnekrosen mit Ausbildung von Geröllzysten
IV	Zentral freiliegender spongiöser Markraum, peripher Osteophyten (Randwülste)

Tab. 18.2: Stadien der Arthrose

☐ ☐ ☐ **?**
☺ ☹ ☹

Frage: Welche Formen der **entzündlichen Gelenkerkrankungen** kennen Sie?

Antwort: Man unterscheidet metabolische, infektiöse, reaktive und autoaggressive Arthritiden.

☐ ☐ ☐ **?**
☺ ☹ ☹

Frage: Welche ist die **häufigste Form** der metabolisch bedingten Arthritiden?

Antwort: Eine sehr häufige Form der metabolischen Arthritis ist die **Arthritis urica**, die im Rahmen einer Hyperuricämie, also der **Gicht** auftritt. Man unterscheidet eine primäre Gicht und eine sekundäre Gicht, bei der die Hyperuricämie auf Stoffwechselstörungen oder einen erhöhten Nukleinsäureumsatz (bei Leukämien, hämolytischen Anämien) zurückzuführen ist. Klinisch steht, wie erwähnt, die Arthritis im Vordergrund, wobei es besonders häufig zur Ausfällung von Uratkristallen am Großzehengrundgelenk **(Podagra)** kommt. Histologisch lassen sich diese Uratkristalle im Gewebe nachweisen. Sie verursachen eine Fremdkörperreaktion mit Fremdkörperriesenzellen, wodurch der Gichttophus entsteht.

☐ ☐ ☐ **?**
☺ ☹ ☹

Frage: Erläutern Sie den Unterschied zwischen der akuten rheumatischen Polyarthritis und der rheumatoiden Arthritis (chronische Polyarthritis).

Antwort: Die **akute rheumatische Polyarthritis** ist die Gelenkmanifestation des **akuten rheumatischen Fiebers.** Es handelt sich dabei um eine systemische nicht-eitrige Zweiterkrankung 10–14 Tage nach einer Streptokokkeninfektion, die durch kreuzreagierende Antikörper verursacht wird. Betroffene Organe sind neben den großen Gelenken das Herz und – seltener – das ZNS. Histologisch zeigt sich an den Gelenken eine fibrinöse Synovitis, im Myokard und an den Herzklappen lassen sich typische **Rhemagranulome (Aschoff-Knötchen)** nachweisen. Die Diagnose wird klinisch anhand der Jones-Kriterien gestellt. Ein rheumatisches Fieber liegt demnach vor, wenn anamnestisch ein vorausgegangener Streptokokkeninfekt und 2 der Hauptkriterien, bzw. 1 Haupt- und 2 Nebenkriterien vorliegen.

Hauptkriterien	Nebenkriterien
Karditis	Fieber
Polyarthritis	Arthralgien
Chorea minor	Leukozytose, BSG oder CRP erhöht
Erythema anulare rheumaticum	PQ-Verlängerung im EKG
Subkutane Knötchen	Anamnestisch rheumatisches Fieber

Tab. 18.3 Jones-Kriterien (American Heart Association) des rheumatischen Fiebers

Die **rheumatoide Arthritis** dagegen ist eine chronisch-entzündliche autoaggressive Systemerkrankung, die sich vor allem an den kleinen Gelenken, den Geweben der Gelenkanhangsorgane, der Subkutis und den kleinen Gefäßen manifestiert. Hier lassen sich krankheitstypische Granulome **(rheumatoide Granulome, Rheumaknoten)** nachweisen. An den Gelenken zeigt sich eine hyperplastische Synovialis, die als granulierender Pannus den Gelenkknorpel überwuchern und zerstören kann. Die Ursache ist noch nicht geklärt, man spekuliert über genetische und immunologische Mechanismen. Die Diagnose einer rheumatoiden Arthritis gilt als gesichert, wenn mindestens 4 der folgenden 7 Kriterien (Kriterien 1–4 über eine Dauer von mind. 6 Wochen) vorliegen:
* Morgensteifigkeit der Gelenke von mindestens 1 h Dauer
* Arthritis von mind. 3 Gelenkbereichen mit Weichteilschwellung
* Symmetrische Arthritis beider Körperhälften
* Arthritis der Hand- oder Fingergelenke
* Rheumaknoten
* Rheumafaktoren im Serum (Autoantikörper gegen das Fc-Fragment des IgG)
* Typische Röntgenveränderungen (gelenknahe Osteoporose, Erosionen)

✚ Ein rheumatisches Fieber in der Kindheit mit Beteiligung der Herzklappen (Endokarditis) ist die häufigste Ursache der Mitralstenose: „Das rheumatische Fieber sticht ins Knie, aber beisst ins Herz".

> **Merke: Rheumatisches Fieber:** Zweiterkrankung nach Streptokokken, rheumatische Granulome
> **Rheumatoide Arthritis:** Autoaggressive Systemerkrankung, Rheumafaktoren, Rheumaknoten (rheumatoide Granulome)

!

Frage: Nennen Sie mir den häufigsten gutartigen Weichgewebstumor!

?

Antwort: Der bei weitem häufigste gutartige Weichgewebstumor ist das **Lipom**, ein Tumor aus reifen Fettzellen. Meist ist er im Subkutangewebe lokalisiert, am häufigsten im Nacken und am oberen Rumpf. Allgemein sind gutartige Weichgewebstumoren ca. 100-mal häufiger als maligne Weichteiltumore.

Frage: Kennen Sie noch weitere, relativ häufige Weichgewebstumoren?

Antwort: An weiteren häufigen Weichgewebstumoren wären zu erwähnen:
- **Fibrome:**   bestehend aus reifen Fibroblasten und kollagenem Stroma
- **Leiomyome:**   bestehend aus glatten Muskelzellen (Subkutis, Gefäßwände, innere Orgne wie Uterus, Niere, Magen)
- **Hämangiome:** häufige Tumore mit eng- (kapilläres H.) oder weitlumigen (kavernöses H.) Gefäßwucherungen

Frage: Wie nennt man die malignen Weichgewebstumoren?

Antwort: Die bösartigen Weichgewebstumoren werden im Allgemeinen wegen ihrer mesenchymalen Herkunft **Sarkome** genannt. Je nach „Muttergewebe" unterscheidet man Fibrosarkome, Liposarkome (häufigstes Sarkom), Leiomyosarkome, Rhabdomyosarkome, Hämangiosarkome, etc. Die Sarkome mit hohem Differenzierungsgrad sind manchmal nur sehr schwer von den gutartigen Varianten von Tumoren des jeweiligen Muttergewebes abzugrenzen. Bei niedrig differenzierten Sarkomen findet man zahlreiche Mitosen, hochgradig atypische Zellen und Tumornekrosen. Die Sarkome zeigen ein aggressives, infiltratives und expansives Wachstum, die Metastasierung erfolgt bevorzugt hämatogen.

Frage: Welches Sarkom wird häufig bei HIV-positiven Patienten beobachtet?

Antwort: Das **Kaposi-Sarkom**, ein oft multipel zunächst an den Extremitäten und später an den inneren Organen auftretender Gefäßtumor, also ein Angiosarkom. Es tritt häufig bei HIV-positiven Patienten auf und wird sogar zu den AIDS-definierenden Erkrankungen gerechnet. Dieser epidemische Typ zeigt eine aggressivere Verlaufsform mit früherem Organbefall, im Gegensatz zu dem nicht HIV-assoziierten klassischen Typ.

19 Haut

Frage: Geben Sie einen kurzen Überblick über die benignen und malignen **Hauttumoren** mit jeweils ein bis zwei Beispielen.

? ☐ ☐ ☐
☺ 😐 ☹

Antwort: Neben den benignen und malignen Tumoren gibt es im Bereich der Haut auch noch semimaligne Tumoren:

benigne Hauttumoren	z.B. Verruca seborrhoica, Papillom, Keratoakanthom, Milien, Histiozytom, Xanthom, Hämangiom, Nävuszellnävus
semimaligne Hauttumoren; Präkanzerosen	z.B. aktinische Keratose, M. Bowen, Basaliom
maligne Hauttumoren	z.B. Spinaliom, Kaposi-Sarkom, malignes Melanom

Tab. 19.1: Übersicht Hauttumoren

Frage: Was ist der **M. Bowen?**

? ☐ ☐ ☐
☺ 😐 ☹

Antwort: Der M. Bowen zählt zu den epithelialen Hauttumoren und ist ein **Carcinoma in situ der Epidermis**, das obligat in ein Plattenepitelkarzinom übergeht. UV-Licht und Arsen scheinen pathogenetisch eine Rolle zu spielen. Prädilektionsstellen sind vorwiegend der Rumpf und die distalen Extremitäten.

Frage: Um welchen Tumor handelt es sich beim **Basaliom?** Zählt es zu den malignen oder benignen Tumorerkrankungen?

? ☐ ☐ ☐
☺ 😐 ☹

Antwort: Das Basaliom ist ein Tumor der Haut, der von der basalen Epidermisschicht ausgeht. Es metastasiert so gut wie nie, wächst aber lokal infiltrierend und destruierend und zählt daher zu den **semimalignen Tumoren**. Basaliome treten bevorzugt an UV-exponierten Körperstellen auf und sind daher meist im Gesicht, aber auch an Ohren oder Schultern lokalisiert.

☐ ☐ ☐ **?**
☺ ☺ ☹

Frage: Schildern Sie kurz das makroskopische und mikroskopische Bild des Basalioms.

Antwort: Das Basaliom fällt makroskopisch als ein **hautfarbenes**, perlmutartig glänzendes Knötchen auf. Häufig bildet sich eine zentrale Einsenkung, die von einem **perlschnurartigen Randwall** und **Teleangiektasien** umgeben ist. Mikroskopisch sieht man Tumorzellnester aus basalzellähnlichen Tumorzellen, die im Randbereich palisadenartig angeordnet sind.

☐ ☐ ☐ **?**
☺ ☺ ☹

Frage: Das **maligne Melanom** hat weltweit eine sehr schnell zunehmende Inzidenz. Für erfolgreiche Präventions- und Früherkennungsmaßnahmen ist die Kenntnis der Risikofaktoren sehr wichtig. Nennen Sie einige **Risikofaktoren** des malignen Melanoms.

Antwort: Risikofaktoren des malignen Melanoms sind Melanome in der Familienanamnese, heller Hauttyp, rotblonde Haarfarbe, Nävuswachstum, UV-Exposition, schwere und gehäufte Sonnenbrände v.a. in der Kindheit oder ein geschwächtes Immunsystem, z.B. bei immunsupprimierten Patienten oder HIV-Infizierten.

☐ ☐ ☐ **?**
☺ ☺ ☹

Frage: Welche **histologischen Tumortypen** des malignen Melanoms der Haut kennen Sie?

Antwort: Das maligne Melanom ist ein bösartiger Tumor, der vom melanozytären Zellsystem ausgeht. Folgende histologischen Tumortypen werden unterschieden:
- **Superfiziell spreitendes Melanom** (60 %): Es wächst primär horizontal, sekundär vertikal und zeigt daher makulöse, z.T. auch papulöse Anteile. Wird es früh erkannt, so bestehen gute Heilungschancen.
- **Noduläres Melanom** (20 %): Man findet überwiegend ein vertikales Wachstum. Daher kommt es zu einem knotenförmigen, relativ gut begrenzten Tumor, der zu Ulzeration und Blutung neigt. Es bildet schnell Metastasen und hat deswegen eine sehr schlechte Prognose.
- **Lentigo-maligna-Melanom** (10 %): Es entwickelt sich auf dem Boden einer Lentigo maligna, die Jahre bis Jahrzehnte bestehen kann bis sie in eine bösartige Wachstumsform übergehen kann. Das Lentigo-maligna-Melanom wächst primär horizontal. Bevorzugte Lokalisation sind lichtexponierte Areale, insbesondere das Gesicht.
- **Akrolentiginöses Melanom** (5 %): Es entsteht meist auf Handflächen oder Fußsohlen, aber auch sub- und periungual. Darüber hinaus kann es auch in Mund-, Genital-, Anal- und Darmschleimhäuten vorkommen. Die Prognose ist dann sehr schlecht, da es meist erst spät diagnostiziert wird.

Eine eher seltene Variante ist das **amelanotische Melanom,** das wenig oder keine sichtbaren Pigmente aufweisen. Es imponiert als rötlicher oder hautfarbener Knoten. Histologisch sind häufig Reste pigmentierter Anteile nachweisbar.

> **Frage:** Nach welchen Kriterien beurteilen Sie als Arzt eine „verdächtige" Hautveränderung. Welche Faktoren deuten auf eine Malignität hin?

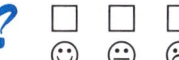

Antwort: Zur Beurteilung der Malignitätskriterien ist die so genannte **ABCDE-Regel** sehr hilfreich:
A = Asymmetrie
B = Begrenzung → unscharf und unregelmäßig
C = Color → unregelmäßige Pigmentierung, von hell- bis dunkelbraun
D = Durchmesser > 5 mm
E = Erhabenheit

> **Frage:** Welche Faktoren sind bei der **histologischen Beurteilung** am Präparat für die Dignitätsbestimmung wichtig?

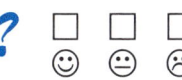

Antwort: Bei der histologischen Beurteilung sollte neben der Bestimmung des histologischen Typs die Bestimmung der Tumordicke (Breslow-Index), der Invasionstiefe in die Schichten der Haut (Clark-Level) und die Beurteilung der Resektionsränder erfolgen:

+ Wichtigster Parameter für die Prognose ist die Tumordicke.

pT-Klassifikation	Tumordicke	Ulzeration
pTis Melanom in situ		
pT1	≤ 1 mm	**pT1a** ohne Ulzeration und Clark-Level II / III **pT1b** mit Ulzeration *oder* Clark-Level IV / V
pT2	1–2 mm	**pT2a** ohne Ulzeration **pT2b** mit Ulzeration
pT3	2–4 mm	**pT3a** ohne Ulzeration **pT3b** mit Ulzeration
pT4	> 4 mm	**pT4a** ohne Ulzeration **pT4b** mit Ulzeration

Tab. 19.2: Malignes Melanom: postoperative histologische Klassifikation

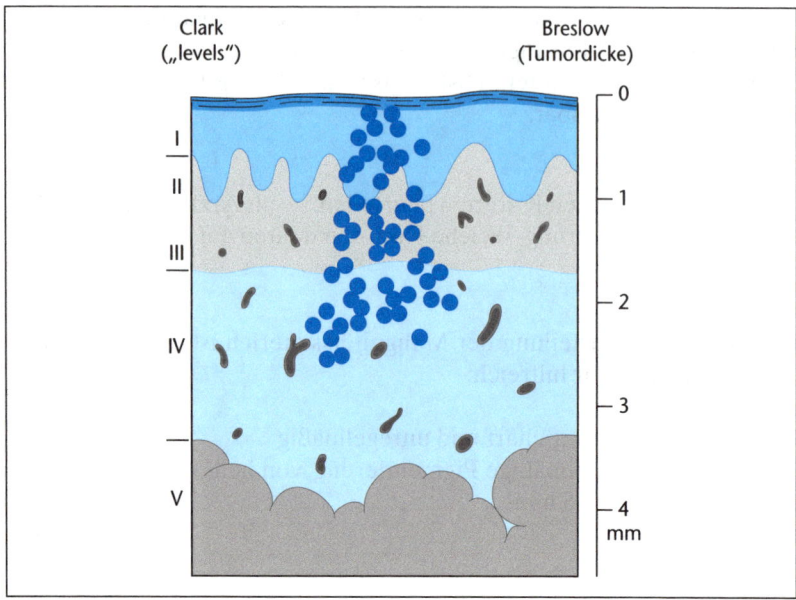

Abb. 19.1: Breslow-Index und Clark-Level, [3]

> **!**
>
> **Merke:** Prognostische Faktoren beim malignen Melanom:
> - **Vertikale Tumordicke** (Breslow-Index): < 1 mm → ca. 90 % 10-JÜR, > 4 mm → ca. 50 % 10-JÜR
> - **Invasionstiefe** (Clark-Level):
>   - I = intraepidermal
>   - II = Eindringen in das Stratum papillare
>   - III = Eindringen bis zur Grenze des Stratum papillare/Stratum retikulare und Ausfüllen des Papillarkörpers
>   - IV = Eindringen in das Stratum retikulare
>   - V = Eindringen in das subkutane Fettgewebe
> - **Histologischer Typ:** ungünstig bei nodulärem und akrolentiginösem Melanom
> - **Tumorlokalisation:** bessere Prognose für Melanome an Extremitäten
> - **Geschlecht:** schlechtere Prognose für Männer
> - Ulzerationen, Gefäßeinbrüche, Metastasen

☐ ☐ ☐ **?**
☺ ☺ ☹

Frage: Welches **Metastasierungsverhalten** zeigt das maligne Melanom?

Antwort: Maligne Melanome können sowohl primär **lymphogen** als auch primär **hämatogen** metastasieren. In den überwiegenden Fällen erfolgt die Erstmetastasierung in die regionäre Lymphabflussgebiete.

Darüber hinaus können sich regionäre Metastasen in Form von **Satelliten-Metastasen** (bis 2 cm um den Primärtumor) oder **In-transit-Metastasen** (zwischen Primärtumor und 1. LK-Station) bilden. Die hämatogene Metastasierung erfolgt vorwiegend in Lunge, Gehirn und Leber.

Frage: Sie haben in der Leber eine Metastase eines malignen Melanoms diagnostiziert. Wo kann der Primärtumor außer in der Haut noch liegen?

Antwort: Maligne Melanome kommen zwar zu über 90 % in der Haut vor, können aber auch in hautnahen Schleimhautregionen, in der Aderhaut, in den Meningen oder in den Schleimhäuten des GI-Trakts entstehen.

Frage: Kennen Sie einen benignen Tumor der Pigmentzellen?

Antwort: Ja, den **Nävuszellnävus**. Es handelt sich um einen gutartigen, aus Nävuszellen bestehenden Hauttumor, der entweder angeboren oder erworben sein kann. Die seltenen **angeborenen** Nävuszellnävi sind meist größer und können behaart sein. Die **erworbenen** Nävuszellnävi treten vorwiegend im frühen Kindesalter auf und durchlaufen einen typischen Lebenszyklus mit unterschiedlichen Stadien.

Frage: Zählen Sie die **Stadien** des **erworbenen Nävuszellnävus** auf und erläutern Sie die Unterschiede.

Antwort: Die erworbenen Nävuszellnävi „tropfen" im Laufe der Zeit „ab", d.h. sie wandern von den oberflächlichen in die tiefer gelegenen Hautzonen. Die Einteilung der Stadien erfolgt nach der Lage der Nävuszellen in der Haut.
- **Junktionaler Nävus:** Nävuszellnester an der Grenze zwischen Epidermis und Dermis, oberhalb der Basalmembran (= Junktionszone)
- **Compound-Nävus:** Nävuszellnester sowohl in Junktioszone als auch in der Dermis (epidermodermaler Nävus)
- **Dermaler Nävus:** Nävuszellnester nur in der Dermis und meist ohne Pigmentierung.

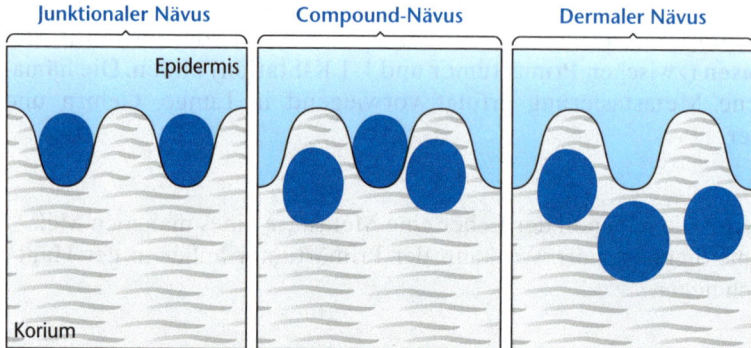

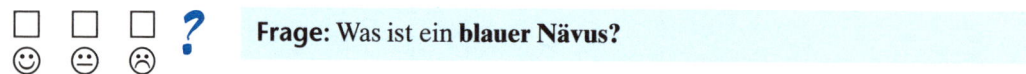

Abb. 19.2: Pathogenese der Nävuszellnävi, [2]

☐ ☐ ☐ **?**
☺ ☺ ☹

Frage: Was ist ein **blauer Nävus?**

Antwort: Der blaue Nävus ist eine Sonderform der Nävuszellnävi und imponiert als **kleines, glattes Knötchen** mit einer **blau-** oder **grauschwarzen Farbgebung**. Es handelt sich um eine umschriebene Ansammlung stark pigmentbildender Melanozyten im Korium und ist insbesondere am **behaarten Kopf** und an **Hand-** und **Fußrücken** lokalisiert.

20 Check-up

20.1 pTNM-Klassifikation wichtiger Tumoren (nach UICC, 6. ed. 2002)

Ösophagus	
T1	Lamina propria, Submukosa
T2	Muscularis propria
T3	Adventitia
T4	Nachbarstrukturen
N1	Regionäre LK
M1	Fernmetastasen
Magen	
T1	Lamina propria, Submukosa
T2	Muscularis propria, Subserosa
	T2a Muscularis propria
	T2b Subserosa
T3	Penetration der Serosa
T4	Nachbarstrukturen
N1	1–6 LK
N2	7–15 LK
N3	> 15 LK
Dünndarm	
T1	Lamina propria, Submukosa
T2	Muscularis propria
T3	Subserosa/nicht peritonealisiertes perimuskuläres Gewebe (Mesenterium, Retroperitoneum $\leq$ 2 cm)
T4	viscerales Peritoneum/andere Organe/Strukturen (einschl. Mesenterium, Retroperitoneum > 2 cm)
N1	Regionäre LK

Colon/Rektum	
T1	Submukosa
T2	Muscularis propria
T3	Subserosa/nicht peritonealisiertes pericolisches/perirektales Gewebe
T4	viscerales Peritoneum/andere Organe/Strukturen
N1	≤ 3 regionäre LK
N2	> 3 regionäre LK
Analkanal	
T1	≤ 2 cm
T2	$< 2–5$ cm
T3	> 5 cm
T4	Nachbarorgane
N1	Perirektal
N2	Unilateral und A. iliaca interna/inguinal
N3	Perirektal und inguinal, bilateral A. iliaca interna/inguinal
Leber	
T1	Solitär, ohne Gefäßinvasion
T2	Solitär, mit Gefäßinvasion, Multipel ≤ 5 cm
T3	Multipel > 5 cm, Invasion V. portae, Vv.hepaticae (große Äste)
T4	Nachbarorgane (ohne Gallenblase), Perforation des visceralen Peritoneums
N1	Regionäre LK
Gallenblase	
T1	Gallenblasenwand
	T1a Schleimhaut
	T1b Muskulatur
T2	Perimuskuläres Bindegewebe
T3	Serosa, ein Organ und/oder Leber
T4	V. porta, A. hepatica, 2 oder mehr Organe
N1	Regionäre LK

Extrahepatische Gallenwege	
T1	Subepitheliales Bindegewebe, fibromuskuläre Schicht
T2	Perifibromuskuläres Bindegewebe
T3	Leber, Gallenblase, Pankreas, unilaterale Gefäße
T4	Andere Nachbarorgane, bilaterale Gefäße
N1	Regionäre LK
Papille	
T1	Ampulle, Sphincter Oddi
T2	Duodenalwand
T3	Pankreas
T4	jenseits Pankreas
N1	Regionäre LK
Pankreas	
T1	≤ 2 cm, begrenzt auf Pankreas
T2	> 2 cm, begrenzt auf Pankreas
T3	jenseits Pankreas
T4	Truncus coeliacus, A. mesenterica superior
N1	Regionäre LK
Mamma	
Tis	In situ
T1	≤ 2 cm
	T1mic $\leq 0,1$ cm
	T1a $> 0,1$–$0,5$ cm
	T1b $> 0,5$–1 cm
	T1c > 1–2 cm
T2	> 2–5 cm
T3	> 5 cm
T4	Brustwand/Haut
	T4a Brustwand
	T4b Hautödem/Ulzeration, Satellitenknötchen

	T4c a und b
	T4d inflammatorisches Karzinom
Cervix uteri	
Tis	Carcinoma in situ
T1	begrenzt auf Uterus
	T1a Diagnose nur durch Mikroskopie
	T1b Klinisch sichtbar
T2	Ausdehnung jenseits Uterus, aber nicht zur Beckenwand und zum unteren Vaginaldrittel
	T2a Parametrien frei
	T2b Parametrien befallen
T3	unteres Vaginaldrittel/Beckenwand/Hydronephrose
T4	Harnblase/Rektum/jenseits kleines Becken
Corpus uteri	
Tis	Carcinoma in situ
T1	Begrenzt auf Corpus uteri
	T1a Endometrium
	T1b < 1/2 Myometrium-Dicke
	T1c $\geq$ 1/2 Myometrium-Dicke
T2	Ausbreitung auf Zervix
T3	Serosa/Adnexe/positive Peritonealzytologie/Vagina
T4	Blase/Rektum
Ovar	
T1	Begrenzt auf Ovarien
	T1a ein Ovar, Kapsel intakt
	T1b beide Ovarien, Kapsel intakt
	T1c Kapselruptur, Tumor an Oberfläche, positive Peritoneal-zytologie
T2	Ausbreitung ins Becken
T3	Peritonealmetastasen jenseits Becken

Prostata	
T1	weder tastbar noch sichtbar
	T1a $\leq$ 5 %
	T1b > 5 %
	T1c Nadelbiopsie
T2	Begrenzt auf Prostata
	T2a $\leq$ Hälfte eines Lappens
	T2b > Hälfte eines Lappens
	T2c Beide Lappen
T3	Kapseldurchbruch
	T3a unilateral, bilateral
	T3b Samenblase(n)
T4	Fixiert/andere Nachbarstrukturen
N1	Regionäre LK
M1	M1a nichtregionäre LK
	M1b Knochen
	M1c andere
Hoden	
pTis	intratubulär
T1	Hoden/Nebenhoden ohne Blut/Lymphgefäßinvasion
T2	Hoden/Nebenhoden mit Blut/Lymphgefäßinvasion, Tunica vaginalis
T3	Samenstrang
T4	Skrotum
N1	$\leq$ 2 cm und $\leq$ 5 LK
N2	< 2–5 cm oder < 5 LK
Niere	
T1	$\leq$ 7 cm, begrenzt auf Niere
T2	> 7 cm, begrenzt auf Niere
T3	Veneneinbruch/Nebenniere/perirenal

	T3a Nebenniere/perirenal
	T3b Nierenvene, V. cava unterhalb Zwerchfell
	T3c V. cava oberhalb Zwerchfell
T4	über Gerota Faszie hinaus
Harnblase	
Ta	Nichtinvasiv papillär
Tis	Ca in situ
T1	Subepitheliales Bindegewebe
T2	Muskulatur
T3	Perivesikales Fettgewebe
T4	Prostata/Uterus/Vagina/Beckenwand
Lunge	
TX	positive Zytologie
T1	≤ 3 cm
T2	< 3 cm, Hauptbronchus ≥ 2 cm von Carina, Invasion der visceralen Pleura, partielle Atelektase
T3	Brustwand, Zwerchfell, Perikard, mediastinale Pleura, Hauptbronchus > 2 cm von Carina, totale Atelektase
T4	Mediastinum, Herz, große Gefäße, Carina, Trachea, Ösophagus, getrennte Tumorherde im selben Lappen, maligner Pleuraerguss
N1	Ipsilaterale peribronchiale/hiläre LK
N2	Ipsilaterale mediastinale/subkarinale LK
N3	Kontralaterale LK
Haut (ohne malignes Melanom)	
T1	≤ 2 cm
T2	>2– 5 cm
T3	> 5 cm
T4	Invasion tiefer extradermaler Strukturen
Malignes Melanom der Haut	
T1a	≤ 1 mm, Level II oder III, keine Ulzeration
T1b	≤ 1 mm, Level IV oder V, oder mit Ulzeration

T2a	> 1–2 mm, keine Ulzeration
T2b	> 1–2 mm, mit Ulzeration
T3a	> 2–4 mm, keine Ulzeration
T3b	> 2–4 mm, mit Ulzeration
T4a	> 4 mm, keine Ulzeration
T4b	> 4 mm, mit Ulzeration

20.2 Gebräuchliche histologische und histochemische Färbungen

Färbung	Ergebnis	Indikation
Hämatoxylin-Eosin (HE)	Blau: Zellkerne, basophiles Zytoplasma, Kalk	Standard
	Rot: azidophiles Zytoplasma, Bindegewebe, Fibrin	
Elastica-van Gieson	Gelb: Muskulatur, Amyloid, Fibrin	Standard
	Rot: kollagene Fasern, bindegewebiges Hyalin	
	Blauschwarz: Zellkerne, elastisches Gewebe	
Giemsa	Blau: Zellkerne, Bakterien, basophiles Zytoplasma	
	Rot: kollagene Fasern, eosinophiles Zytoplasma	
Berliner Blau	Blau: Fe^{3+}, in Hämosiderin, Ferritin	Eisenablagerung
Kongorot	Rot: Amyloid	Amyloid
PAS (Perjod-säure-Schiff)	Rot: Kohlenhydrate, Muzine	Schleim, Siegel-ringzellen, Pilze, Parasiten

20.3   Auswahl wichtiger immunhisto-chemischer Färbungen

Antigen	nachgewiesene Struktur
Intermediärfilamente	
Pan-Zytokeratin	epitheliale Zellen
Vimentin	„mesenchymale" Zellen
Desmin	glatte und quer gestreifte Muskulatur
Hormone	
Chromogranin A	neuroendokrine Zellen
Calcitonin	C-Zellen, medulläres Schilddrüsenkarzinom
Thyreoglobulin	Schilddrüsenepithel, follikuläres und papilläres Schilddrüsenkarzinom
Hormon-rezeptoren	Östrogen- und Progesteronrezeptoren (Mammakarzinom)
Leukozytenmarker	
CD3	T-Lymphozyte
CD20	B-Lymphozyte
Onkofetale Antigene	
CEA	Colonkarzinom
AFP	Leber, Keimzellen
Mikroorganismen	
HBV	
CMV	
EBV	
Diverse	
PSA	Prostata
beta-Aktin	glatte Muskelzellen
S-100	Schwann-Zellen, Gliale Zellen, Melanom

Tafelteil

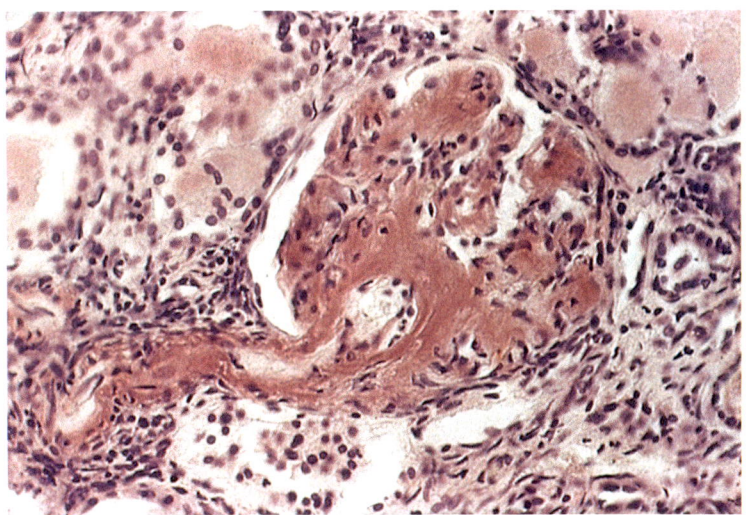

Foto 01, Kap. 3, S. 15   [1]

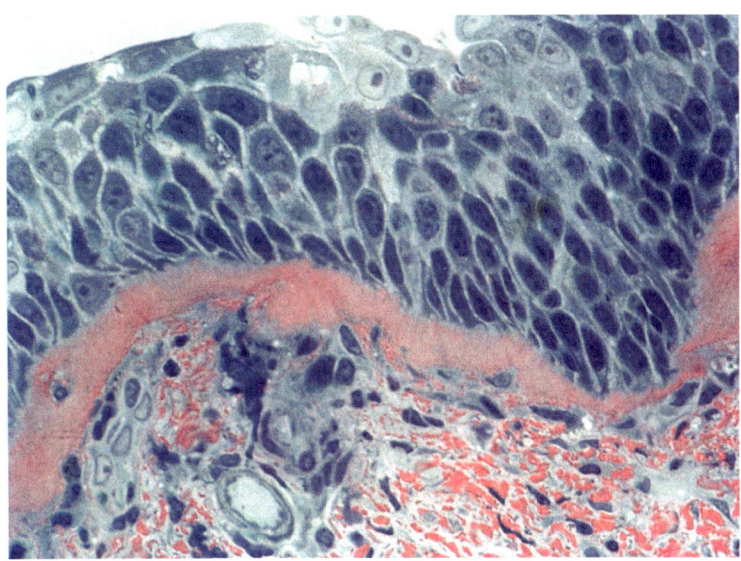

Foto 02, Kap. 7, S. 49   [1]

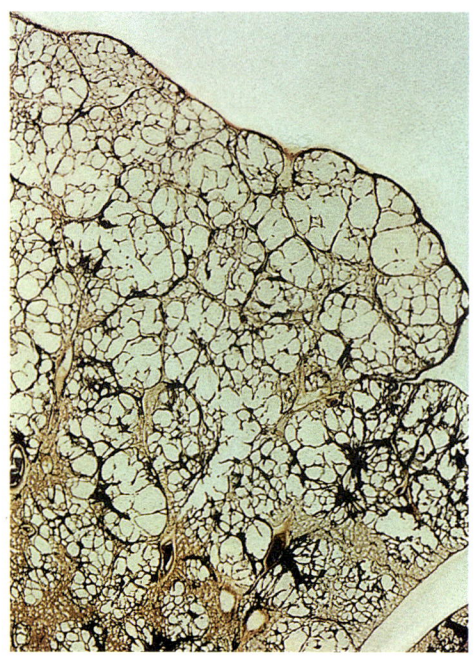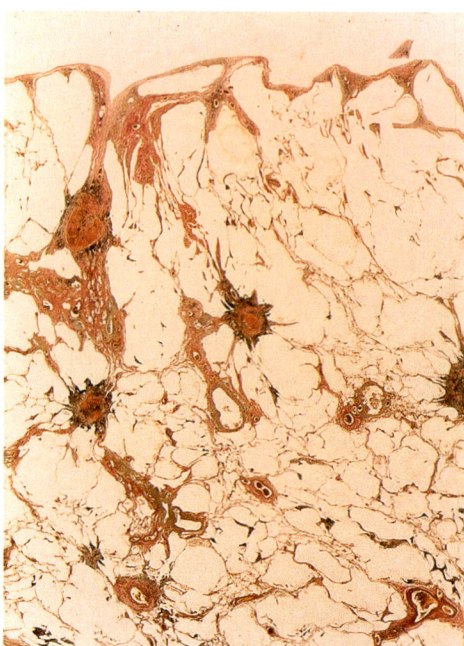

Foto 03, Kap. 7, S. 51   [3]

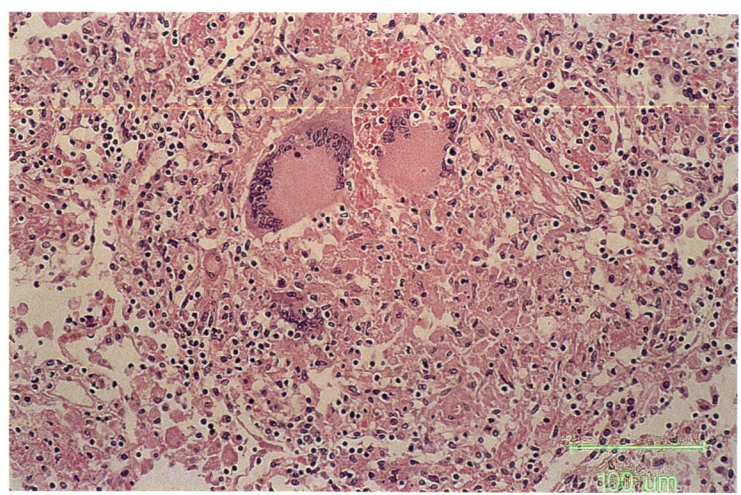

Foto 04, Kap. 7, S. 61   [3]

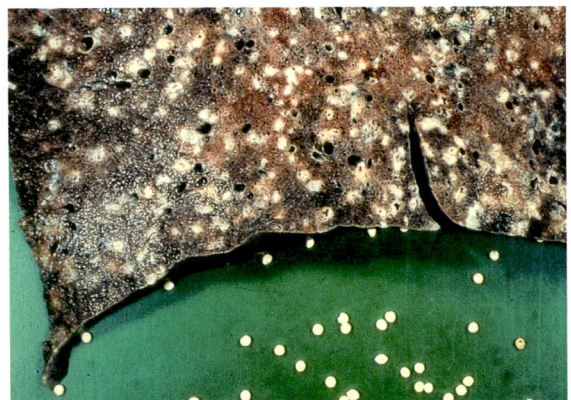

Foto 05, Kap. 7, S. 63   [3]

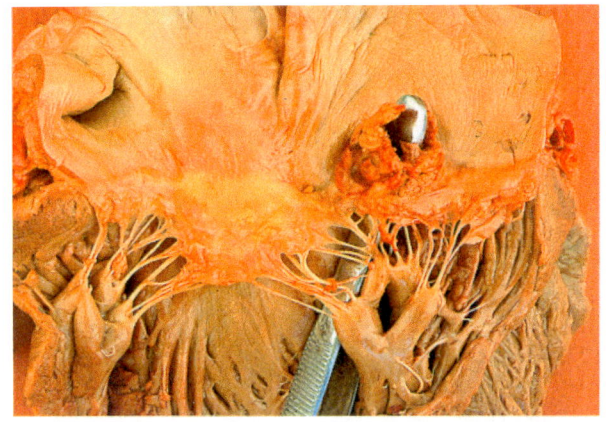

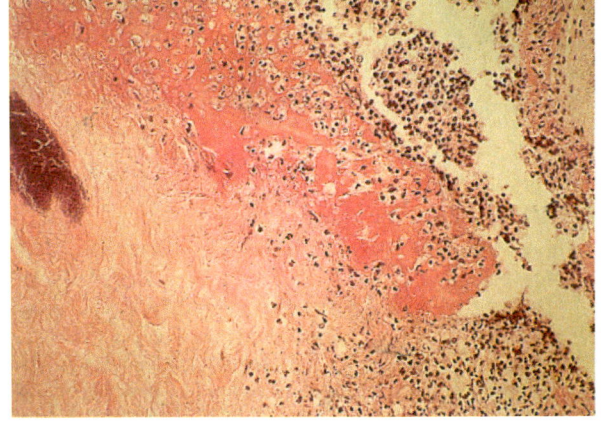

Foto 06, Kap. 8, S. 73   [3]

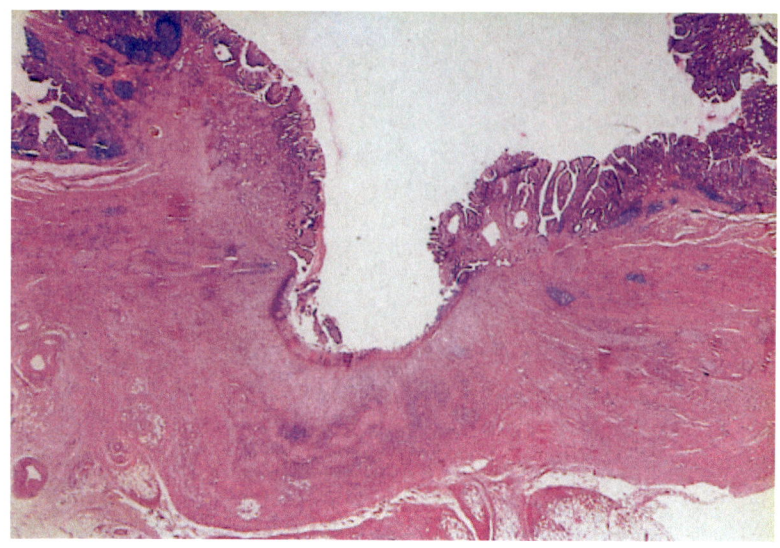

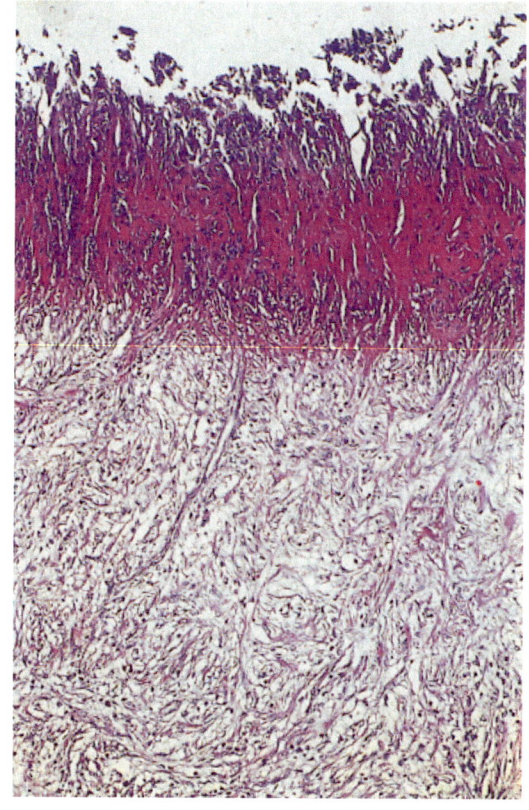

Foto 07, Kap. 9, S. 100   [6]

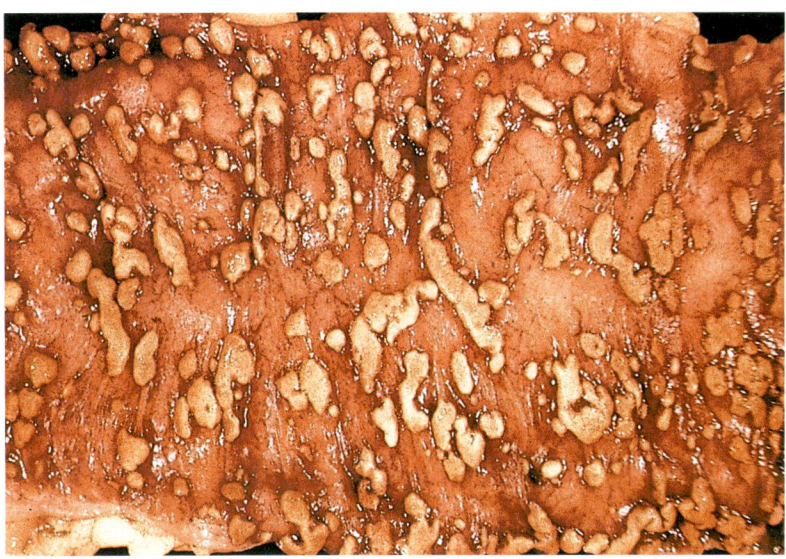

Foto 08, Kap. 9, S. 106   [8]

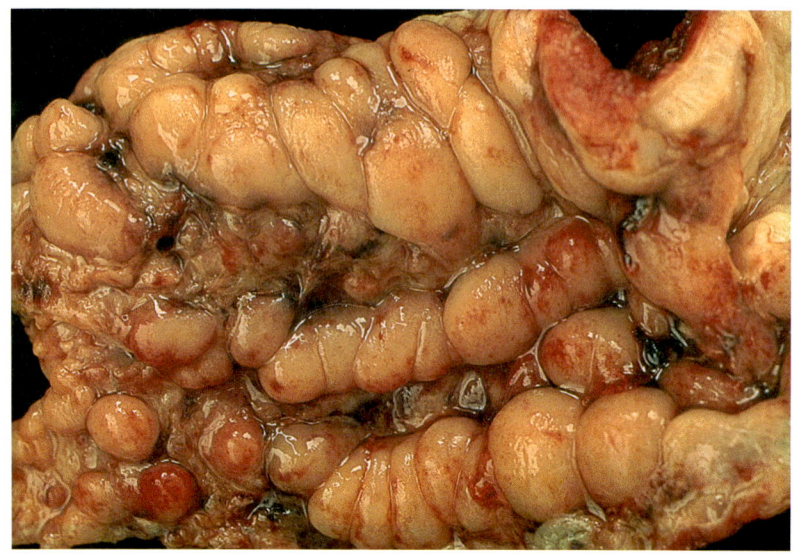

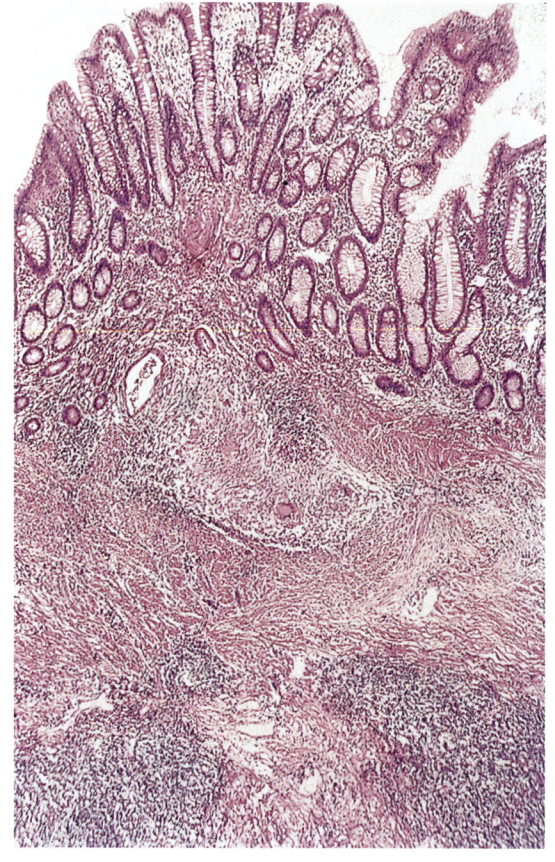

Foto 09, Kap. 9, S. 107   [3]

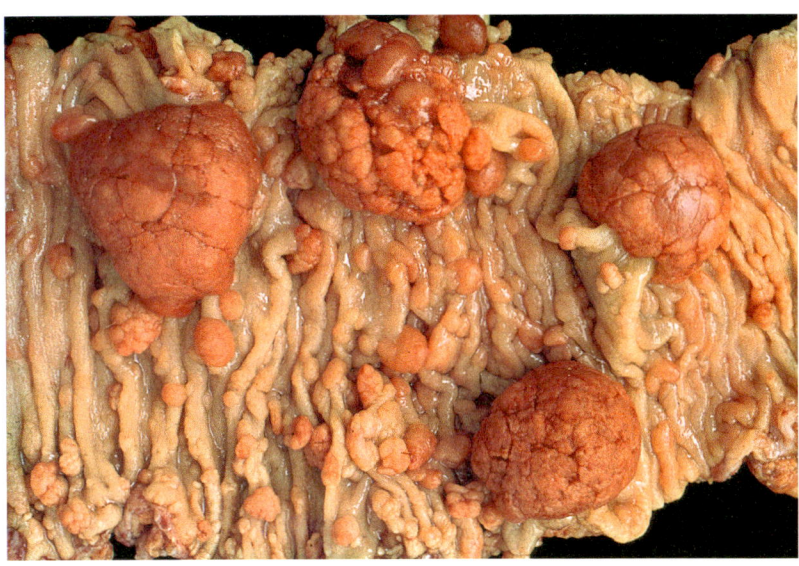

Foto 10, Kap. 9, S. 114   [3]

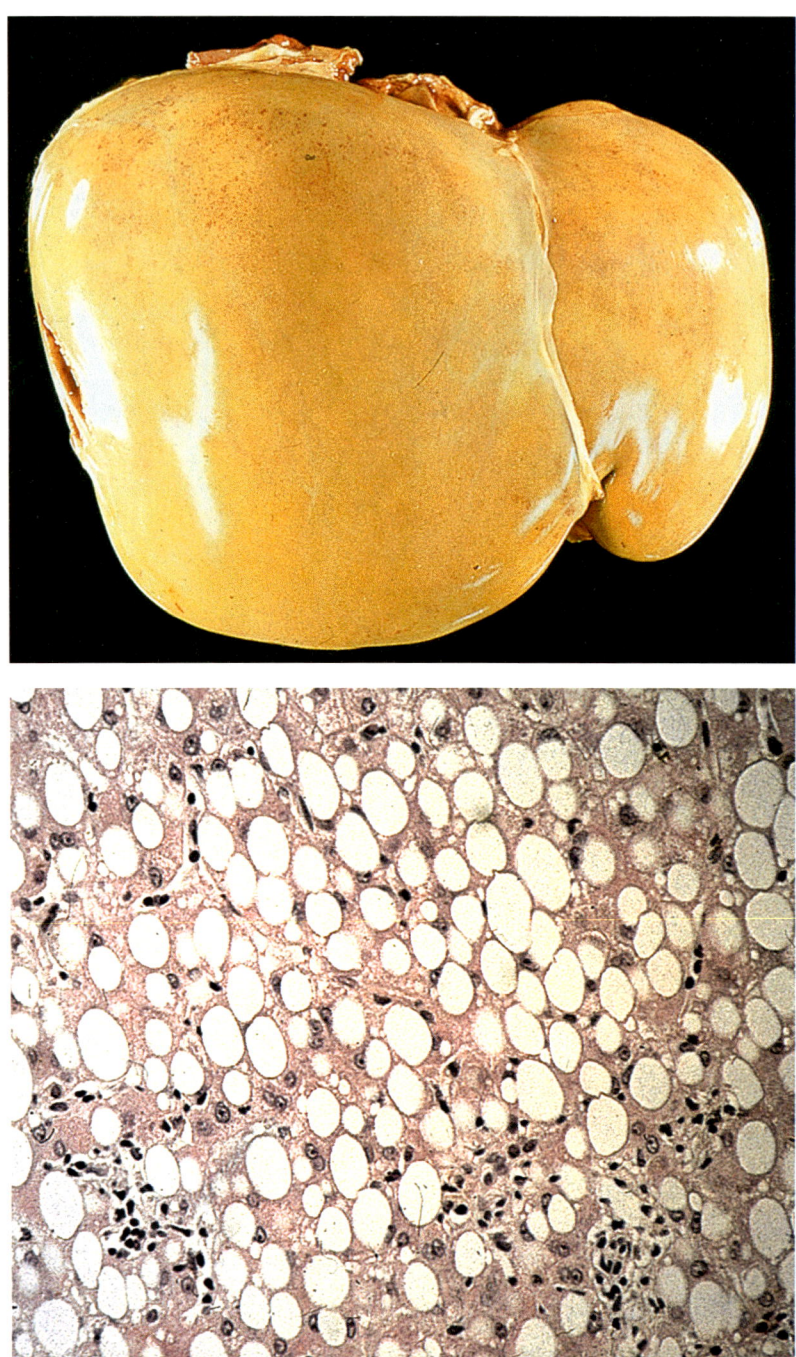

Foto 11, Kap. 10, S. 121   [3]

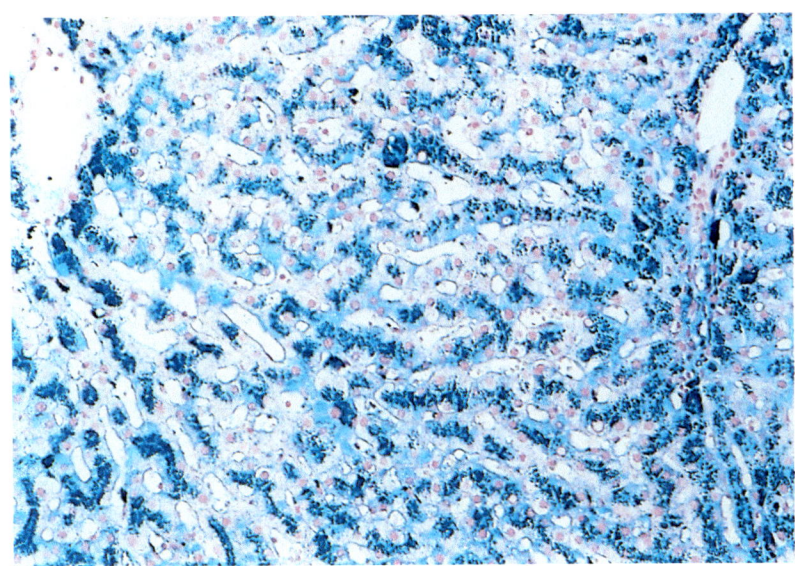

Foto 12, Kap. 10, S. 123   [8]

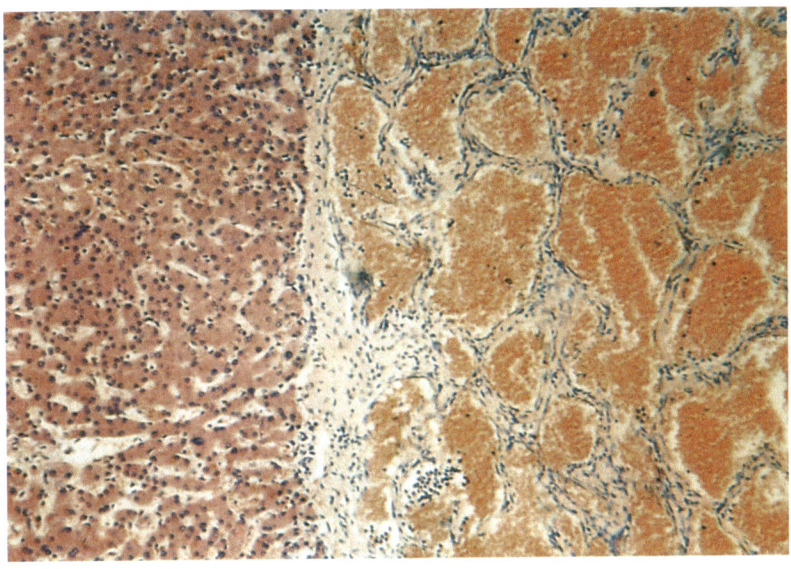

Foto 13, Kap. 10, S. 129   [8]

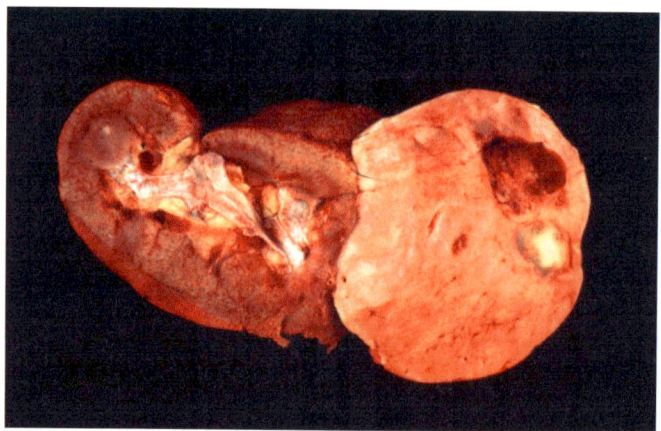

Foto 14, Kap. 11, S. 141   [3]

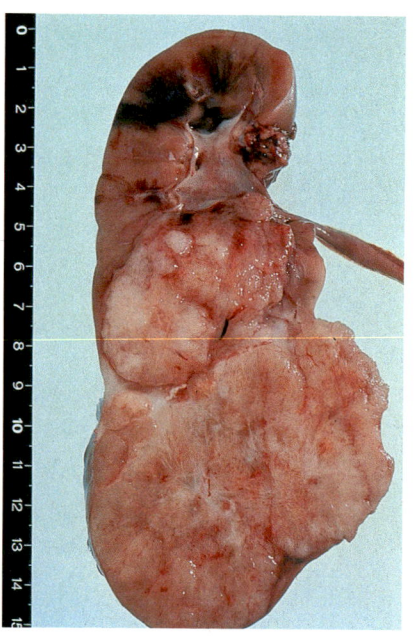
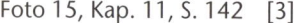
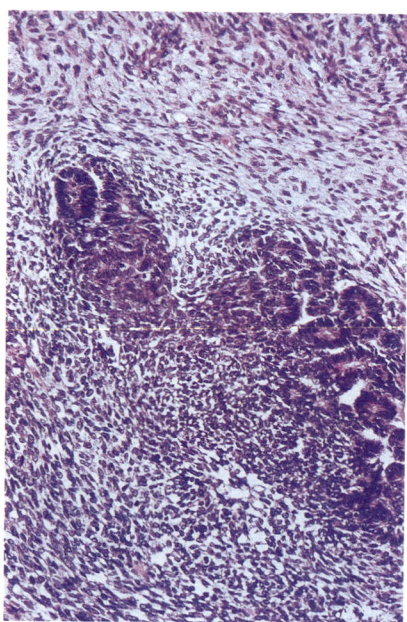

Foto 15, Kap. 11, S. 142   [3]

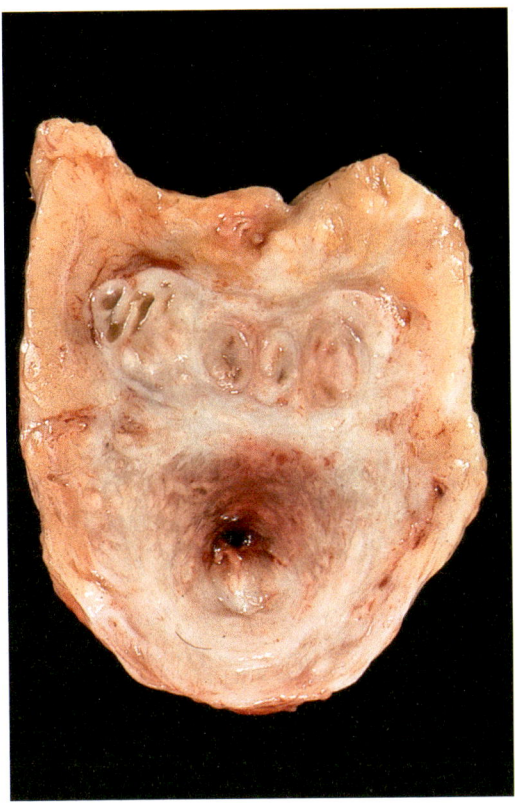

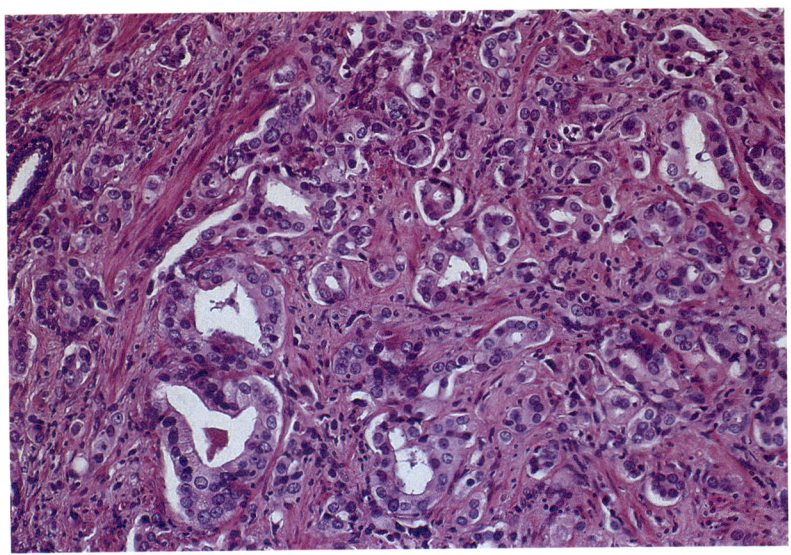

Foto 16, Kap. 12, S. 146   [3]

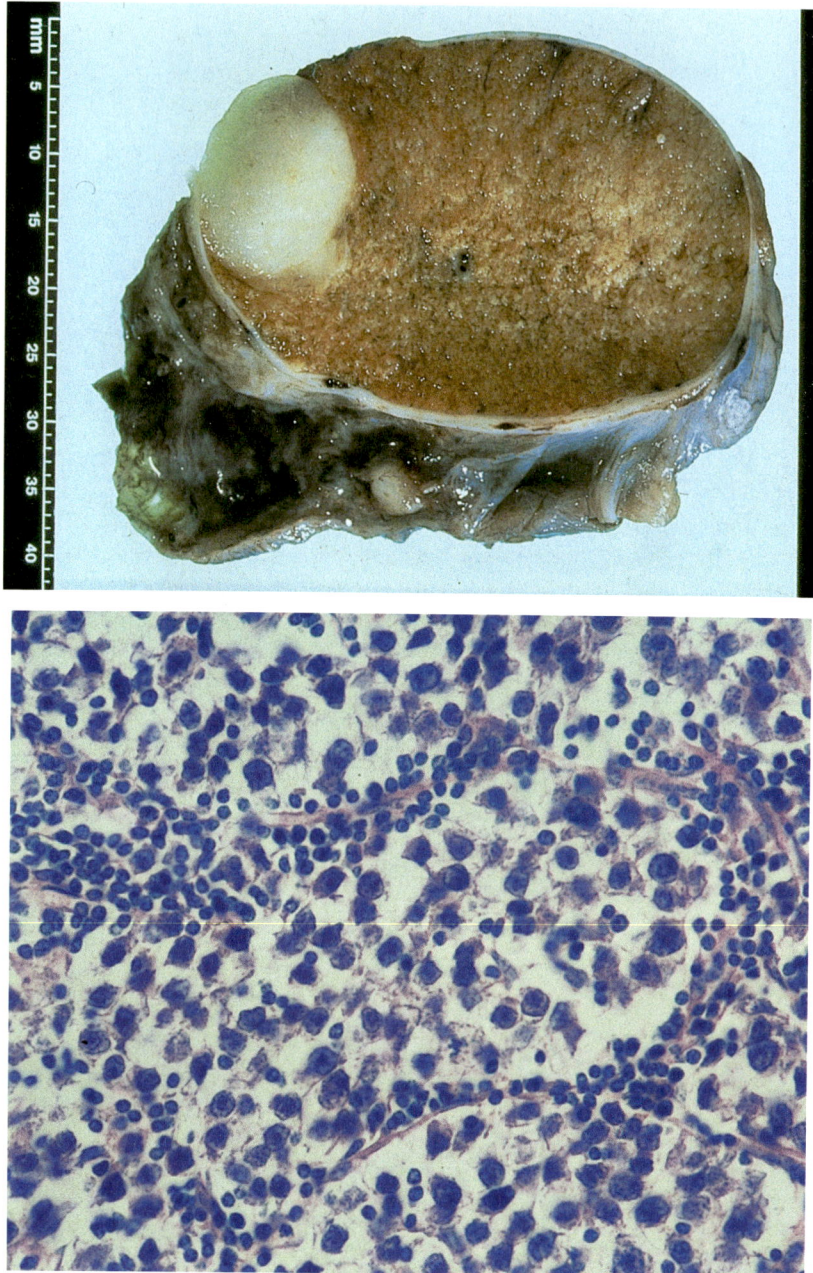

Foto 17, Kap. 12, S. 151   [3]

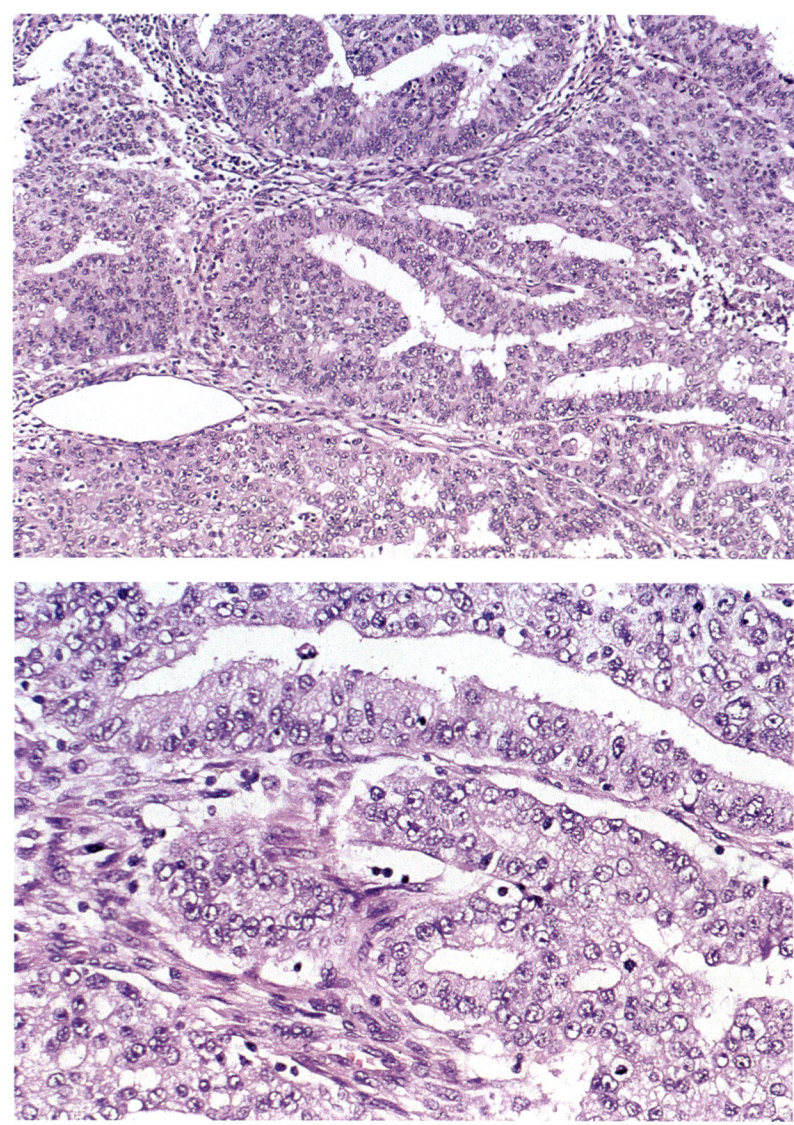

Foto 18, Kap. 13, S. 157   [3]

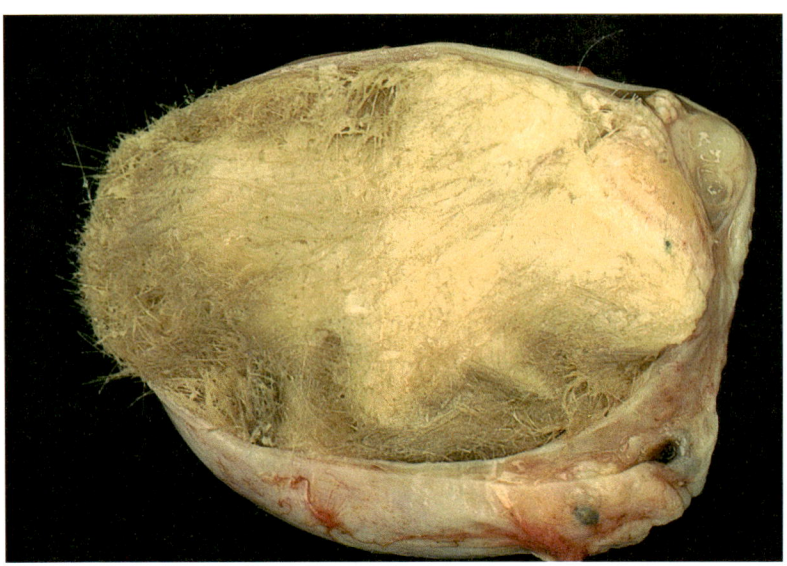

Foto 19, Kap. 13, S. 160   [3]

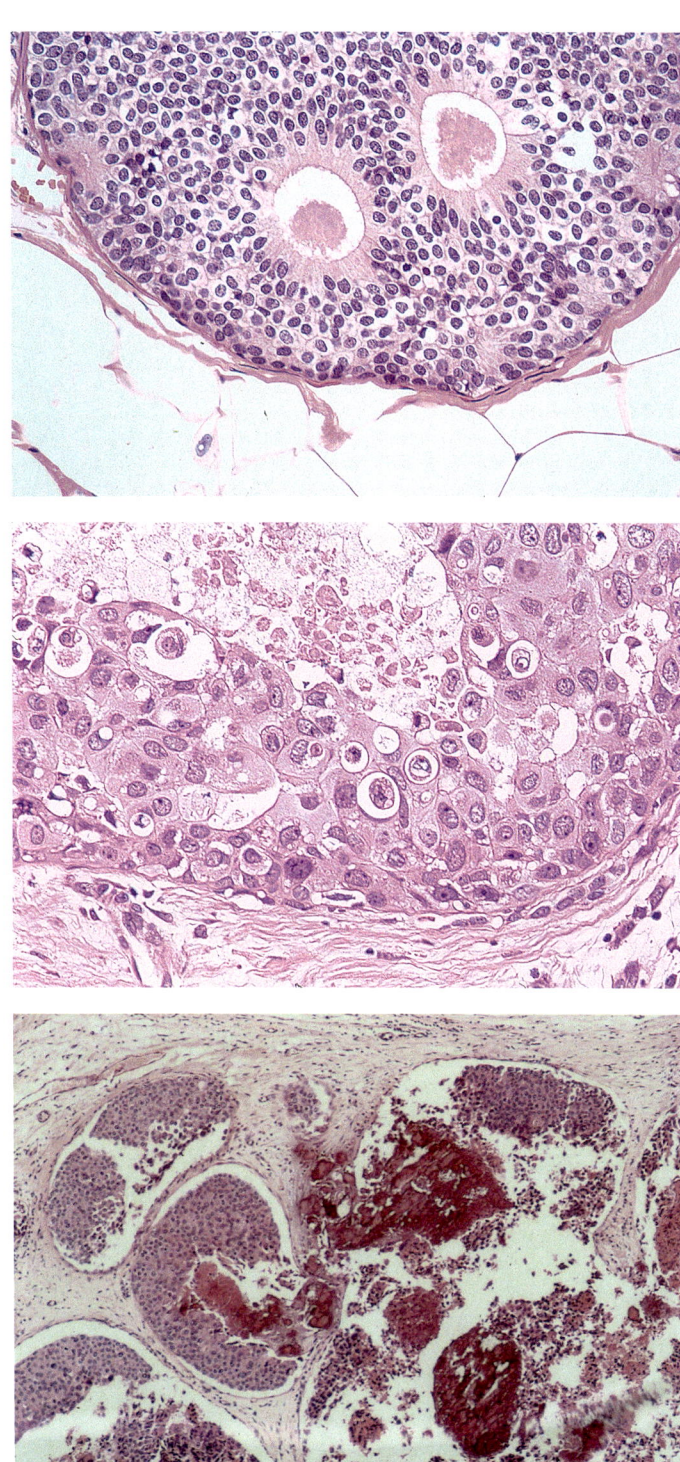

Foto 20, Kap. 13, S. 165   [3]

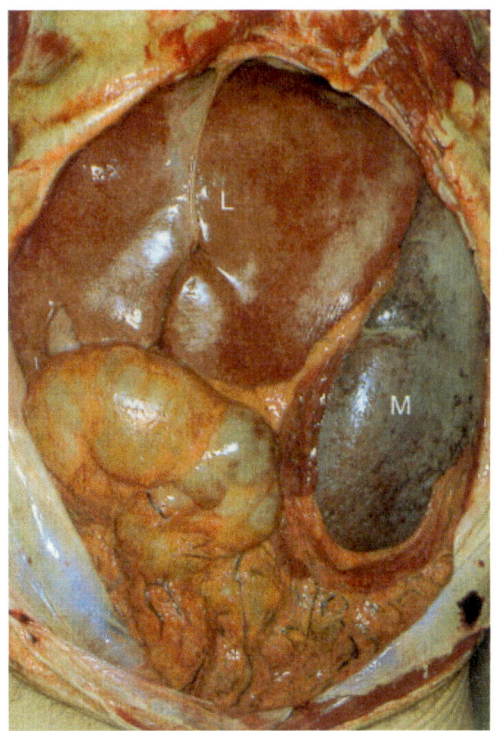

Foto 21, Kap. 14, S. 172   [3]

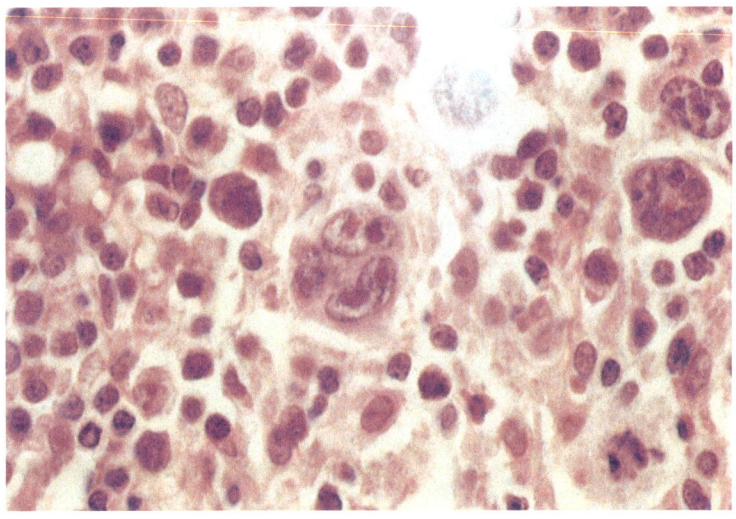

Foto 22, Kap. 15, S. 181   [1]

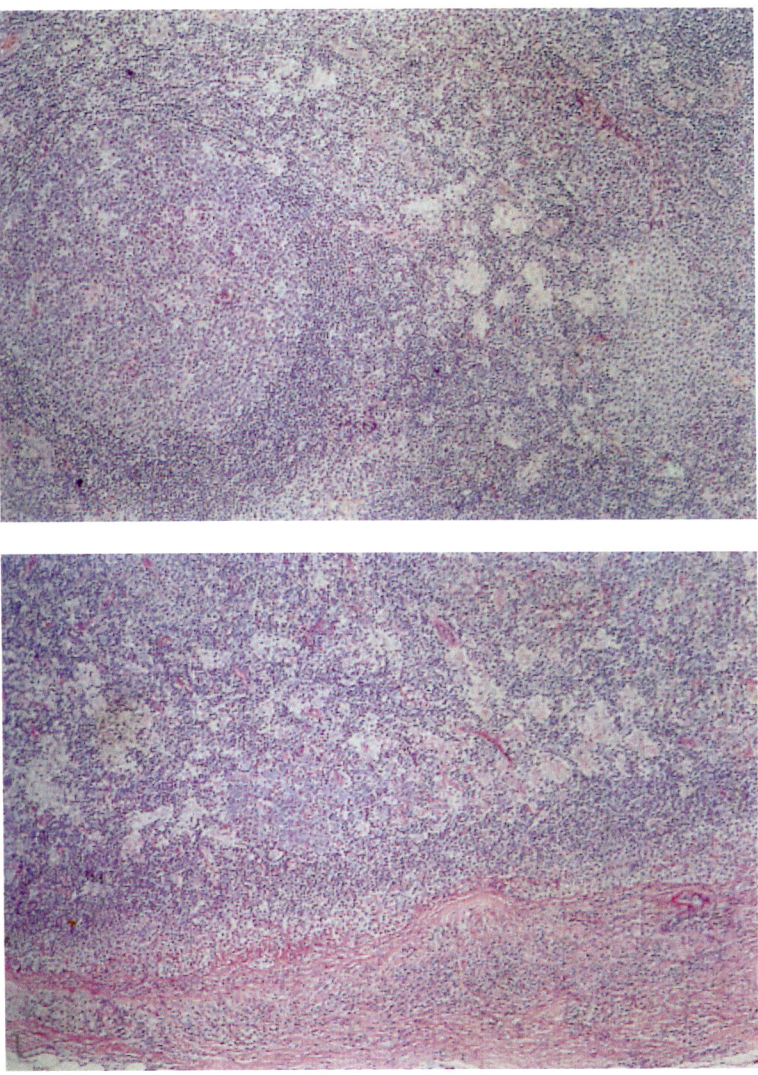

Foto 23, Kap. 15, S. 185   [3]

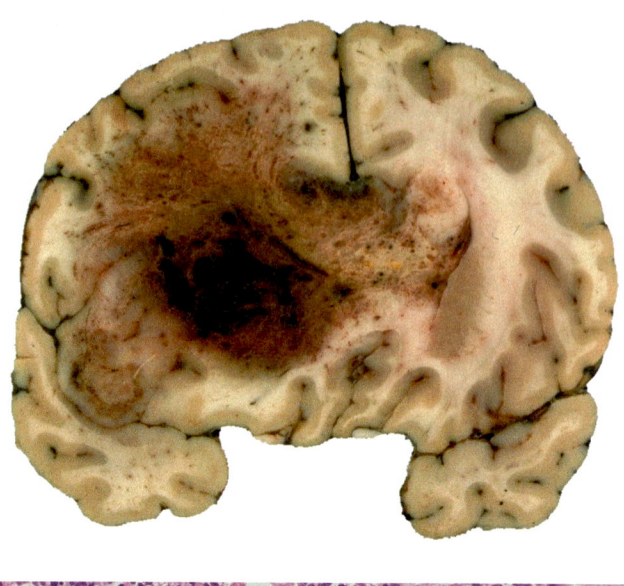

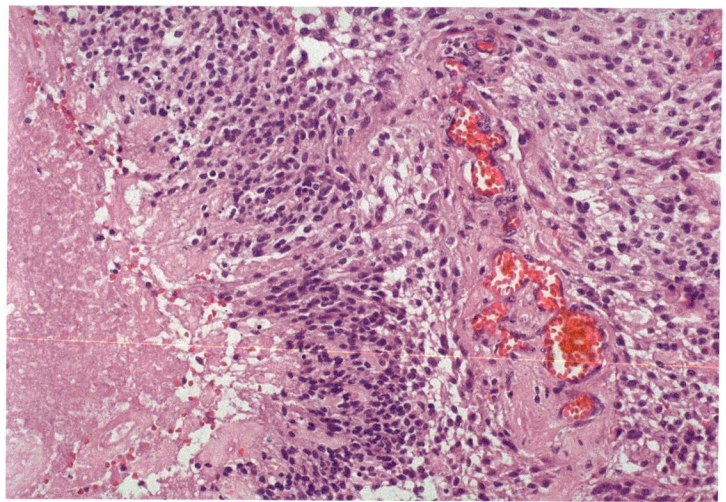

Foto 24, Kap. 17, S. 209   [3]

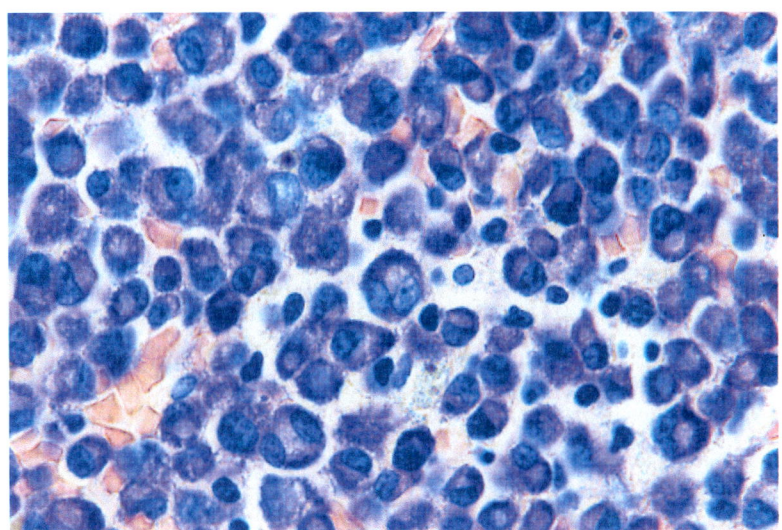

Foto 25, Kap. 18, S. 216   [3]

Index

A

α1-Antitrypsinmangel 51
ABCDE-Regel 225
Abszess 23
Adenoidzystisches Karzinom 94
Adenokarzinom 64
Adenom 112
adenomatöse Hyperplasie 157
Adenom-Karzinom-Sequenz 115
α-Fetoprotein 153
AIDS 32
Akute lymphatische Leukämie 177
Akute myeloische Leukämie 176
Akute rheumatische Polyarthritis 220
Akutes Nierenversagen 135
Altersatrophie 7
Amyloidose 14, 15, 217
Amyotrophe Lateralsklerose (ALS) 207
Anämie 170
  Eisenmangel 170
  hämolytische 172
  megaloblastische 171
  perniziöse 171
Anasarka 13
Aneurysma 85
  dissecans 85
  spurium 85
  verum 85
Aneurysmale Knochenzyste 218
Angina 47
Angina pectoris 85
Ann Arbor Einteilung 182
Anpassungsreaktionen 6
Aorta
  reitende 71
Aortenisthmusstenose 68
Aortenklappeninsuffizienz 74

Aortenklappenstenose 68, 74
Aortenstenose 68
Aplasie 6
Apoptose 11
Appendizitis 110
ARDS 53
Arnold-Chiari-Syndrom 198
Arteriolonekrose 139
Arteriosklerose
  Niere 139
  Risikofaktoren 75
Arthritis 220
Arthritis urica 220
Arthrosis deformans 219
Asbestose 56
Aschoff-Knötchen 220
ASD 69
Asthma bronchiale 50
A-Streptokokken 72
Astrozytom 208
Atelektase 51
Atherom 83
Atherosklerose 74, 83
Atrophie 6
  Druck- 8
  einfache 6
  hormonelle 8
  Inaktivitäts- 8
  ischämische 8
  neurogene 8
  numerische 6
  pathologische 7
  physiologische 7
Autoimmunerkrankungen 31
  organbezogene 31
  systemische 31
AV-Kanal 70

B

Bakteriämie 27
Balkenharnblase 146
Barrett-Ösophagus 96
Basaliom 223
BCR-ABL Fusionsgen 173
Belastungszyanose 71

Bence-Jones-Proteine 216
β-HCG 153
Bilharziose 144
Blutung, postmenopausale 156
Borderline-Tumor, Ovar 159
Borrmann-Klassifikation 104
Bovine spongiforme Enzephalopathie (BSE) 205
Brenner-Tumor 159
Breslow-Index 225
Bronchialkarzinom 63
Bronchialkarzinom, kleinzelliges 64, 187
Bronchiektasie 48
Bronchitis 48
Bronchopneumonie 59
Bronchuskarzinoid 65
B-Symptomatik 182
Burkitt Lymphom 185

C

Calor 19
Carcinoma in situ 37
Carotis-Sinus-cavernosus-Fistel 203
Cava-Typ 40
CD4-Rezeptor 32
CD-Antigen 184
Cervikale intraepitheliale Neoplasie 155
Chagas-Krankheit 80
Charcot-Leyden-Kristallen 50
Cholelithiasis 130
Cholesteatose 130
Chondroblastom 218
Chondrosarkom 215
Chorea Huntington 207
Chronische lymphatische Leukämie 180
Chronische myeloische Leukämie 172
Chronische myeloproliferative Erkrankungen 172

Chronische Niereninsuffizienz 136
Chronische Polyarthritis 220
CIN 155
Clark-Level 225
Claudicatio intermittens 85
CML 172
Colitis ulcerosa 107, 108
Commotio cerebri 203
Contusio cerebri 203
Councilman-Körperchen 126
Courvoisier Zeichen 132
Cowdry-Körper 205
Coxarthrose 219
Creutzfeld-Jakob-Krankheit 205
Crush-Syndrom 135
Curschmann-Spiralen 50

D
Dandy-Walker-Syndrom 198
Dauergewebe 18
Diabetes insipidus centralis 189
Diabetes mellitus, Niere 140
Dickdarmpolypen 112
Divertikel 109
Divertikulitis 109
Divertikulose 109
Dolor 19
Dukes-Klassifikation 116
Duktales Carcinoma in situ 165
Dysplasie 34
Dysraphie 198

E
Echinokokkus 204
Ehlers-Danlos-Syndrom 17
Eisenmangelanämie 170
Eisenmenger-Reaktion 69
Embolie
  paradoxe 69
Empyem 23
Enchondrom 215
Endobrachyösophagus 96
Endokarditis 71
  akute 71, 73
  lenta 71
  Libman-Sacks 71

parietalis fibroplastica Löffler 71
  subakute 74
  ulceropolyposa 73
  verrucosa rheumatica 71, 72
  verrucusa simplex 71
Endokardkissendefekt 70
Endometriose 158
Endometriumkarzinom 157
Entzündung 19
  akut 19
  chronisch 19
  fibrinös 22
  gangräneszierend 27
  granulierend 24
  hämorrhagisch 23
  Kardinalsymptome 19
  nekrotisierend 26
  perakut 19
  pseudomembranös 23
  serös 22
  serös-schleimig 22
Enulis 93
Enzephalitis
  disseminata 206
  postinfektiöse 204
Enzephalomalazie 202
Epitheloidzellgranulome 25
Epstein-Barr-Virus 185, 186
Epulis 93
Erguss 13
Erosio 100
essentielle Thrombozythämie 172
Euler-Liljestrand-Mechanismus 51
Ewing-Sarkom 214
Exsudat 13, 67
Extensive disease 65
Enzephalopathie, spongiforme 205

F
Fallot'sche Tetralogie 68, 70
FAP 114
Feinnadelpunktion 162
Fettgewebsnekrosen lipolytische 13
Fettleber 122

Fibroadenom 164
Fibrom 222
fibröse Plaques 83, 84
Follikuläres Lymphom 184
Foramen ovale 69
Fraktur, pathologische 212
Frank-Starling-Mechanismus 90
Fremdkörpergranulom 25
Friedländer-Pneumonie 59
Frühkarzinom 37
Functio laesa 19
Funikuläre Myelose 171
Furunkel 23

G
Gallenblasenkarzinom 131
Gallengangskarzinom 131
Gallensteine 131
Gangrän 12
  feuchte 12
  trockene 12
Gastrinom 133
Gastritis
  akute 98, 99
  chronische 98, 99
Gefrierschnitt 4
Gewebe
  labiles 18
  permanentes 18
  stabiles 18
Ghon-Herd 62
Gicht 220
Gleason-Score 147
Glioblastom 209
Glomerulonephritis 136
Glomerulosklerose, diabetische noduläre 140
Glukagonom 133
Graft-versus-Host-Reaktion 30, 179
Graft-versus-Reaktio
Granularatrophie 139
Granulationsgewebe 24
Granulom 25
  epitheloidzelliges 57
  rheumatisch 26
  rheumatoid 26
Großzelliges Karzinom 64

H

Hämangiosarkom 222
Hämangiom 222
Hämochromatose 123
Hämolytische Anämie 172
Hauttumoren 223
Helicobacter pylori 99, 185
Hepatitis 125
Hepatopathie, alkoholische
  122
Hepatozelluläre Karzinom
  128
Her2/neu 168
Herzbeutelerguss 81
Herzbeuteltamponade 81
Herzfehler
  angeboren 68
Herzinfarkt
  Komplikationen 78
Herzinsuffizienz 90
Herzrhythmusstörungen 78
Herztod, plötzlicher 77
Herztumor 82
Herzwandaneurysma 78
Herzwandruptur 78
Heteroplasie 10
Hiatus leucaemicus 175
Hirnarterienaneurysma 201
Hirnblutung
  epidurale 199
  intrakranielle 199
  intrazerebrale 200
  subarachnoidale 200
  subdurale 199
Hirndurchblutungsstörung
  perinatale 198
Hirninfarkt 201, 202
Hirnödem 199
  interstitielles 199
  vasogenes 199
  zytotoxisches 199
Hirntod 3
HI-Virus 32
Hodenschwellung 149
Hodentorsion 151
Hodentumor 152
Home-Mittellappen 146
Hormonrezeptoren, Mamma
  168
Horner-Syndrom 65

Humanes Papillomavirus 155
Hydronephrose 143, 146,
  156
Hydrozele 149
Hyperkalzämie 219
Hyperparathyreoidismus 195
Hyperpituitarismus 188
Hyperplasie 6, 9
Hyperthyreose 191
Hypertonie
  arterielle 74
  endokrine 89
  kardiovaskuläre 89
  neurogene 89
  portale 119
  primäre 88
  renale 89
  sekundäre 88
Hypertrophie 6, 8
Hypoplasie 6
Hypothyreose 191

I

Immunhistochemie 4, 186
Individualtod 3
Innenschichtinfarkt 76
Insulinom 133

K

Kaposi-Sarkom 33, 222
Karbunkel 23
Kardiomyopathie 79
  arrythmogene rechtsventri-
    kuläre 79
  dilatative 79
  hypertrophe 79
  nicht klassifizierbare 79
  restriktive 79
Karzinom 35
  mikroinvasives 37
Keimstrang-Stroma-Tumo-
  ren, Ovar 160
Kieler Klassifikation (NHL)
  183
Kimmerstiel-Wilson 140
Klatskin-Tumoren 132
Kleinzelliges Karzinom 64
Knochenmarkstransplanta-
  tion 178
Knochenmetastasen 218

Knochentumore 214
Koagulationsnekrosen 12
Kolitis, pseudomembranöse
  106
Kollagen 16
Kollagentypen 16
Kolliquationsnekrose 12
Kolonkarzinom 117
Komedokarzinom 165
Komplexe Läsion 84
Kongorot 15
koronare Herzkrankheit 74
Koronargefäße 75
Koronarinsuffizienz 74
Koronarspasmen 74
Kraniopharyngeom 189, 210
Krebsnabel 130
Krebsvorsorge 117
Krukenberg-Tumor 160
Kuru-Krankheit 205

L

Lambert Eaton Syndrom 187
Landouzi-Sepsis 63
Larynxkarzinom 46
Lauren-Klassifikation 103
Leberhämangiom 129
Lebermetastasen 130
Leber-Typ 40
Leberverfettung 122
Leberzirrhose 126, 127
Leichenschau 1
Leichenstarre 2
Leiomyom 222
Leiomyosarkom 222
Lentigo-maligna-Melanom
  224
Leukämie 174
  akute lymphatische 177
  akute myeloische 176
  chronische lymphatische
    180
  chronische myeloische 172
Leukoplakie 35, 46
Lewy-Körperchen, 207
Limited disease 65
Linksherzinsuffizienz 78
Links-Rechts-Shunt-Vitien 69
Lipidflecken 84
Lipofuszin 7

Lipom 221
Liposarkom 222
Liquorfistel 203
Livores 2
Lobärpneumonie 58
Lobuläres carcinoma in situ 164
Lungenembolie 54
Lungenemphysem 51
Lungenfibrose
 diffuse 56
 interstitielle 55
Lungeninfarkt
 hämorrhagischer 55
Lungenödem 52
Lungen-Typ 40
Lupus erythematodes 71
Lymphangiosis carcinomatosa 40
Lymphknotenmetastase 186
Lymphknotenschwellung 181
Lymphom 181
 Follikuläres 184
 Non-Hodgkin 183

M
M. Addison 196
M. Alzheimer 206
M. Basedow 191, 192
M. Boeck 57
M. Bowen 223
M. Crohn 107, 108, 186
M. Cushing 189
M. Hodgkin 181, 187
M. Parkinson 207
M. Wilson 125
Magenulkus 100, 102
Malaria 204
Mallory-bodies 122
Mallory-Weiss-Syndrom 98
MALT-Lymphom 105, 185
Mammakarzinom 164
 invasiv-duktales 165
 invasiv-lobuläres 165
 Risikofaktoren 168
Mammaknoten 161
Mammatumor 161
Mammographie 163
Mantelzell-Lymphom 184

Maschendrahtfibrose 123
Maschinengeräusch 70
Masern 204
MDS 177
Medulloblastom 209
Melanom, malignes
 akrolentiginöses 224
 amelanotisch 225
 Lentigo-maligna-Melanom 224
 noduläres 224
 superfiziell spreitendes 224
Melanosis coli 118
MEN 197
Meningeom 210
Meningeosis leucaemica 178
Meningitis 204
Meningomyelozele 198
Meningozele 198
metabolisches Syndrom 75
Metaplasie 9
 intestinale 9, 96
 knöcherne 9
Metastasierung
 hämatogen 40
 kavitär 41
 lymphogen 40
Mikrokalk 163
Milchglashepatozyten 126
Miliartuberkulose 63
Milz 187
Mottenfraßnekrosen 126
MPS 172
Mukoepidermoidkarzinom 94
Multiple Sklerose 206
Multiples Myelom 216
Muskatnussleber 91
Myasthenia Gravis 187
Myelodysplastische Syndrome 177
Myelomniere 216
Myokardinfarkt 77
Myokarditis 80

N
Nävuszellnävus 227
Nekrose 11
 fibrinoide 12
 hämorrhagische 11, 12

 käsige 62
 verkäsende 12
Nephritis
 interstitielle 140
 interstitielle abakterielle 141
Nephroblastom 143
Neuroblastom 197
Niereninsuffizienz
 akute 135
 chronische 136
Nierenversagen, akutes 135
Nierenzellkarzinom 142
Non-Hodgkin-Lymphome 183
Normalversorgertyp 75
Nottingham-Prognoseindex 169
Nysten-Regel 2

O
Obduktionen 3
Ödem 13
Oligodendrogliom 209
Onkogene 38
Orbithopathie, endokrine 192
Orchitis 151
Osler-Knötchen 73
Ösophagitis 95
Ösophaguskarzinom 96
Ösophagusvarizen 98
Osteochondrom 218
Osteogenesis imperfecta 17
Osteoidosteom 218
Osteomalazie 213
Osteomyelitis 213
Osteomyelofibrose 172
Osteoporose 212
Osteosarkom 215
Ostium-primum-Defekt 69
Ostium-secundum-Defekt 70
Ovarialtumoren 158

P
p53 38, 64
Paget-Karzinom, Mamma 166
Panarteriitis nodosa 139
Pancoast-Tumor 65

Pankreaskarzinom 134
Pankreastumoren
  endokrin 133
  exokrin 133
Pankreatitis
  akute 132
  chronische 133
Panzerherz 82
Papanicolaou, Färbung 154
Papillarmuskelabriss 78
Papillenkarzinom 132
Paraneoplastisches Syndrome 42
PCR 63
Pericarditis epistenocardica 78
Perikarditis 82
Peritonealkarzinose 117
Periventrikuläre Leukomalazie 198
Perniziöse Anämie 171
Persistierender ductus Botalli 68, 70
Pfortader-Typ 40
Phäochromozytome 196
Philadelphia-Chromosom 173
Phlebothrombose 87
Phlegmone 23
Pigmente 15
Plasmozytom 216
Plattenepithelkarzinom 64
Plattenepithelmetaplasie 9
Pleomorphe Adenom 94
Pleuraerguss 66
Pleuramesotheliom 67
PNET 214
Pneumocystis carinii 60
Pneumokoniosen 56
Pneumonie 57
  alveolär 57
  Aspirations- 59
  atypische 57
  hämorrhagische 59
  interstitiell 57
  Legionellen- 60
  Staphylokokken- 60
  typische 57
  Zytomegalie- 60
Polioenzephalitis 204

Polycythämia vera 173
Polyp 112
Polyposis, familäre adenomatöse 114
Porenzephalie 198
Postmenopausale Blutung 156
Präkanzerosen 34
  fakultativ 34
  obligat 35
Primärkomplex 62
Primitiver neuroektodermaler Tumor 214
Prinzmetal-Angina 74
Prion 205
Prolaktinome 188
Prostatahyperplasie
  benigne 145
Prostatakarzinom 145, 146
Protoonkogene 38
Psammomkörper 210
Pseudomyxoma peritonei 111
Pulmonalstenose 68
Pyelonephritis, akute 140

Q
Quincke-Ödem 46

R
Rachitis 213
Rb-Gen 38
REAL-Klassifikation (NHL) 183
Reed-Sternberg-Riesenzelle 181
Refluxkrankheit 96
Refluxösophagitis 95
Regeneration 17
Rektumkarzinom 116, 117
renale Anämie 136
renale Osteopathie 136
Residualtumor 40
Restitutio ad integrum 17
Rheumaknoten 221
Rheumatisches Fieber 72, 221
Rheumatoiden Arthritis 220
Rhinitis
  akute 45
  allergische 45

  atrophische 45
  hyperplastische 45
  pseudomembranöse 45
  virale 45
Riesenzellen vom Langhans-Typ 57
Riesenzelltumor 218
Rigor mortis 2
Ringsideroblasten 177
Rippenusuren 69
Rubor 19
Ruhegewebe 17, 18

S
Sarkoidose 57, 181, 186
Sarkom 222
Schädelfraktur 203
Schädel-Hirn-Trauma 202
Schaumzellen 83
Scheintod 3
Schilddrüsenkarzinom 193
Schnellschnitt 4, 162
Schock 91
  anaphylaktischer 92
  endokriner 92
  hypovolämischer 91
  kardiogener 78, 91
  neurogener 92
  septisch-toxischer 92
Schocklunge 53
Schorfnekrose 12
Schrotschussschädel 217
Schrumpfniere 139
Schwarz-Bartter-Syndrom 189
Scrapie-Erkrankung 205
Seminom 152, 153
Sentinel-Lymphknoten 167
Sepsis 27
Shuntumkehr 69
Siderosen 124
Siegelringzellkarzinom 102
Silikose 56
Simon-Spitzenherde 63
Sinusitis 45
Sinusvenenthrombose 202
Sjögren-Syndrom 94
Speicheldrüsen-Tumoren 93
Spina bifida occulta 198
Splenomegalie 186

Stanford-Klassifikation 87
Status lacunaris 202
Status marmoratus 199
Stauungsleber 119
Sternberg-Reed-Riesenzelle 181
Stippchengallenblase 130
Struma 192
subakut sklerosierende Panenzephalitis 205
Subependymale Blutungen 198

T
Teratom 153, 160
Thrombophlebitis 87
Thymom 187
Thymus 187
Thyreoditis
  de Quervain 190
  Hashimotot 190
  Riedel 191
TNM-Klassifikation 39
Tod, klinischer 2
Todeszeichen
  sichere 1
  unsichere 1
Tonsilla pharyngea 47
Totenflecken 2
Toxoplasmose 186, 204
transitorisch ischämischen Attacke 85
Transkriptase, reverse 32
Transplantation 30
  allogen 30
  autolog 30

synerg 30
xenogen 30
Transposition der großen Arterien 68, 71
Transsudat 13, 67
Tuberkulom 62
Tuberkulose 61, 186
Tumor 19
Tumoranämie 41
Tumoren
  benigne 36
  maligne 36
  semimaligne 36
Tumorfieber 41
Tumorgene 38
Tumorkachexie 41
Tumorkomplikationen 41
Tumormarker 43
Tumorsuppressorgene 38
Tumorverdoppelungszeit 64

U
Überempfindlichkeits-reaktionen 22, 28
Übergangsepithelmetaplasie 9
Ulkus 100
Urämie 136
Urothelkarzinom 144

V
Varikozele 149
Varizen 88
Ventrikelseptumdefekt 68, 70
Vertebraler Typ 40
VIN 155

VIPom 133
Virchow-Trias 87
Virushepatitiden 126
Virushepatitis
  akut 126
  chronisch 126
Vita minima 3
Vita reducta 3
Vitamin B_{12} 171
Vorhofmyxom 82
Vorhofseptumdefekt 68, 69
Vorsorgeuntersuchungen 44
Vulväre intraepitheliale Neo-plasie 155

W
Wabenlunge 55
Wechselgewebe 18
Weichgewebstumoren 221
WHO-Grading 208
Wilms-Tumor 143

Z
Zelltod 11
  programmierter 11
  provozierter 11
Zervixkarzinom 154, 156
Ziehl-Neelsen-Färbung 63
Zylinderepithelmetaplasie 9
Zystadenokarzinom, Ovar 159
Zystadenolymphom 94
Zystadenom, Ovar 159
Zystizerkose 204

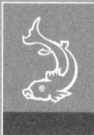

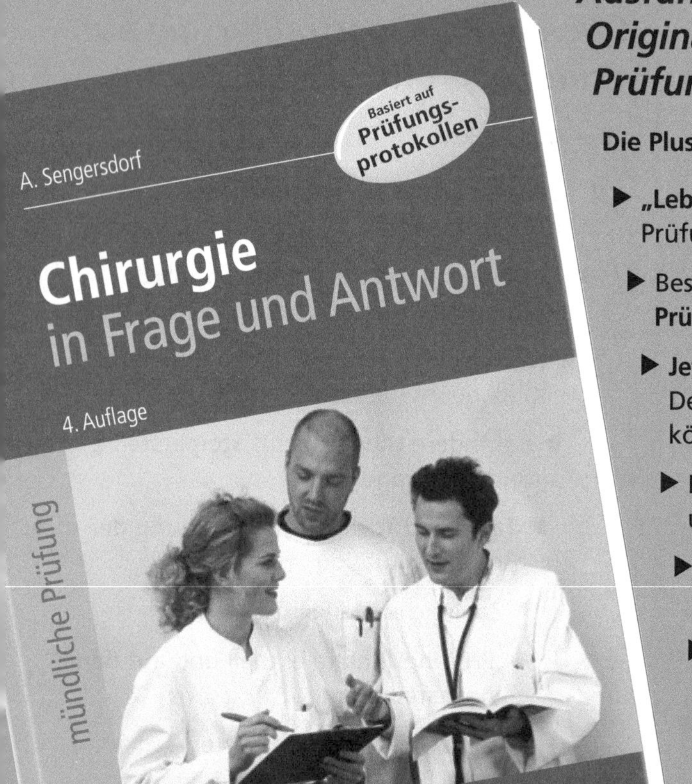

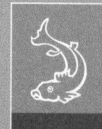